치료사를 위한 ICF 기반 문서작성

: 임상 의사결정을 위한 지침

DOCUMENTATION FOR REHABILITATION

A GUIDE to CLINICAL DECISION MAKING

This edition of Documentation for Rehabilitation : a guide to clinical decision making 2e, by Lori Quinn, James Gordon is published by arrangement with Elsevier Inc.

Original Edition ISBN : 978-1-4160-6221-9
Translated Version ISBN : 978-89-6069-286-2
Publication Date in Korea : 2012. 9. 1

Translated by Jungdam Media Publishing Co.
Printed in Korea

치료사를 위한 ICF 기반 문서작성

: 임상 의사결정을 위한 지침

Documentation for Rehabilitation

: a guide to clinical decision making 2nd Edition

2012년 8월 25일 1판 1쇄 인쇄
2012년 9월 1일 1판 1쇄 발행

지은이 | Lori Quinn, James Gordon
옮긴이 | 김원호
펴낸이 | 김진환
펴낸곳 | 정담미디어 · (주) 학지사
121-837 서울시 마포구 서교동 352-29 마인드월드빌딩 6층
대표전화_ 02-330-5188 팩스_ 02-326-0338
등 록 | 2010년 2월 8일 제313-2010-36호
메 일 | editor@jdmpub.com
홈페이지 | http://www.jdmpub.com

ISBN | 978-89-6069-286-2 (93510)
가 격 | 25,000원

※ 정담미디어는 학지사의 자매회사입니다.

SECOND EDITION

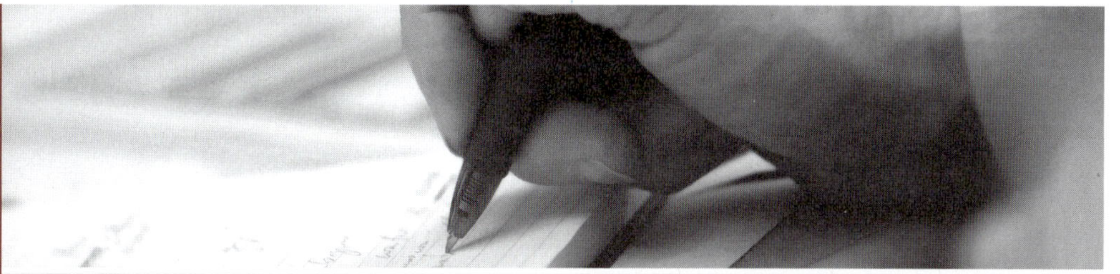

치료사를 위한 ICF 기반 문서작성

: 임상 의사결정을 위한 지침

DOCUMENTATION FOR REHABILITATION

A GUIDE to CLINICAL DECISION MAKING

LORI QUINN, JAMES GORDON 지음 / 김 원 호 옮김

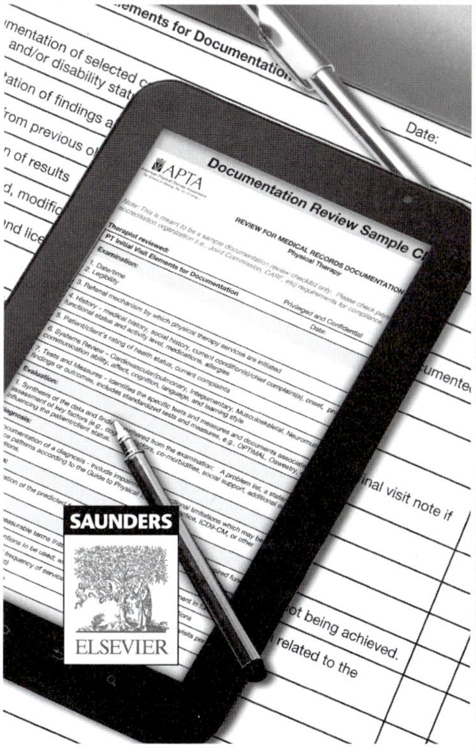

SAUNDERS

ELSEVIER

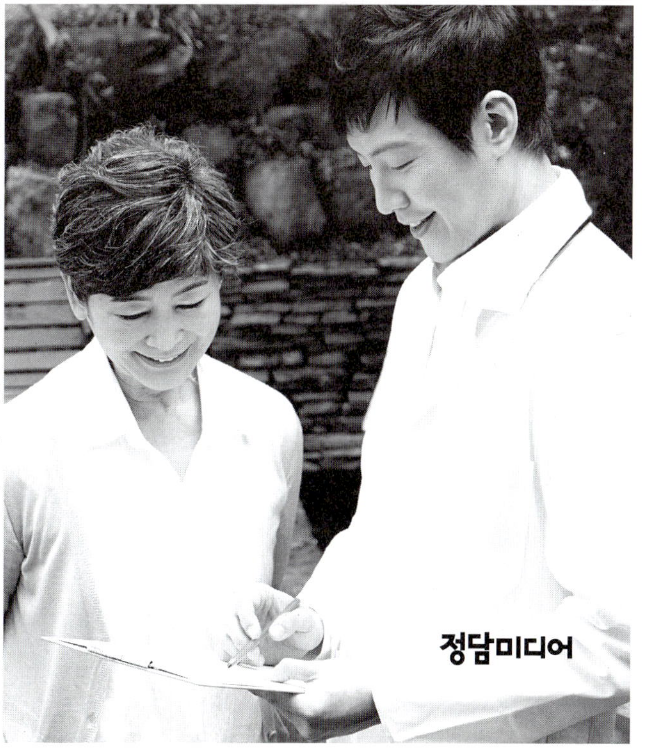

정담미디어

저자서문

이 책은 미국 뉴욕대학교 물리치료학과 학생의 교육 매뉴얼로서, 기존의 교과서보다 좀 더 낫고 기능적 결과에 대한 문서작성의 틀을 제공할 수 있는 교과서가 필요하여 이 책을 집필하였다.

이 책의 기본적인 핵심은 문서작성 시 임상 의사결정을 위한 논리성뿐만 아니라 체계를 제공하는 것이다. 체계적이고 논리적인 문서작성법을 교육하는 것이 임상 의사결정 기술을 교육하는 가장 좋은 방법 중 하나라고 생각한다. 따라서 이 책은 단순히 문서작성을 어떻게 하는가보다는 임상 의사결정을 위한 기본 틀을 제공하고 있다.

ICF 모형의 틀을 적용하여 이 책의 기본 구조와 틀을 만들었다. 이유는 (1) ICF 모형이 폭넓게 수용되고 있고, (2) 이 모형이 개인적 건강상태와 참여 능력 사이의 복잡한 관련성을 더욱 잘 이해할 수 있도록 되어 있기 때문이다. ICF 모형은 인간의 건강상태에 대해 긍정적인 측면을 강조한 것으로 문서작성 시 이를 반영하는 것이 중요하다고 생각된다.

이 책의 목적은 문서작성을 위한 엄격한 틀이 아닌 일반적인 접근법을 소개하는 것이다. 즉, 이 책은 물리치료를 시작하는 학생에 초점을 두고 집필되었으며, 물리치료 교육과정 동안 문서작성의 철학과 체계를 제공하기 위함이다. 또한 더 나은 보고서 작성을 원하는 임상치료사들에게도 도움이 되길 바란다. 우리는 임상환경에 따른 문서작성의 사례를 이 책에 실었다. 비록 다양한 임상상황을 반영하여 사례와 연습문제를 제공하지 못하지만, 문서작성에 대한 학습방법을 제공하는 데 도움이 되리라 생각한다.

이 책은 치료노트보다는 초기 평가를 위한 문서작성에 초점을 두었다. 또한 각 장별로 문서작성의 여러 요소들을 다루었으며, 특히 활동에 대한 문서작성을 집중적으로 다루었다.

마지막으로, 우리는 환자의 회복을 촉진할 수 있는 새로운 다양한 틀의 문서작성법이 개발되기를 원한다. 언제든지 이 책에 대한 비평이나 토의 또는 제언이 있으면 연락을 주길 바란다. 문서작성에 대한 더 많은 토론과 논쟁을 통해 더 나은 방법들이 개발되길 바란다.

Lori Quinn

James Gordon

역자서문

현대에는 평균 기대 수명이 늘어나면서 노인 인구가 빠르게 증가하고 있고, 우리나라도 선진국 대열에 들어서면서 변화가 일어나고 있다. 이러한 시대상황에 따라 노인 복지 및 안녕에 대한 관심도 높아지고 있는 실정이어서 물리치료에 대한 수요도 증가하고 있다. 더불어 개인 건강보험 가입자 역시 많아지고 있다. 이는 물리치료에 대한 효과를 물리치료사들이 증명해야 하는 시대가 되고 있음을 의미한다. 환자/의뢰인을 평가하고 중재를 하는 모든 과정을 효과적으로 기록하는 것은 치료의 효과뿐만 아니라 보험금 지불의 근거가 된다.

지난 시기 동안 물리치료 기술은 빠르게 성장하였지만, 아직 문서작성에 대한 치료사의 능력은 제자리걸음을 하고 있는 실정이다. 임상 상황에서 문서작성을 하는 것은 쉽지 않다. 하지만 물리치료의 전문성을 입증하기 위해서는 중재과정에 대한 사항을 잘 정리해야 한다.

이 책은 효과적인 문서작성법을 치료사에게 소개하기 위해 만든 것이다. 세계보건기구에서 제시한 ICF 개념을 중심으로 이전에 치료실에서 흔히 사용하여 온 SOAP 노트를 혼합하여 작성하는 방법에 대해 다루고 있다. 환자/의뢰인에 대한 초기 평가, 치료노트, 경과노트뿐만 아니라 제3자에게 전달될 수 있는 의뢰서 작성법에 대해 기술되어 있고 사례와 연습문제도 제시되어 있어 다양한 문서작성 방법을 습득하는 데 도움을 줄 것이다.

이 책이 물리치료사의 중요 직무 중 하나인 문서작성법을 습득하는 데 도움이 되리라 믿으며 물리치료의 전문성을 드러내는 데 기여하길 바란다. 출판을 위해 도움을 주신 정담미디어 편집부와 김진환 대표님께 감사드린다.

2012년 9월

역자 **김원호**

차 례

1부 이론적 기초와 문서작성 필수요소

2부 물리치료 문서작성의 요소

5장

의뢰이유에 대한 문서작성: 참여와 사회적 이력
Documenting Reason for Referral: Participation and Social History

6장

활동에 대한 문서작성
Documenting Activities

7장

신체 구조와 기능에서 상해에 대한 문서작성
Documenting Impairments in Body Structure and Function

8장

사정에 대한 문서작성: 요약과 진단
Documenting the Assessment: Summary and Diagnosis

9장

목표에 대한 문서작성
Documenting Goals

CONTENTS

1부

이론적 기초와 문서작성 필수요소

1장 무력화 모형, ICF 틀, 임상 의사결정

Disablement Models, ICF Framework, and Clinical Decision Making

❖ 학습목표

이 장을 읽고 다음의 사항을 할 수 있어야 한다.

1. 기능적 결과를 정의하고 물리치료에서 문서작성의 중요성을 토의한다.
2. 이전의 세 가지 무력화(disablement) 모형을 묘사한다.
3. ICF의 세 가지 요소를 정의한다.
4. ICF에 따른 임상 관찰과 측정을 분류한다.

이 책은 기능적 결과(functional outcome)에 초점을 두고 문서작성을 해야 한다는 일반적인 원칙에 의거하여 물리치료 문서작성과 임상 의사결정을 위한 방법에 대해 다루고 있다. 결과(outcome)는 물리치료 후 성과이다. 기능적 결과는 개인에게 의미 있는 목적을 성취하기 위해 개인의 능력을 높이는 치료효과를 의미하는 것이다. 그러므로 기능적 결과는 물리치료 문서작성의 초점이 되어야 한다.

1. 검진은 기능적 활동의 제한과 이러한 제한을 유발하는 상해(impairment)와 관련되어 실시해야 한다.
2. 목표는 환자가 수행할 수 있는 기능적 활동 측면에서 명확하게 표현해야 한다.
3. 특정 중재는 기능적 결과에 이들 중재가 미치는 효과 측면에서 다루어야 한다.
4. 가장 중요한 것으로, 중재의 성공 여부는 원하는 기능적 결과가 성취되었는가에 따라 측정해야 한다.

예전의 물리치료 문서작성 형식은 기능적 결과를 중심으로 작성하기가 쉽지 않았다. 따라서 여러 연구들은 "기능적 결과보고서"(functional outcome report)라 불리는 문서작성 형식을 개발하기 위해 노력해왔다(Stamer, 1995; Stewart, 1993). 이 책에서 제시하고 있는 기능적 결과보고는 개인적 임상 및 교육 경험에 기초하여 만든 것이다.

이 책은 두 가지 목적이 있다: (1) 기능적 결과에 초점을 두는 임상 의사결정을 위한 틀 제공하기 (2) 기능적 결과에 대한 문서작성 방법 지침 제공하기.

문서작성을 위해 특별한 방법이 있는 것은 아니다. 문서작성은 상황에 맞게 작성해야 한다. 따라서 이 책의 목적은 문서작성을 위한 획일적인 형식을 제공하기 위함이 아니다. 이보다는 기능적 결과 형식에 맞는 문서작성 지침을 제공하기 위함이다. 지침은 유연하며 상황에 따라 달리 적용할 수 있다.

여기에서 제시되는 문서작성의 틀은 기능, 장애, 건강의 국제 분류(international classification of functioning, disability and health, ICF) 모형에 기초한 것이다. 2008년까지, 미국 물리치료사협회는 무력화(disablement) 모형을 위해 Nagi의 틀을 이용해왔다(Nagi, 1965). 2008년 미국 물리치료협회와 세계보건기구 등은 ICF 모형을 도입하여 무력화 모형을 묘사하기로 하였다.

이 장에서는 과거의 무력화 모형과 ICF 모형 개발을 토의할 것이다. 또한 진단과정과 적절한 중재계획에서 물리치료사의 역할을 설명하기 위해 이 모형을 이용할 것이다. 마지막으로 문서작성 시 ICF 모형의 중요성을 논의할 것이다.

1. 역사적 측면에서 무력화 모형

1990년대, 물리치료의 틀을 조직하는 측면에서 무력화 모형의 이용은 개념을 발전시키는 핵심이었다(Jette, 1994). 세계보건기구의 초기 모형(1980), Nagi 모형(1965), 의료재활연구센터 모형(1991) 등 다양한 무력화 모형이 개발되고 연구되

세계보건기구 분류

질병(disease) ⇒ 상해(impairment) ⇒ 장애(disability) ⇒ 불구(handicap)

Nagi 모형

활성 병리상태 ⇒ 상해 ⇒ 기능적 제한 ⇒ 장애

미국 의료재활연구센터의 모형

병태생리 ⇒ 상해 ⇒ 기능적 제한 ⇒ 장애 ⇒ 사회제한

그림 1-1 무력화 과정에 대한 여러 모형 예

어 왔다. 이러한 모형은 〈그림 1-1〉에 제시하였다. 용어의 차이에도 불구하고, 각 모형은 급성 또는 만성 상태가 특정 신체계통, 기본적인 인간 수행력, 사회에서 필요한 개인적 역할에 대한 기능에 미치는 다양한 영향을 분석하는 틀을 제공한다(Jette, 1994).

각 무력화 모형은 용어의 차이뿐만 아니라 이론적 차이도 있다. 그러나 이러한 차이는 모형의 유사성에 비하면 사소한 것이다. 모든 모형은 무력화의 진행과정이 여러 수준에서 분석될 수 있다는 가정에 근거하고 있다. 1990년대에 Nagi 모형이 북아메리카에서 적용되었지만, 유럽, 오스트리아, 아시아에서는 세계보건기구의 모형을 적용하고 있다.

무력화(disablement)는 신체 기능에 미치는 영향, 개인적으로 의미 있는 과제를 수행할 수 있는 능력, 개인의 삶에서 역할을 수행할 수 있는 능력 측면에서 질병이 미치는 결과이다. 〈그림 1-1〉에서 화살표는 인과관계를 나타내는 것으로, 예를 들면 Nagi 모형에서 활성 병리상태는 결국 장애를 유발한다. 모형에서 요소 사이의 인과관계는 각각의 수준에서 소견들 사이 관계를 개념화하는 데 유용하다. 화살표는 사건의 시간적 연속성을 의미하기도 한다. 하지만 각 수준들 사이의 복잡한 관계를 잘 반영하지 못하는 측면이 있다.

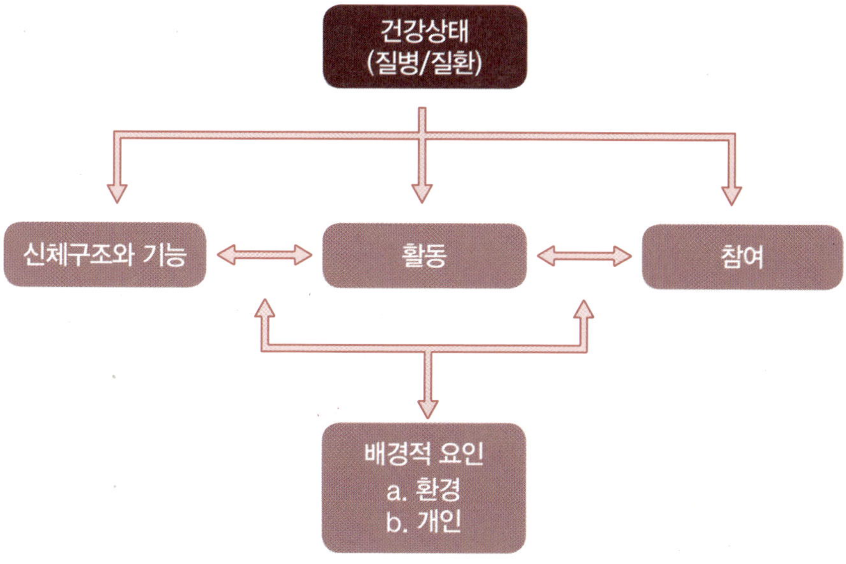

그림 1-2 무력화에 대한 ICF 모형

(1) 기능, 장애, 건강의 국제 분류(international classification of function, disability, and health, ICF)

2001년 세계보건기구는 현재 모형에서 비판받은 점을 수정한 무력화 모형을 발표하였다. ICF는 Nagi 모형에서 사용된 기능제한(functional limitation)과 장애(disability)를 개선하기 위해 능동적인 용어인 활동(activity)과 참여(participation)를 사용하였다. 따라서 일반적인 구조는 초기 모형 및 Nagi 모형과 비슷하지만 이 새로운 모형은 무력화의 긍정적 측면(ability)에 초점을 두고 있다.

새로운 모형에서 무력화는 (1) 신체구조와 기능(body structure and function)의 상실 또는 비정상, (2) 활동제한(limitation of activities), (3) 참여제한(restriction in participation)이다〈그림 1-2〉. 이중 활동과 참여는 불능(inability) 또는 장애에 대비되는 것으로 개인적 능력에 초점을 둔 것이다. 〈그림 1-2〉에 제시된 것처럼, ICF 모형은 각 수준 사이에서 한 방향적인 인과관계는 없다. 개인적 병리적 상태(건강상태)는 모든 수준에 폭넓게 영향을 미친다. 게다가 외적(환경) 및 내적(개인)인 배경요인들은 신체구조와 기능, 활동, 참여 사이 관계에 영향을 미치는 것으로 되어있다. 개인적 요인에는 가족지지 같은 것들이 포함되어 있고 외적 요인에는 환경적 장벽이 포함된다.

글상자 1-1

ICF 요소의 정의

- 신체기능(body function)은 심리 기능을 포함한 신체계통의 생리적 기능이다.
- 신체구조(body structure)는 기관, 사지, 그리고 이들의 요소 같은 신체의 해부학적 부분이다.
- 상해(impairment)는 신체구조와 기능의 중요한 이탈 또는 상실 같은 문제이다.
- 활동(activity)은 개인에 의해 이루어지는 행동 또는 과제 수행이다.
- 참여(participation)는 삶의 환경에 참여하는 것이다.
- 활동제한(activity limitation)은 개인이 활동을 수행하는 데 있어 어려움이 있는 것이다.
- 참여제한(participation restriction)은 삶의 환경에 참여하는 데 있어 개인이 경험하는 문제를 말한다.
- 환경요인(environmental factor)은 사람이 생활하는 물리적 · 사회적 · 환경과 생활양식 환경을 말한다.

ICF 임상 예시			
	신체구조와 기능	활동과 참여	환경 요인
ICF 장 및 하위 장의 제목	7장 첫째 수준: 신경근육과 움직임 관련 기능 둘째수준: 움직임기능 셋째 수준: 보행 형태 기능	4장 첫째 수준: 운동성, 걷기, 움직이기 둘째 수준: 걷기 셋째 수준: 짧은 거리 걷기	1장 첫째 수준: 대중 이용을 위한 건축설계, 공학, 구조 둘째 수준: 대중 이용시 출입구의 건축공학, 설계, 구조
설명	보행 형태 기능 ICF 코드: b770 걷기, 달리기, 또는 다른 전신 움직임과 관련된 움직임 형태의 기능 포함: 걷기 형태와 달리기 형태; 경직성 보행, 반마비 보행, 하지마비 보행, 비대칭 보행, 절뚝거림, 뻣뻣한 보행 형태 같은 상해 제외: 근육파워 기능(b730); 근육긴장도 기능(b735); 수의적 움직임 조절 기능(b760); 불수의적 움직임 기능(b765)	짧은 거리 걷기 ICF 코드: d4500 건물 내 복도 또는 방이나 실외에서 짧은 거리 걷기 같은 1km 미만 걷기	대중 이용 시 출입구의 건축공학, 설계, 구조 ICF 코드: e1500 대중 이용 시 출입구의 건축공학, 설계, 구조 환경(예, 작업장, 가게의 램프, 전동 출입문, 손잡이 높이)

그림 1-3 뇌졸중, 보행 상해, 운동성 제한, 직장에서 환경적 장벽에 직면하고 있는 환자를 위해 사용된 ICF 틀에 대한 예

ICF는 건강과 장애를 측정하기 위해 국제 표준으로 세계보건기구에서 제시한 것이다(resolution WHA 54.21). 〈그림 1-2〉에 제시된 전반적인 그림 이외에 ICF는 정의〈글상자 1-1〉와 각 수준에 대한 자세한 설명〈그림 1-3〉을 제시하고 있다.

〈그림 1-3〉은 뇌졸중, 보행 상해, 운동성 제한, 직장에서 환경적 장벽에 직면하고 있는 환자를 위해 사용된 ICF 틀을 예제로 보여주고 있다. 각 ICF 영역에는 장(chapter), 첫째 수준, 둘째 수준, 셋째 수준과 설명이 수직적으로 배열되어 있다. 최종적으로 특정 영역으로 표기하는 코드가 만들어진다. 이러한 정의와 코드는 개별 환자의 특성을 묘사하거나 〈그림 1-3〉처럼 특정 집단연구를 하는 모든 건강전문가들에게 필요한 공통용어를 제공하는 역할을 한다.

ICF는 질병과 관련된 건강문제의 국제분류(international classification of disease and related health problem, ICD)를 포함한 세계보건기구의 여러 국제분류 중 하나이다. ICD-9은 현재 질병, 질환, 또는 건강상태를 분류하기 위해 미국의 건강전문가들에 의해 사용되고 있다. 새로운 버전인 ICD-10은 2013년에 적용될 예정이다. 각 질병 또는 건강 상태는 고유의 ICD-9 또는 ICD-10으로 분류되어 있다. 이러한 분류는 의료보험 청구와 국제적인 공통용어 및 연구를 위해 사용되고 있다. ICF에 대한 좀 더 자세한 내용은 http://www.who.int/classifications/en/에서 온라인 버전을 참고한다.

(2) 재활: 무력화의 개선

무력화와 재활(재활은 무력화의 역행과정)		
무력화 모형	재활	정의 확대
참여제한	참여	생활에 참여: 필요하고 원하는 역할에 참여하는 능력(자기관리, 사회적 및 직업적)
활동제한	활동(기술)	개인에 의한 과제 또는 행위 실행: 일관성, 유연성, 효율성을 가지고 의미 있는 목적을 성취하는 능력. 만일 개인적 역할을 수행하기 위해 필요하다면 목적은 의미가 있다.
상해	신체 구조와 기능(자원)	신체계통의 생리적 기능과 신체의 해부학적 부위. 물리적 · 인지적 기전, 근육뼈대계 연결, 기본적 움직임 형태 조절, 계획하는 능력이 포함된다.
질병/질환	건강회복	질병이 없는 상태 그 이상을 의미: 미래의 장애를 억제하는 능동적 기전; 회복을 지원하는 생리적 적응 기전

그림 1-4 재활과 무력화의 관계

ICF는 환자의 문제를 이해하기 위해 "위–아래 접근(top–down approach)"을 위한 개념적 틀을 제공한다. 이러한 접근은 물리치료사가 임상 상황에서 여러 문제를 해결하는 자연스러운 방법이다. 〈그림 1–3〉에 제시된 예는 뇌졸중 환자를 위한 무력화 과정의 수준과 잠재적인 장애의 간략한 개요이다.

무력화 모형이 재활을 지나치게 단순화하는 접근법에 이르게 한다면 역효과가 날 수 있다. 즉 만일 상해가 향상되면 활동이 향상된다는 가정에 도달하게 된다. 이것은 의료적 모형으로서, 질병을 치료하면 자동적으로 환자의 삶의 질이 좋아질 것이라 가정하는 것이다. 만일 물리치료사가 상해에만 치중한다면 이와 같은 환상의 희생자가 될 것이다.

만일 재활이 무력화의 개선과정으로 개념화되어 있다면 이 환상을 피해야 한다. 〈그림 1–4〉. 무력화가 질병/질환에서 시작하는(아래–위 접근) 반면에, 재활은 참여에서 시작한다. 즉, 환자가 다시 성취하기 위해 시도하는 개인적 · 사회적 역할 측면에서 재활을 시작한다. 이러한 역할들은 기능적 기술과 활동(자기관리에서 집 관리 및 직업 유지까지)이 필요하다. 치료사는 어떤 기술에 제한이 있어서 개인적 역할을 수행하기 힘들지를 결정해야 한다. 이후 치료사는 손상된 신경운동 및 근육뼈대계의 기전을 파악함으로써 특정 활동이 왜 제한되는가를 알아야 한다. 이러한 기전들은 기능적 기술에 이용될 수 있는 자원으로 여겨져야 한다.

마지막으로, 질병/질환의 반대는 건강(health)이다. 건강은 단순히 질병이 없음을 의미하는 것이 아니고 치유의 능동과정이다. 많은 예에서, 특히 급성기 시 치료의 일차적 목표는 조직치유와 계통 재조직화를 위한 적절한 환경을 유도함으로써 회복을 촉진하는 것이다.

예를 들어, 어깨 둘레띠근육에 급성 손상이 있는 경우, 치료의 목적은 여가활동 상실 같은 장애를 방지하는 것이다. 만일 환자가 아마추어 테니스 선수라면, 강하고 정확하게 머리 위에서 서브를 넣는 것은 활동–수준의 목적이 된다. 즉각적인 상해에는 통증, 가동범위 상실, 근력약화 등이 있다. 초기 치료는 통증이 없는 범위에서 어깨관절 움직임과 머리 위에서 스윙을 하는 동작을 피하도록 하면서 조직치유를 촉진하는 것일 것이다. 급성기 후 재활에서는 근력과 관절가동범위를 높이기 위한 치료설계를 할 것이다. 이후 안전하다면 제한이 있는 특정 기능적 활동을 훈련할 것이다. 개별 근육의 유연성과 근력강화운동을 교육하고 기능적 과제에 대한 재검사를 통해 효과를 확인해야 한다. 마지막으로, 재손상을 방지하기 위한 적절한 교육을 실시해야 한다. 급성 및 만성 시기 동안, 치료사는 환자와의 상담과 개인적 · 사회적 역할을 고려하여 임상 의사결정을 해야 한다.

〈그림 1-4〉는 참여제한과 활동제한을 최소화하기 위한 물리치료의 일차 목적을 강조하고 있다. 기능적 훈련과 수행력에 대한 기능적 측정에 초점을 두어야 하지만, 상해를 간단히 무시해도 되는 것으로 여겨서는 안 된다. 물리치료사는 일반적으로 상해 측면에서 움직임 기능이상의 원인을 결정하도록 훈련되어 있다. 물리치료에서 이러한 측면을 무시하는 것은 기능을 무시하는 것과 같은 오류이다.

표 1-1 ICF 틀을 이용한 측정의 분류

ICF 틀	조직(organization)수준	측정수준
참여제한	사회와 관련된 모든 사람	참여/보조 정도/ 삶의 질
활동제한	모든 사람	수행력/기술(목적달성)
상해	신체기능과 구조	특정 신체계통의 기능
건강상태	조직(tissue) 또는 세포	의학적 진단

건강상태 →	상해 →	활동제한 →	참여제한
예시			
• 대뇌겉질 중 앞중심이랑의 경색 • 먼쪽 정강뼈의 골절 • 왼쪽 다리에서 정강가로절단 • 앞십자인대 찢어짐 • 폐조직의 바이러스 감염	• 마비 • 근력약화 • 가동범위 제한 • 과도한 운동성 • 부적절한 균형 • 보행 비정상 • 잡기와 뻗기 움직임 동안 협응 능력 저하 • 기침능력 저하	• 평지에서 걷지 못하는 것 • 스스로 옷을 입지 못 하는 것 • 음식준비를 하지 못하는 것 • 13.6kg(30lb) 이상의 상자를 들지 못하는 것 • 계단을 오르거나 내려오지 못하는 것	• 보조 없이 스스로를 관리하지 못하는 것 • 정상적인 일터에서 일을 못하는 것 • 배우자 또는 부모로서 자신의 역할을 충분히 하지 못하는 것 • 여가활동으로 골프를 칠 수 없는 것

그림 1-5 ICF 틀을 이용한 임상적 관찰 또는 측정내용을 분류한 예

2. 기능적 결과: 단순한 문서작성 방법 그 이상

문서작성을 위해 치료사가 선택한 조직화 원리는 진단과 치료를 위해 선택된 조직화 원리이다. 문서작성을 위해 목적 없이 접근하는 것은 물리치료 평가와 중재를 목적 없이 접근하는 것과 같다. 따라서 이 책에서 제시되는 문서작성을 위한 조직화 틀은 단순한 문서작성 방법 그 이상을 의미한다. 문서작성 방법은 두 가지 가정에 근거하고 있다: (1) 물리치료 평가의 일차 목적은 성취하기 위해 필요한 특정 기능적 결과를 확인하는 것, (2) 치료 효율성의 판단 근거는 이러한 결과들의 성취 여부.

즉, 만일 물리치료 문서작성이 기능적 결과에 초점을 두는 것으로 정해졌다면, 물리치료 평가와 중재 역시 기능적 결과에 초점을 두어야 한다. 여기에서 제시되는 양식 또는 다른 기능적 결과를 기록하는 양식들은 물리치료에 대한 의료수가를 인정받는 수단으로 여겨서는 안 된다. 기능적 결과를 위한 문서작성은 (1) 환자에서 무력화 원인을 분석하고 (2) 예방전략이나 무력화를 개선하고 (3) 임상 의사결정의 결과를 합리화하고 설명하기 위한 틀로서 이루어져야 한다.

3. ICF 틀에 따른 분류

치료사는 문서작성을 위해 ICF 틀에 따라 환자의 상태를 다양한 측면에서 분류할 수 있는 기술을 개발해야 한다. 분류에는 두 가지 기본이 있다: 관찰되는 기능에서 조직수준과 측정수준〈표 1-1〉.

예를 들어, 넙다리뼈에 감염(뼈속질염)이 있는 환자를 관찰하는 것은 병리적 정보(조직수준에서 건강상태)의 한 예이다. 건강상태(health condition)에는 일반적으로 병리현상의 특성(예, 감염, 종양), 위치, 그리고 발병과 관련된 시간(예, 급성 또는 만성)이 포함된다. 넙다리근의 근력약화는 신체기능(근육)이 감소됨을 의미하는 것이기 때문에 상해(impairment)에 해당한다. 이것은 신체계통의 기능으로 정의된 기준-틀 내에서 측정해야 한다. 근육계는 시간경과에 따라 힘을 생성할 수 있는 능력으로 정의되어 있다. 따라서 근력약화는 정의에 따라 가능한 힘 생성 측면에서 측정해야 한다.

걷을 수 없는 것은 활동제한(activity limitation)이다. 왜냐하면 모든 사람이 수행할 수 있는 능력이 결핍되어 있기 때문이다. 활동제한은 수행력(performance) 또는 기술(skill) 측면에서 측정해야 한다. 성취해야 할 행동 목표를 고려하는 것이 가장 유용한 방법이다. 환자가 자신의 자녀를 돌볼 수 없는 것은 참여제한(participation restriction)이다. 이것은 개인의 사회적 상호관계 수준에서 측정되어야 하고, 세 가지 측면에서 정량화해야 한다: (1) 원하거나 기대되는 사회적 역할에 참여, (2) 참여를 하기 위해 필요한 보조의 정도, (3) 삶의 질.

ICF 모형의 네 가지 측면(신체구조와 기능, 참여와 활동)에서 환자의 문제를 확인하고 분류하는 능력은 문서작성과 의료진과의 대화 측면에서 치료사가 수행해야 하는 중요한 임무이다. 〈그림 1-5〉는 ICF 틀에 따라 환자의 문제를 분류한 예이다.

요약

- ▶ 이 장은 기능적 결과 위주로 문서작성전략을 위한 개념적 틀을 제시하였다.
- ▶ 기능적 결과는 물리치료 문서작성의 핵심이 되어야 한다. 여기에는 활동을 제한하는 요인 기록하기, 기능적 목적 설정하기, 중재의 정당성 증명하기, 기능적 결과에 미치는 영향을 중심으로 효과 측정하기가 포함된다.
- ▶ 무력화는 신체구조와 기능(예, 상해), 개인적으로 의미 있는 과제를 수행하는 능력(예, 활동제한), 삶에서 자신의 역할을 충실히 수행하는 능력(예, 참여제한)에 미치는 효과 측면에서 질병의 결과를 말한다.
- ▶ 재활은 무력화를 개선하는 과정이다. 무력화는 질병에서 시작하지만, 재활은 참여(개인이 다시 성취하기를 원하는 자신의 역할을 수행하는 것)로부터 시작한다.
- ▶ 다음 장에서는 기능적 결과에 대해 문서를 작성하는 지침을 다루겠다.

연습문제 1-1

ICF 모형에 따라 각 문장을 분류하시오 : 건강상태(HC), 신체구조/기능의 상해(I), 활동제한(A), 참여제한(P).

1. 환자는 0°에서 120°까지 어깨를 벌린다. ______
2. 환자는 실내 평지에서 50발자국 걷는다. ______
3. 오른쪽 앞십자인대의 부분 찢김 ______
4. 환자는 이전 직업인 영업을 수행할 수 없다. ______
5. 도수근력검사 시 오른쪽 무릎 굽힘근의 근력은 3/5이다. ______
6. 환자는 하의를 입는 데 약간의 도움이 필요하다. ______
7. 오른쪽 하지의 정강가로절단 ______
8. 한 계단을 오른 후 심장박동수가 80회/분에서 140회/분으로 증가한다. ______
9. 환자는 1998년에 다발경화증을 진단받았다. ______
10. 환자는 그릇에 있는 수프를 독립적으로 먹을 수 있다. ______
11. 왼손의 가쪽 집기 근력이 15파운드이다. ______
12. 환자는 미끄럼판을 이용하여 휠체어에서 침대로 독립적으로 옮겨간다. ______
13. 환자는 왼쪽 무릎의 수동적 관절가동범위가 온전하다. ______
14. 아동은 원하는 장난감을 갖기 위해 거실에서 6발자국 정도를 기어갈 수 있다. ______
15. 환자는 어깨 높이에 있는 컵을 잡기 위해 팔을 뻗고 잡을 수 있다. ______
16. 환자는 2분 동안 부엌 싱크대에서 서 있을 수 있다. ______
17. 환자는 무릎을 펴고 다리를 들어 올릴 수 없다. ______
18. 환자는 어깨 높이 이상으로 팔을 올릴 때마다 통증이 있다(등급 5/10). ______
19. 환자는 집안일과 일상적 자기관리를 위해 하루 4시간 동안 타인의 도움을 받는다. ______
20. 환자는 스토브를 이용하여 요리를 할 수 없고 모든 요리를 준비하기 위해 중등도의 도움이 필요하다. ______
21. 환자는 바닥에서 휠체어로 1분 이내에 옮겨갈 수 있다. ______

㉒ 환자는 2011년 교통사고로 T8 척수손상을 진단받았다. ______

㉓ 환자는 건물에 설치된 적절한 경사로를 이용하여 대부분의 건물에 들어갈 수 있다. ______

㉔ 오른쪽 어깨 돌림근의 부분적 찢김 ______

㉕ 환자는 4시간 교대근무 동안 업무 변경방법을 통해 버스운전사로 근무한다. ______

2장

문서작성의 필수요소

Essentials of Documentation

❖ 학습목표

이 장을 읽고 다음의 사항을 할 수 있어야 한다.

1. 의학적 기록과 문서작성의 역사에 대해 토의한다.
2. 물리치료 노트의 네 가지 기본 형태를 확인한다.
3. 문서작성의 목적을 나열한다.
4. 문서작성 양식에 따른 찬반을 토의한다.
5. 문서작성의 일부로서 표준화된 평가도구 이용의 중요성을 토의하고 흔히 사용되는 네 가지 표준화된 측정을 설명한다.
6. 간결한 문서작성을 위한 전략을 설명한다.
7. 재활 및 의학적 약어를 해석하고 적절히 사용한다.

1. 문서작성 : 개요

물리치료사는 문서작성을 성가신 일 중 하나로 여기면서 문서를 살피기도 한다. 성가신 일로 여겨지지만, 가능한 한 빠르게 문서를 살펴야 한다. 나쁘게 생각하면, 치료사의 시간을 뺏는 쓸모없는 일로 여겨질 수 있다. 하지만 현재의 의학적 기록은 20세기 의학발달에서 가장 중요한 성취물이다. 20세기 초에는 환자-중심 차트가 거의 없었고, 대부분이 개별 치료사-중심의 기록이었다. 전문가적이고 조직화된 포괄적인 환자-중심으로 작성된 기록은 전문가들 사이에서 의사소통의 효율을 높임으로써 직접적으로 환자관리를 향상시킨다. 또한 치료진행과정을 더욱 잘 살펴볼 수 있기 때문에 간접적으로도 환자관리를 원활하게 만든다. 의학적 차트는 임상연구를 위한 일차적인 자료를 수집하고 조직화하는 것이다. 학생과 초보 치료사들은 전문 치료사가 작성한 문서를 읽음으로서 어떻게 환자관리를 수행하는지를 배워야 한다. 과거의 형식에서부터 문서작성 방법을 변화시켜오지 않았다면 현재의 건강관리 수준에 도달하지 못하였을 것이다. 또한, 미래의 환자관리는 문서작성 방법의 변화와 함께 발전할 것이다. 따라서 문서작성 방법은 역동적인 현상이면서 항상 변하는 것으로, 문서작성의 양식은 건강관리의 변화에 따라 달라질 것으로 본다.

물론, 건강관리에서 변화는 임상영역에만 있는 것이 아니라 경제 · 사회 영역에서도 발생한다. 우리나라뿐만 아니라 미국도 건강관리 관련 재정과 보상체계가 변화하고 있다. 다시 말해, 건강관련 서비스를 제공하는 치료사들은 자신의 치료를 기능적 결과 측면에서 명확하게 문서로 증명해야 한다.

이러한 중요성에도 불구하고, 가끔 문서작성은 적어도 두 가지의 이유에서 치료사에게 부정적으로 여겨지고 있다. 첫째, 대부분 임상에서 문서를 작성할 시간이 없다는 것이다. 둘째, 치료사들이 문서작성에 대한 훈련을 받지 않았다는 것이다. 적절한 지침과 훈련이 제공될 때, 결과–중심의 문서작성은 치료사를 괴롭히는 일이 되지 않을 것이다. 문서작성은 치료기술만큼 중요한 기술이다. 따라서 학생들과 치료사들은 문서작성을 위한 기술을 세심하게 배워야 한다. 기술은 반복 연습을 통해 좋아질 수 있다.

문서작성은 치료를 위한 전문성을 보여주는 증명서이고 기술자와 전문가를 구별해주는 요소 중 하나이다. 그러므로 치료사는 전문가적 문서작성에 대해 자부심을 가져야 한다. 문서작성 능력은 자신의 전문성을 보여주는 창문이기도 하다. 문서작성은 실제로 서비스를 제공해주는 것만큼 중요한 서비스를 제공하는 것이다. 좋은 문서작성을 위해 시간이 필요함을 인정하고 치료사는 그만큼의 시간을 보장받아야 한다.

2. 노트의 형태

의학적 문서작성에서 기본적으로 네 가지 형태가 있다: 초기 평가, 치료노트, 재평가 또는 경과노트, 퇴원 요약. 앞으로 나오는 내용은 미국 물리치료협회에서 제공된 지침이다(APTA, 2008).

이 책은 초기 평가의 구성요소, 치료 노트와 경과 노트 작성 시 고려사항, 퇴원 요약과 여러 형태의 문서작성법을 중심으로 다루겠다.

(1) 초기 검진(examination)/평가(evaluation)

① 물리치료 시작 시 필요

② 다음의 요소가 포함

- 의뢰 이유
- 건강상태
- 참여와 사회적 이력
- 활동
- 계통관찰(system review)
- 상해
- 사정(평가, 진단, 예후 포함)
- 목표
- 관리계획

(2) 각 치료 회기를 위한 치료노트

- 치료 빈도, 강도, 시간 등 제공할 특수 치료 확인하기
- 치료계획과 관련하여 환자/의뢰인의 상해, 활동, 참여에서의 변화 기록하기
- 만일 있다면 부작용 같은 중재에 대한 반응 기록하기
- 환자의 치료 순응도를 포함하여 중재 강도 또는 빈도, 그리고 진행 목표를 수정하게 만든 요인 기록하기
- 환자/의뢰인/가족/다른 사람과의 대화 및 상담 내용 기록하기
- 다음 방문 시 제공할 객관적인 중재, 진행변수, 주의사항을 포함한 계획 작성하기

(3) 경과노트

- 방문횟수 또는 특정 시기에 따른 환자 상태에 대한 정보를 최신화하기
- 환자의 상해, 활동, 그리고/또는 참여 상태에 대한 정보를 최신화하기 위해 선정된 검진 요소 기록하기
- 소견에 대한 해석, 그리고 적용되었다면 수정된 치료목적 기록하기

(4) 퇴원 요약

- 현재 신체적/기능적 상태 기록하기
- 성취된 목적 및 부분적 성취, 성취되지 못한 목적에 대한 이유 기록하기
- 환자의 지속적인 관리와 관련하여 퇴원/치료중지 계획 기록하기

3. 노트 작성의 목적

문서작성의 목적은 다양하다. 대표적으로 다른 전문가와 의사소통하기, 임상 의사결정, 환자관리에서 물리치료에 대한 법적 기록 만들기가 있다.

(1) 다른 전문가와 의사소통

- 환자관리의 연속성 확보와 공조하기
- 치료전략에 대한 계획을 조직화하기

(2) 임상 의사결정

- 관리를 위해 적절한 계획이 수립될 수 있도록 환자의 문제를 작성하기

(3) 환자관리에서 물리치료에 대한 법적 기록

(4) 기타 목적

- 물리치료 서비스 제공 비용에 대한 참조
- 향후 환자의 거취 상태에 대한 의사결정
- 연구를 위한 자료

4. 문서작성 양식

노트를 작성하기 위해 사용하는 양식은 다양하다. 일부 기관은 특정 양식만을 사용하고 있기도 하다. 공식적으로 정해진 특정 양식이 있는 것은 아니고 전통과 필요에 따라 문서작성 양식을 결정한다.

(1) 설화식의 양식

가장 간단한 양식으로 치료사와 환자 사이에 일어난 일을 하나하나 열거하는 것이다. 이를 위해 치료사는 정보를 기술하는 자신만의 방법을 개발해야 한다. 이 방법은 덜 구체적일 수 있다. 각 주요 주제 아래에 적어야 할 사항에 대한 지침을 제공하는 기관도 있지만, 대부분 각 주제에 나열해야 할 정보는 문서를 작성하는 치료사의 판단에 맡기고 있다. 설화식 양식의 구조화되지 않은 속성 때문에 문서를 작성하는 사람은 정보를 빠뜨리기 쉽고, 사람에 따라 변화가 심한 편이다. 더욱이 만약 정보가 기록되어 있지 않다면 검사하지 않은 것으로 여기거나 부적절하게 검사

에 대한 정보를 빠뜨린 것으로 여길 수 있다. 따라서 치료사는 정확성을 최대화하고 불일치성을 최소화하기 위해 문서작성 시 포괄적인지를 살펴야 한다.

(2) SOAP 양식

SOAP 노트는 매우 구조화된 양식이다. 이 양식은 문제-중심 의료기록 작성의 일부로서 버몬트(Vermont) 대학의 Weed에 의해 1960년대에 개발되었다. 이 형태의 의료기록은 각 환자의 차트가 환자문제에 대해 순위가 매겨진 목록에 따라 진행된다. 문서작성 시 치료사는 자신이 쓴 것에 대해 우선순위를 부여하고 이후 SOAP 노트를 이용하여 작성한다. 치료사는 SOAP 노트의 머리글자에 따라 정보를 기술해야 한다: 주관적(subjective), 객관적(objective), 사정(assessment), 계획(plane)(자세한 내용은 11장 참조).

문제-중심 의료기록은 널리 사용되지 않았는데, 아마도 시대보다 앞선 형태이기 때문이었을 것이다. SOAP 노트의 주요 장점은 널리 사용되고 있고 친숙하다는 것이다. 또한 자료수집에서 치료계획을 위한 사정까지 자연스러운 진행을 거치면서 소견을 간결하고 잘 조직화하여 기록할 수 있다. 반대로, 지나치게 간결하고 약어와 머리글자(initial)를 다수 사용하여 비전문가들은 해석하기 힘들다는 것이 단점이다. Delitti와 Synder-Mackler(1995)는 SOAP 노트가 사정 이전에 모든 가능한 자료를 간단히 수집하여 임상 의사결정을 하는 통합적 접근이기보다 결과에 영향을 미치는 요인을 순서대로 수집하는 양식이라고 주장하였다. 따라서 SOAP 노트는 초기 평가를 위한 이상적인 양식을 제공하지 않지만, 치료노트와 경과노트를 작성하기에 적당하다고 할 수 있다(11장 참조).

(3) 기능적 결과 보고 양식

기능적 결과 보고 양식은 상대적으로 새로운 문서작성 양식이다. 이것은 건강관리의 경제적인 측면이 변함에 따라 기능적 결과에 초점을 두어 1990년대에 개발되었다. 기능적 결과 보고 양식은 개별적인 근육뼈대, 신경근육, 심폐 또는 피부계의 상해보다는 의미 있는 기능적 활동을 수행하는 능력에 중점을 두고 있다. 문서작성이 적절히 수행되며, 상해와 참여제한을 유발하는 원인 사이의 관계를 파악함으로써 치료를 위한 원리를 확증할 수 있다. 또한 기능적 결과 보고는 물리치료 용어에 익숙지 않은 다른 전문가들이 쉽게 읽을 수 있다. 보다 중요한 것은 활동제한 또는 참여제한을 유발하는 특정 상해에 대한 사정과 기능적 문제로부터 시작되기 때문에 임상 의사결정을 하는 데 도움이 된다는 점이다.

여러 연구자들은 기능적 결과 보고를 위한 다양한 양식을 제기하여 왔다. 가장 잘 구조화되고 체계화된 양식은 Stewart와 Abeln(1993)이 개발한 것이다. 이 책은 기능적 결과를 중심으로 문서작성을 실시하는 것을 권장하고 있지만, 두 가지 이유에서 이 약식에 대해 다루지 않겠다. 첫째, 이 양식은 너무 구조화되어 있고 다른 임상현상에서 적용하기 힘들다. 둘째, 이 양식은 정형물리치료 분야를 중심으로 다루고 있어 다른 분야에 적용하기 힘들다. 그럼에도 불구하고 기능적 결과 보고 양식이 문서작성 시 중요하기 때문에 이 책은 임상에서 사용하기를 권장한다.

5. "문서"는 어떤 형태로 작성되는가?

문서작성은 초기 평가, 경과노트, 흐름도/점검표, 재평가, 또는 퇴원 요약 같은 환자와 관련된 사항을 문서를 통해 의사소통하는 한 형식이다. 환자관리를 위해 건강관리전문가가 제공한 서비스를 입증하고 준비하는 모든 것이 포함된다.

문서작성에는 서면보고서, 표준화된 사정, 그래프와 표, 사진과 그림 같은 다양한 형태가 있다.

(1) 서면보고서

흔히 치료사들은 평가를 통해 얻은 소견을 작성하거나 환자에게 일어난 일을 기록하기 위해 서면보고서를 이용한다. 이 보고서의 양식은 여러 가지 형태가 있다: 가장 흔한 두 가지 형태는 설화식과 SOAP 노트이다. 이 책에서는 초기 평가를 위해 설화식 양식(3장 참조)을 경과노트와 치료노트를 위해 SOAP 노트(11장 참조)를 이용할 것이다.

(2) 표준화된 사정(assessment)

물리치료 문서작성의 일부로서 표준화된 사정도구를 이용한다; 그러나 이러한 도구들은 물리치료사에 의해 보편적으로 사용되고 있지 않다(Jette, 2009). 표준화된 결과 측정은 특정 집단에게 신뢰성과 타당성이 입증된 방법으로 자료를 수집하는 것이다. 비록 물리치료사에 의한 결과 측정은 주로 연구에서 이용하지만, 문서작성을 위해 필수적인 것이다. 표준화된 측정은 환자의 수행력 향상을 정량화하는데 매우 유용하고, 치료의 가치를 입증하는 데 이용한다. 무력화 모형의 모든 수준에서 결과를 측정하는 도구들은 수없이 많다.

표준화된 측정도구를 선정할 때, 치료사는 평가목적으로 사용하기 전에 도구의 목적과 디자인을 고려해야 한다. 다음은 표준화된 측정의 가장 일반적인 형태다.

- **묘사:** 묘사적 사정은 환자의 현재 상태, 문제, 요구 또는 상황을 묘사하는 정보를 제공한다.
- **판별:** 외적 준거 또는 황금 표준(gold standards)처럼 타당화된 측정도구를 이용할 수 없을 때 기본적인 차원에서 개인들 또는 집단들을 구별하기 위해 개발된 측정이다(Law, 2001).
- **예측:** 미래에 발생할 특정 결과 또는 개인의 능력이나 상태를 예측한다(Adams, 2002).
- **평가:** 시간경과에 따른 변화를 확인하기 위해 사용한다. 재활 동안 환자의 경과를 관찰하고 중재의 효과를 검증하기 위해 사용한다.

6장, 7장, 8장의 표는 참여, 활동, 상해에 가장 일반적으로 사용하는 표준화된 도구의 목록이다. 이러한 장에서 제시된 측정들은 시간경과에 따른 변화를 알아보기 위해 그리고 객관적 · 정량적으로 상해, 활동제한, 참여제한을 묘사하기 위해 사용한다. 또한 표준화된 도구는 특정 문제의 위험을 예측하거나(예, 소아에서) 치료서비스 요구를 판별하기 위해 중요하다.

치료사는 평가도구의 신뢰성과 타당성에 대한 지식이 있어야 하고 이러한 도구들이 개발된 목적을 이해해야 한다. 또한 치료사들은 측정의 민감성(sensitivity)을 고려해야 한다(측정도구가 중재의 결과로서 환자 상태의 변화를 잘 감지할 수 있는지). 따라서 치료사는 연구가 적절한지를 알아보는 방법에 익숙해야 하고, 이를 임상에 적용할 수 있게 훈련을 받아야 한다. 좀 더 자세한 사항은 Fawcett(2007)가 제시한 사항을 참조한다.

(3) 그래프와 표

그래프는 치료에 따른 환자의 변화를 시각화하기 위해 사용할 수 있으며, 쉽게 독자들이 환자의 변화추이를 파악할 수 있다. 〈그림 2-1〉은 환자의 경과를 보여주는 그래프이다. 이 그림은 약 3주에 걸친 환자의 보행속도 변화를 보여주고 있다.

표는 초기 평가 시 사용하는 문서작성의 또 다른 형태이다. 비슷한 상해 또는 기능적 기술에 대한 다양한 소견을 작성하고, 치료횟수에 따른 변화(경과보고)를 제시하기 위해 사용된다. 〈그림 2-2〉는 초기 평가 보고를 위해 사용된 표의 예시이고, 〈그림 2-3〉은 경과보고를 위해 사용된 표의 예시이다.

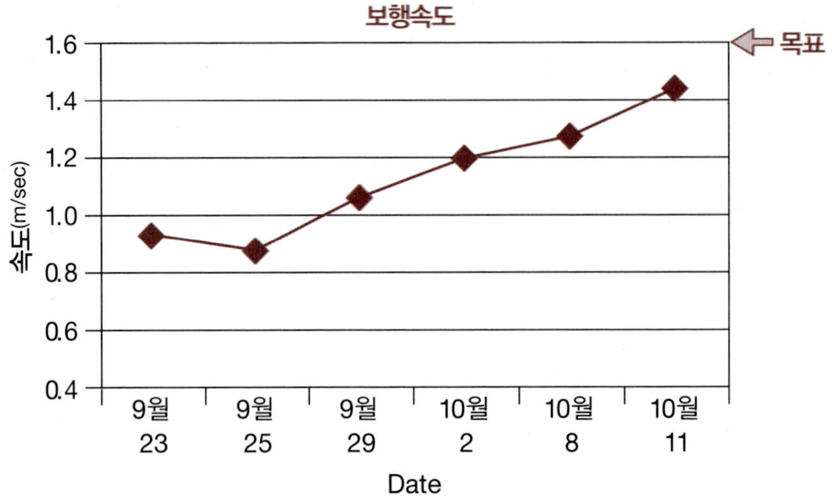

그림 2-1 그래프는 환자의 경과를 시각화하는 데 유용하다.

기능적 기술	보조(A) 정도	조언
침대에서 구르기	Ind.	
침대에서 자세	Min A	보조를 위해 왼쪽 상지와 하지에 대한 구두명령이 필요
누운 위치에서 침대에 앉기	Mod A to R Sup. to L	침대 오른쪽 가장자리까지 다리를 가져올 수 있으나 앉기 위해 왼쪽 상지와 몸통을 사용하지 못함
앉은 위치에서 침대에 눕기	Ind.	
침대에서 휠체어로 옮겨가기	Min A c̄ sliding board	초기 움직임을 위해 그리고 적절한 설정을 위해 보조가 필요

근육 집단	근력(MMT)	
	오른쪽	왼쪽
무릎 폄근	3+/5	5/5
무릎 굽힘근	3+/5	4/5
발목 발목쪽 굽힘근	4/5	4/5
발목 발바닥쪽 굽힘근	4/5	5/5

그림 2-2 초기 평가 보고 시 사용되는 전형적인 표. A, assistance; L, left; R, right; Min, minimal; Mod, moderate; Sup., supine; Ind., independent; MMT, manual muscle testing.

6분 걷기 검사 결과				
	1월 5일	1월 19일	3월 5일	3월 19일
이동거리(m)	205	262	301	355
호흡곤란 (개정 Borg)	4	4	2	2
전/후 O_2 sat	98/94	99/97	100/95	100/98

그림 2-3 시간경과에 따른 6분 걷기 검사 결과를 보여주는 표. sat, saturation.

(4) 사진과 그림

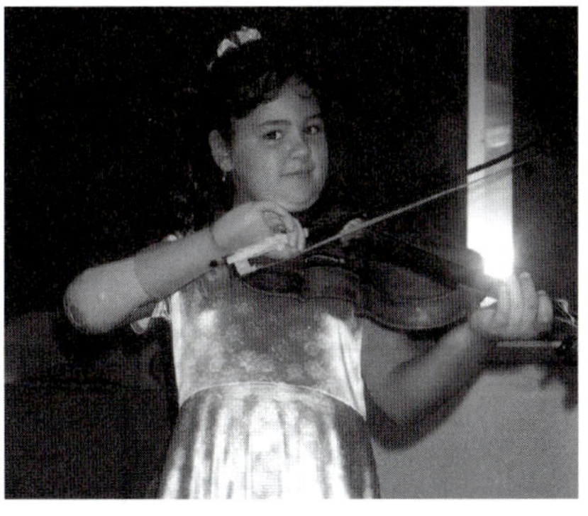

그림 2-4 근육전기 의수족을 착용하고 바이올린을 연주하는 아동. 사진은 임상적인 문서작성의 일부로 사용할 수 있다.

환자관리에 대해 설화식으로 묘사하기 경우에는 시각적으로 표현하는 것이 도움이 되는 경우가 있다. 사진(환자의 동의가 있는 경우)은 자세 또는 상처 크기 같은 상해나 기능적 능력을 작성할 때 매우 효과적으로 사용할 수 있다. 〈그림 2-4〉는 의수족을 사용하여 바이올린을 연주하는 아동의 사진이다. 그림은 화상의 범위 또는 통증의 정도 같은 상해를 기록하는 데 널리 사용된다(부록 D 참조).

6. 근거-중심 치료

근거-중심 치료에 대해 미국 물리치료사협회는 다음과 같은 입장을 밝혔다: "질 높은 환자/의뢰인 관리와 결과를 촉진하기 위해, 협회는 환자/의뢰인 관리와 건강 정책과 관련된 상황 및 환자/의뢰인 가치, 임상 경험, 연구결과를 활용한 근거-중심 치료행위의 개발과 적용을 지지하고 장려한다." 따라서 근거-중심 치료행위를 통합하는 문서작성이 중요하다. 초기 평가와 치료계획에 대한 문서작성뿐만 아니라 특정 중재전략을 보고할 때 치료에 대한 문서작성은 특히 중요하다. 미국 물리치료사협회는 근거-중심 치료행위를 통합하는 문서작성을 위해 다음과 같은 전략을 권장한다.

① 진단과 예후 정보에 대한 타당하고 신뢰할 만한 검사와 측정을 통해 기록한다.
② 환자의 상해 또는 기능의 변화를 효과적인 방법으로 평가하고 의사소통할 수 있는 표준화된 결과 측정을 이용한다.
③ 환자의 입장과 임상 지침 또는 이용 가능한 연구에 기초하여 적절한 치료계획과 중재를 선택하고 실행한다(APTA, 2009).

7. 명료한 문서작성 방법

(1) 간결한 단어

의학기록을 작성하는 것은 전통적인 설화식 작성과는 다른 특징이 있다. 예를 들어, 의학적 문서작성은 간결해야 한다. 임상에서는 시간이 제한적이므로 단어는 불필요하게 길게 쓰지 말아야 한다〈그림 2-5〉. 의학적 문서작성에서 시간을 단축하는 한 방법은 완전한 문장을 사용하지 않고 약어를 사용하는 것이다. 또한 인칭대명사 또는 관사(his, a, the, for 등) 등은 사용하지 않는다.

너무 긴 문장	간결한 문장
the patient can walk in the hospital corridor for 50 feet with minimal assistance	pt. walk in hospital corridor 50 c̄ min A
manual muscle testing was performed for right knee extension, and the strength was 5 out of 5	MMT R knee/ 5/5

그림 2-5 문서작성 시 간결하게 표현한다.

(2) 약어와 의학용어

약어 사용과 관련된 첫 번째 질문은 "누가 이것을 읽을 것인가?"이다. 만약 치료사라면 익숙하게 약어와 물리치료 관련 용어를 사용할 수 있을 것이다. 그러나 노트를 다른 전문가 또는 비전문가가 읽을 가능성이 있다면, 흔히 사용되지 않는 약어 또는 용어는 피하는 것이 좋다. 더 나아가, 만약 약어가 정확히 기억나지 않으면 사용하지 않는 것이 바람직하다. 만약 다른 사람이 이해하고 알아볼 수 없다면 약어를 사용하여 시간을 줄이는 것은 의미가 없다.

물리치료사/의사

Min A to transition from prone to sitting due to abdominal weakness and hypertonicity(2/5 on MAS) in hamstrings.

: 넙다리뒤근육의 고긴장도(MAS 상 2/5)와 배근력약화 때문에 엎드린 위치에서 앉은 위치로 가는 데 약간의 도움이 필요하다.

부모

when lying on his belly, Jimmy needs help when trying to come to a sitting position. this may be due to abdominal weakness and increased muscle tone in his hamstring muscles.

: 지미는 누운 위치에서 앉는 위치로 가는 데 도움이 필요하다. 이는 배근력약화와 넙다리뒤근육의 근육 긴장도가 높기 때문이다.

그림 2-6 문서는 독자에 따라 달리 작성되어야 한다. 이 예시는 뇌성마비가 있는 아동의 운동성 기술에 대한 두 가지 다른 형태의 기록이다. 일반인을 위한 문서는 약어와 의학용어의 사용을 피해야 한다.

자주 사용되는 약어를 사용하는 것은 시간을 줄이는 유용한 방법이다〈그림 2-5〉 참조). 부록 B는 물리치료 분야에서 자주 사용하는 약어들이다. 비록 이 목록에 모든 약어가 담겨있는 것은 아니지만, 의료전문가들이 이해할 수 있는 흔한 약어들이다. 여러 책들이 의학 관련 약어들을 제시하고 있다(Davis, 2009; Skalko, 1998). 더 나아가, 병원 또는 의료기관들은 자신의 기관 내에서 허용되는 약어를 개발하고 사용하고 있다. 따라서 치료사들은 기관에서 사용 중인 약어를 알고 있어야 한다.

환자가 독자가 되는 경우가 있다. 예를 들어, 가정운동프로그램인 경우 약어와 의학용어를 피해야 한다. 비슷하게, 의료비용을 지불하는 제3자 또는 가족에게 보내는 문서는 약어를 피해야 한다. 만약 흔하지 않은 의학용어가 사용된다면, 독자가 이해하지 못할 수 있다. 또 다른 예는 소아치료실 노트 작성으로, 기본적으로 읽는 사람이 교사, 부모, 또는 협력자들이다〈그림 2-6〉. 노트는 전문용어로 작성하지 말고 일반인이 읽어서 이해할 수 있게 작성해야 한다.

약어와 의학용어의 과도한 사용은 심각한 문제를 일으킬 수 있다. 치료의 원리가 되는 사항을 개인적 언어로 작성하는 것은 다양한 해석을 유발할 소지가 있다. 만약 독자가 전문가라면 약어와 의학용어로 작성된 문서를 해석할 수 있지만 치료과정의 중요한 원리가 되는 사항을 빠뜨려 일반인들이 자기만의 방식으로 해석하도록 해서는 안 된다. 치료사는 왜 무슨 일이 발생하였고 어떤 일이 진행될 것인가를 명확하게 제시할 의무가 있다. 따라서 치료사가 작성한 문서를 읽을 수 있도록 허락된 모든 사람들이 이해할 수 있게 문장을 명확하게 써야 한다.

(3) 불필요하고 관계없는 사실 제거

문서작성을 명확하고 간결하게 하기 위해 불필요하고 관계없는 사실과 결론을 피해야 한다. 치료사는 관찰할 것과 환자의 의학 상태를 기록하기 위해 필수적인 사항에 대한 해석만을 기록해야 한다. 불필요한 사항을 없애 문서작성에 더 효율적이고, 독자들이 쉽게 읽을 수 있다. 치료사는 다음의 정보를 기록할 때 매우 조심스럽게 적거나 불필요한 사항을 피해야 한다.

- 자세한 사회이력
- 자세한 주거환경
- 가족이력
- 현재의 상태에 영향을 미치지 않고 이미 해결된 자세한 병력

치료사가 의학적 노트를 적절히 작성하기 위해 각 질병에 대한 지식이 있어야 한다. 일반적으로 문서의 내용은 현재 환자의 건강상태에 영향을 미치는 정보를 중심으로 작성되어야 한다.

(4) 템플릿(template) 사용

물리치료사는 종종 업무의 일부로서 문서를 작성하는 데 귀중한 시간을 보낸다. 비록 경험이 있거나 없는 치료사에게 "문서작업"은 힘든 일이지만, 문서작업은 주요한 업무이다. 대부분의 치료사들이 초기 평가를 길게 작성하는 것을 좋아하지 않지만, 문서를 읽는 다른 전문가 역시 좋아하지 않는다. 따라서 모든 사람을 위해 간결하게 문서를 작성해야 한다.

템플릿은 치료사들이 비어있는 칸을 필수적으로 채우도록 만들어진 표준양식이다. 템플릿은 작성해야 할 적절한 문항을 제공하며, 환자 평가에 적절한 일정한 양식을 제공한다. 템플릿이 여러 전문가에게 친숙해지고 널리 이용하게 되면, 보고서 내에 있어야 할 적절한 정보들이 적절히 포함되게 될 것이다. 문서작성의 전산화는 이러한 템플릿의 사용을 촉진해왔는데, 이를 통해 치료사들은 설화식 문서작성, 점검표 등의 평가보고서를 좀 더 쉽게 작성할 수 있게 되었다. 부록 D는 가정관리 평가를 포함한 다양한 평가양식의 예시이다.

만약 이러한 양식이 사용된다면, 빈칸으로 남아있는 줄이 없어야 한다. 이 평가 방법에서는 치료사의 동의 없이 다른 사람이 수정할 수 없다. 또한 빈칸으로 남아 있는 줄이 있다면, 문서를 읽는 사람은 빈칸으로 남아있는 이유를 알 수 없다. 치료사는 그 줄에 다음의 내용 중 하나를 기입해야 한다.

1. 검사결과, 검진의 소견, 또는 임상 의견
2. N/T(not tested, 이 항목은 검사를 받지 않음). 이 경우 검사를 하지 않은 이유 또는 차후 검사계획을 제시해야 한다(예, N/T; 시간제약으로 검사하지 않음 – 차후 평가)
3. N/A(not applicable, 적용되지 않음). 이 치료사는 왜 검사 또는 측정이 적절하지 않은지를 기술해야 한다(예, N/A; 현재 이 환자는 인공호흡기를 착용하고 있고 침대 밖으로 이동할 수 없음).

8. 비하 표현과 낙인 피하기

사람–우선 언어는 특정 사람에 대해 편견을 유발하는 언어를 사용하지 않고 사람이 가지고 있는 질병 또는 의학 상태를 묘사하는 말 또는 글에 사용되는 용어이다. 자폐(autistic), 정신지체(mentally retarded), 다리마비(paraplegic) 같은 용어는 개인이 가진 장애를 중심으로 개인을 정의하는 표현이다.

미국 물리치료사협회는 사람–우선 용어를 권장하고 있다. 즉, 장애가 있는 사람에 대한 의사소통을 위한 용어(terminology for communication about people with disability)로 묘사하기를 권장하고 있다.

치료사는 물리치료가 필요한 모든 사람에게 미리 판단되지 않은 관리를 제공할 의무가 있다. 치료사들은 '장애가 있는 사람에 대한 문서작성과 보고서 지침'에

표 2–1 사람–우선 용어

부적절한 용어	적절한 용어
• 절단 환자(amputee)	• 절단이 있는 남자(man with amputation)
• 뇌졸중 환자(stroke victims)	• 뇌졸중이 있는 사람(people who have had a stroke)
• 자폐(autistic)	• 자폐가 있는 소년(body with autism)
• 정상인(able–bodies)	• 장애가 없는(nondisabled)
• T12 다리마비(T12 para)	• T12 다리마비 여성(woman with T12 paraplegia)

따라 의사소통을 위한 말과 글을 사용해야 한다(research and training center on independent living, 2008). 미국의 경우, 모든 물리치료사들은 지침(http://www.rtcil.org/products/RTCIL%20publications/medial/Guideling%20for%20Reporting%20and20Writing%20about%20People%20with20Disability.pdf)에 따라 특정 장애가 있는 사람을 표현해야 한다.

환자는 장애가 아니라 사람으로 우선 여겨져야 한다. 자신의 장애에 따라(예, 뇌졸중 환자, 절단 환자) 분류되는 것은 장애에 의해 자신이 낙인이 됨을 알아야 한다. 치료사는 의사소통을 위해 사람-우선 용어를 사용해야 한다〈표 2-1〉. 더 나아가, 장애가 없는 사람을 언급할 때, 장애가 있는 사람에 대한 비교어로 정상인(able-bodies, healthy, whole)이란 표현을 사용해서는 안 된다. 이보다는 장애가 없는(nondisabled)이란 용어가 적절하다.

고통 받는(suffer from) 또는 희생자(victim) 같은 표현은 사람의 건강상태에 대해 불필요하게 부정적 측면을 강조한 것이다. 이 보다는 후-소아마비 증후군이 있는 사람(man with post-polio syndrome) 또는 뇌졸중 생존자(stroke survivor) 같은 표현이 낫다. 비슷하게 혼돈된(confused), 격앙된(agitated), 또는 순응하지 않는(non-compliant) 같은 용어로 환자를 표현하는 것은 환자 분류에 초점을 두어 읽는 사람에게 부적절한 편견을 유발할 수 있다. 이보다는 환자의 특정 행동이 묘사되어야 한다. 예를 들어, 치료에 잘 순응하지 않는 사람의 경우 "순응하지 않는 환자(noncompliant patient)"로 표기하기보다 "가정프로그램에 일관되게 따르지 않는 사람(man has not consistently complied with the home program)"으로 묘사하는 것이 좋다.

또한 치료사는 환자를 비하하는 표현을 해서 안 된다. '환자는 무엇을 불평한다(complains)' 또는 '무엇으로부터 고통받는(suffer from 또는 afflicted with) 의뢰인' 같은 부정적인 진술보다 '환자는 무엇을 말한다(reports).' 또는 '무엇으로 진단받은(has a diagnosis of) 의뢰인' 같이 객관적인 진술을 해야 한다.

요약

▶ 물리치료에서 환자에 대한 문서를 기록할 때, 대부분 초기 평가, 경과노트, 치료노트, 퇴원 요약에 대해 기록한다.

▶ 문서작성양식에는 설화식, SOAP 노트, 기록적 결과 보고가 있다.

▶ 치료사는 문서작성 시 핵심 부분을 드러내고 작성의 효율성을 위해 표준화된 양식, 표, 그래프, 그림, 사진을 이용한다.

▶ 치료사는 간결한 방법으로 의학노트를 작성하기 위한 여러 방법을 사용한다: 간결한 단어, 약어, 불필요하고 관계없는 사실 제외, 문서작성용 템플릿 사용.

▶ 의사소통을 위한 말과 글은 환자를 비하하는 표현과 불필요한 편견을 유발할 수 있는 표현은 피해야 하고 사람-우선 용어를 사용해야 한다. 질병 또는 장애보다는 사람으로 정의해야 한다.

연습문제 2-1 약어 해석

아래의 각 문장을 읽고, 약어를 해석하여 완전한 문장으로 표현하시오. 약어는 부록 B 부분을 참조한다.

예시 Pt. is I in all ADLs

답 patient is independent in all activities of daily living.

❶ MMT 3/5 R quads

❷ Pt. can stand s̄ A for 30 sec s̄ LOB

❸ Pt. can transfer bed → w/c c̄ mod A using SB

❹ Pt. instructed in performing R SAQ, 3 sets × 10 reps

❺ PROM R ankle DF 5°

❻ Received Rx from MD for WBAT on L LE

❼ Pt. instructed to perform HEP b.i.d., 10 reps each ex

❽ Pt. admitted to ER 10/12/09 with GCS of 4

❾ Medical dx: R hip fracture c̄ ORIF

❿ AROM B LEs WNL

⓫ Pt. instructed in use of TENS unit, on prn basis

⑫ CPT × 20min; P & V RLL

⑬ Pt. was d/c'd from NICU on 3/3/09

⑭ PMH: IDDM × 5 yr; HBP × 10 yr

⑮ MRI revealed mod L MCA CVA

연습문제 2-2 약어 사용과 간결한 문서작성

아래의 각 문장을 간결한 문장으로 다시 작성하되, 약어를 이용하여 작성하시오. 약어는 부록 B 부분을 참조한다.

예시 Patient can walk a distance of 50 feet in the hospital corridors.

답 Pt. walk 50 ft in hospital corridors.

❶ Patient underwent a procedure called a coronary artery bypass graft on 3/17/08.

❷ Therapist will coordinate practice of activities of daily living training with occupational therapist and with nursing staff.

❸ The patient's heart rate changed from 90 to 120 beats per minute after 3 m inutes of walking at a comfortable speed.

❹ The patient's obstetric/gynecologic doctor reported that this patient has been experiencing low back pain throughout her pregnancy.

❺ Patient's daughter reports that patient has had a recent decrease in her functional abilities and has a history of falls.

❻ The patent's breath sounds were decreased bilaterally. The patient was instructed in performing deep breathing exercise twice per day.

---

❼ Patient's wife the reports that the patient has had a history of chronic low back pain for the past 15 years.

---

❽ The patient's long–term goal is to be able to walk using only a straight cane.

---

❾ Deep tendon reflex of right biceps was recorded as a 2+.

---

❿ Patient can ascend and descend one flight of stairs independently, using one hand on railing.

⓫ Prescription received for physical therapy to include therapeutic exercise and gait training.

⓬ Resident is 82 years old and has a primary medical diagnosis of congestive heart failure.

⓭ Electrocardiogram revealed ventricular tachycardia.

⓮ Patient suffered a cerebrovascular accident, with resultant hemiplegia of the right upper and lower extremity.

⓯ The home health aide was instructed in assisting patient to perform active–assistive range of motion exercise, which straight leg raises and hip abducion in supine.

연습문제 2-3 사람-우선 언어

치료사는 의사소통을 위해 환자를 장애로 분류하는 것을 피해야 하고 사람-우선 언어를 사용해야 한다. 아래의 각 문장이 적절하다면, 빈칸에 OK를 표시하고, 만약 부적절하다면 좀 더 객관적이고 긍정적인 문장으로 수정하시오(Martin, 1999).

❶ A quadriplegic will required help with transfers.

---

❷ The patient was afflicted with multiple sclerosis when she was in her 20s.

---

❸ Many PTs are involved in foot clinics for diabetics.

---

❹ Have you finished the documentation for that shoulder in room 316?

---

❺ The patient complained of pain in the right upper extremity.

---

❻ A care plane for patient with total knee replacement involves a strong element of patient education.

---

❼ Although this computer program was designed for the disabled, able-bodied users will also find it helpful.

---

❽ Because of a spinal cord injury, the patients was confined to a wheelchair.

---

❾ Nine of 10 patients receiving physical therapy expressed interest in a group exercise session.

---

❿ The patient is behaving like a child.

⓫ Which therapist is treating the brain-injured patient in room 216?

---

⑫ The stroke victim can often return to work.

---

⑬ The patient refused to modify her footwear choice even after the therapist told her not to wear 2–inch heels.

---

⑭ I'll put my 10:00 on the machine while my 10:15 gets a hot pack.

---

⑮ The patient suffers from Parkinson's disease.

3장

임상 의사결정과 초기 평가양식

Clinical Decision Making and the Initial Evaluation Format

❖ 학습목표

이 장을 읽고 다음의 사항을 할 수 있어야 한다.

1. 기능적 결과 접근에 기초하여 초기 평가를 체계화하는 모형을 이해한다.
2. 초기 평가양식의 각 부분별 요소를 확인한다.
3. 환자/의뢰인 관리모형의 지침과 초기 평가양식 사이의 관계를 설명한다.
4. 초기 평가양식에 맞추어 초기 평가의 요소를 분류한다.

이 장은 물리치료를 위해 중요한 두 가지 모형을 중심으로 체계적인 문서작성양식을 제시할 것이다: 기능, 장애와 건강의 국제 분류와 환자/의뢰인 관리(국내에서 제시된 관리 지침이 없어 미국 물리치료사협의 지침을 인용함). 이 양식은 이전 장에서 제시된 세 가지 기본적인 가정에 근거하고 있다.

1. 문서는 임상적 문제해결전략을 중심으로 구성해야 한다.
2. 무력화에 대한 위-아래 모형은 임상문제해결을 위해 유용한 틀이다.
3. 문서는 기능적 결과를 위주로 조직화해야 한다.

여기에서 제시된 양식은 다양한 환경에서 일반적으로 적용될 수 있는 체계적인 문서작성 지침을 제공하기 위함이며, 문서를 작성하기 위한 엄격한 절차를 제시하는 것은 아니다. 물리치료사 다양한 상황에서 물리치료를 제공하고 있고, 환자와 의뢰인이 다양하며, 다양한 이유로 문서를 작성하고 있다. 이러한 모든 상황에 맞는 유일한 양식은 없다. 그럼에도 불구하고 기능적 결과를 위한 문서작성의 일반적 지침은 다양한 상황에 적용될 수 있다.

문서작성을 위한 주요 양식으로는 두 가지가 있다: (1) 환자에 대한 초기 평가를 작성하기 위한 양식, (2) 경과 및 치료 노트를 작성하기 위한 양식. 다른 목적을 위한 양식은 이 두 가지 양식을 이용하면 쉽게 작성할 수 있을 것이다. 이 책은 초기 평가양식에 초점을 두고 있다. 왜냐하면 임상 의사결정을 위한 틀을 확립하기 위해 매우 중요하기 때문이다. 초기 평가양식은 3장에서 자세히 다룰 것이다. 경과 및 치료 노트는 SOAP 노트를 수정한 양식으로 11장에서 다루고 있다. 문장을 초기 평가양식의 세부 영역으로 분류하기 위한 연습문제는 이 장 끝 부분에 제시되어 있다.

초기 평가를 위한 양식은 1장에서 제시된 위-아래 무력화 모형에 근거를 두고 있다. 여기에는 6가지의 세부 영역이 있다〈표 3-1〉. 첫 세 영역에는 ICF 틀과 관련된 정보가 포함되어 있다. 건강상태와 참여(의뢰 이유 영역), 활동(활동 영역), 신체 구조와 기능(상해 영역). 다음 세 영역에는 진단(사정), 목적, 관리계획이 포함되어 있다.

미국 물리치료사 실행지침의 가장 중요한 기여 중 하나는 "환자/의뢰인 관리 모형"을 제시하고 있다는 것이다. 이 모형은 문제해결을 위해 중재가 필요하고 중재계획을 개발할 필요가 있는 임상적 문제를 물리치료사가 결정해가는 절차를 제시하고 있다. 이 모형은 다섯 가지 절차요소로 되어있다: 검진(examination), 평가(evaluation), 진단(diagnosis), 예후(prognosis), 중재(intervention). 각 요소는 〈그림 3-1〉에 소개되어 있다.

초기 평가양식은 환자/의뢰인 관리 모형과 매우 유사한데〈표 3-2〉, 검진과 평가가 조합된 형태이다. 환자/의뢰인 관리 모형에서 강조된 것처럼, 평가는 역동적인 과정이다(모든 자료가 수집된 후에 시작되는 것은 아니다). 따라서 검진과 평가는 서로에게 영향을 미친다. 자료를 수집하고 평가한 후, 추가적인 자료를 더 수집해야할지를 결정한다. 이러한 과정에는 가설검증이 포함될 수 있다. 기능적 결과 접근인 경우 자료수집은 의뢰 이유에서부터 시작하는데, 의뢰된 일차적인 원인과 환자의 참여제한을 파악하기 위함이다. 이후 참여제한과 관련된 활동과 활동제한을 유발하는 상해를 결정하기 위해 특수 검진절차를 밟게 된다. 따라서 기능적 결과양식은 수집된 자료를 논리적 순서에 의해 보고하는 형식이다.

표 3-1 초기 평가양식의 6가지 영역

영역	포함되는 정보
의뢰 이유 (reason for referral)	건강상태 • 현재 상태 • 과거 병력 • 약물 사회 이력과 참여 • 주거환경, 직업 상태, 지역사회, 여가생활 • 이전의 기능 수준 • 환경적 요소
활동 (activities)	적절하다면, 다음 사항들이 포함될 수 있다: 자기관리 및 가정관리(일상생활동작과 수단적 일상생활동작) 보조 및 적응 장비 환경, 가정, 직장 장벽 필요한 특정 움직임 기술 목록(예, 걷기, 계단 사용, 먹기)
상해 (impairments)	계통관찰 적절하다면, 다음의 사항들이 포함될 수 있다: 유산소 능력/지구력 인체계측학적 특성 각성, 집중력, 인지 순환(동맥, 정맥, 림프) 뇌신경과 말초신경의 온전함 인간공학과 신체역학 보행, 이동움직임(locomotion), 균형 피부 온전함 상처 관절 온전함과 운동성 운동기능 근육수행력 신경근육발달과 감각통합 보조기, 보호 및 지지 장비 통증 자세 의수족 필요성

상해 (impairments)	관절가동범위(근육길이 포함) 반사 온전함 감각 온전함 환기와 호흡
사정(assessment)	평가, 진단, 예후가 포함됨.
목표(goals)	참여 목표 활동 목표 상해 목표(선택사항)
관리계획 (plan of care)	협응/의사소통 환자 교육 직접 중재

의사결정의 중요한 단계는 진단을 확정하는 것이다. 진단은 치료사가 중재전략에서 다루어야 할 특정 문제를 확정하는 것이다. 특정 문제를 유발하는 건강상태의 속성과 위치에 대한 표현이 진단이 되는 경우도 있다. 더 흔하게는 상해와 기능적 제한 사이의 원인관계를 진술한 것이 진단이 된다. 8장에서 진단에 대해 자세히 다루겠다.

진단이 확정되면, 치료사는 병력, 검진, 그 밖에 다른 요인을 고려하여 기대되는 결과를 결정한다. 기능적 결과양식인 경우 이러한 결과는 세 가지 목표로 분류된다: 참여 목표, 활동 목표, 상해 목표. 이 체계는 목표를 명확히 하고 각 수준에서 목표를 명확화하는 데 도움이 된다.

초기 평가 중 마지막 부분에서 치료사는 중재전략을 계획한다. 환자/의뢰인 관리 지침에서 제시된 것처럼, 중재에는 세 가지 절차가 있다: 협조와 의사소통, 환자/의뢰인 관련 교육, 직접 중재.

1. 초기 평가양식에 대한 설명

지금부터는 초기 평가양식에 있는 주요 요소를 다루겠다. 각 요소에 대한 자세한 내용은 4장~9장을 참조하고 이 장 맨 뒤에 있는 연습문제를 참조한다.

이상적으로, 초기 평가양식은 임상 의사결정을 따라야 한다. 〈표 3-3〉은 임상 의사결정을 강조한 평가절차를 요약한 것이다. 병력과 의학적 정보를 수집한 후, 치료사는 환자에게 참여제한에 대해 문의해야 하고, 이후 제한되는 활동을 확인하며,

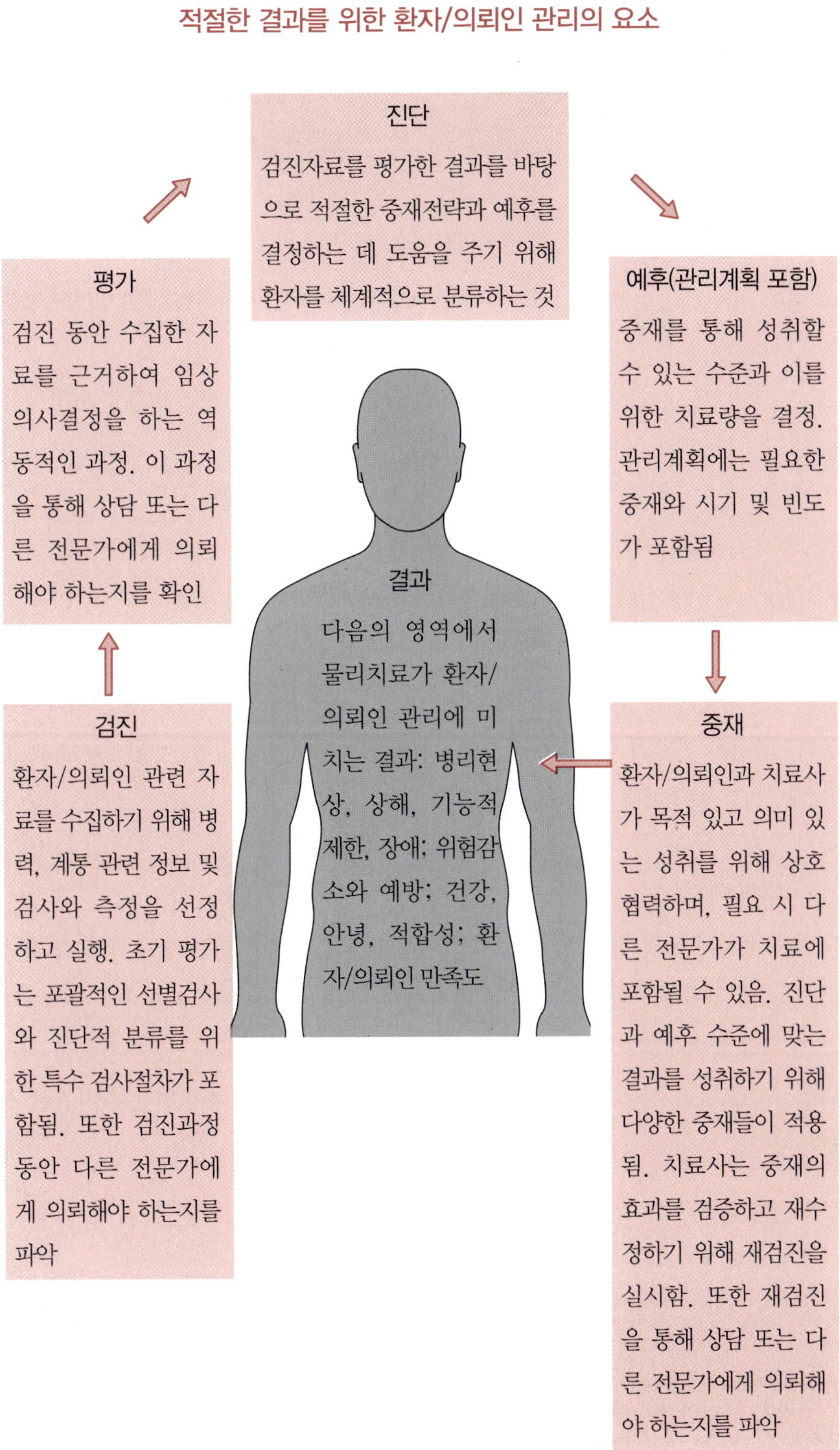

그림 3-1 환자/의뢰인 관리 모형(APTA, 2001)

표 3-2 문서작성양식과 환자/의뢰인 관리 모형의 관련성

환자/의뢰인 관리 모형	초기 평가의 요소	절차
검진/평가	의뢰 이유	환자의 현재 문제에 적절한 건강상태를 설명
	참여	개인적 역할 또는 직장에서 참여제한을 결정
	활동	참여제한을 극복하거나 예방하기 위해 개인이 수행해야 하는 활동에 대한 수행력을 측정
	상해	관찰된 기능적 활동에 영향을 미치는 상해를 파악하고 측정
진단	사정	진단하고 물리치료 중재의 필요성을 판단
예후	목표/관리계획	환자와 상담을 통해 목표를 설정
중재	관리계획	목표를 달성하기 위한 중재전략을 계획

신체 구조와 기능에서 활동제한과 참여제한을 유발하는 상해가 있는지를 파악해야 한다. 이것은 진단과 예후, 목표설정, 관리계획 개발이 포함된 사정(assessment)을 개발하는 과정이다.

(1) 의뢰 이유

의뢰이유는 특정 환자를 평가하기 위한 이유에 대해 간단한 설화식 요약 형태로 기술한 것이다(4장, 5장 참조). 이전의 진단과 관련된 병력, 환자의 사회이력과 현재의 참여수준이 여기에 기록되어 있다. 이것은 왜 환자가 물리치료에 의뢰되었는지를 알려주는 정보이다. 아래는 의뢰 이유에 포함되어야 하는 환자관련 정보들이다.

① 현재 상태

현재 상태에는 다음의 정보들이 포함된다.

- 이름, 나이, 성별 같은 정보
- 현재 상태(현재 질병의 이력): 의학적 진단/병리현상 정보
- 과거 병력을 확인하는 자원: 환자의 보고, 차트 관찰 등
- 약물

표 3-3 환자를 평가하고 중재를 계획하기 위해 사용되는 과정

초기 평가의 주요 영역	질문
의뢰 이유	• 주요 건강상태는 어떠한가? • 주요 건강상태에 영향을 미치는 동반된 다른 질병이 있는가? • 이전의 기능수준은 어떠한가? • 현재 삶(직장환경, 가정, 사회지지)의 상태는 어떠한가? • 현재의 상태가 개인적 삶과 역할에 어떤 영향을 주는가?
활동	• 자신의 삶의 역할을 성취하기 위해 배우기를 원하는 활동(기능적 기술)이 무엇인가? • 완전한 삶의 역할을 수행하는 데 제한을 받는 활동이 무엇인가?
상해	• 어떤 개인적 움직임 기능이상이 있고, 왜 있는가? • 신경근육, 감각근육, 또는 심장혈관 기전에서 무엇이 부적절한가?
사정	• 현재 진단은 무엇인가 또는 현재 진단이 변경될 수 있는가? • 적절한 물리치료 대상인가? • 활동제한과 참여제한 사이, 상해와 활동제한 사이, 건강상태와 상해 사이의 인과 관련성은 무엇인가?
목표	• 환자와 치료사가 합의한 목표는 무엇인가? • 환자가 성취하기를 원하는 참여수준은 어떠한가? • 환자의 모든 목표를 달성하기 위해 어떤 활동들을 기준으로 삼아 치료를 전개해야 하는가? • 달성해야 할 주요한 상해 목표가 있는가?
관리계획	• 특정 기능적 기술을 학습하기 위해 향상되어야 할 근육뼈대, 신경근육, 그리고 생리적 자원은 무엇인가? • 주어진 과제가 환자능력에 맞추어 적절한가? • 조직 치유 또는 손상 예방을 촉진하기 위해 무엇이 필요한가?

② 사회적 이력과 참여

이 부분의 목적은 개인적 삶 안에서 환자의 현재 참여수준을 알아보고 환자의 사회적 이력을 기록하는 것이다. 참여는 개인적·사회적·직업적 역할을 위해 필요한 능력 또는 개인적으로 성취하기를 원하는 목표를 말한다. 사회적 이력은 환자의 주거환경(예, 누구와 어디서 살고 있는지)과 현재 직업 또는 고용 상태에 대한 정보

를 말한다. 또한 이 부분에는 여가활동 또는 사회활동에서 참여 또는 참여제한을 포함한 환자의 일반적 건강상태에 대한 정보가 포함되어야 한다. 또한 현재의 의학적 상태 때문에 삶의 역할 기능이 어떻게 변하였는지를 기록하는 것이 필요하다. 마지막으로 표준화된 결과 측정을 통해 삶의 질이나 집, 사회, 또는 직장에서의 참여수준을 묘사하는 것이 필요하다.

(2) 활동

활동에 대한 정보는 참여제한에 영향을 주는 주요한 활동제한이 무엇인지를 알아보기 위함이다(6장 참조). 자신의 목표를 수행하기 위해 필요한 기능적 기술이 무엇이고 어떤 측면에서 부족한지를 알아야 한다. 활동에 대해 간결하고 완전하게 기록해야 하고 가능한 한 객관적인 방법으로 측정해야 한다. 활동수준을 측정할 수 있는 표준화된 검사를 이용하거나 정량화할 수 있는 측정방법(예, 보행속도 또는 이동거리)을 이용하여 기록해야 한다.

(3) 상해

이 부분은 관찰된 활동제한의 원인이 될 수 있는 관절가동범위의 제한, 근력결핍 같은 상해들을 확인하거나, 치료하지 않을 경우 차후에 활동제한의 원인이 될 수 있는 상해들을 확인하기 위함이다(7장 참조). 가능한 한 이러한 상해들은 관절가동범위, 도수근력검사 같은 객관적인 측정방법을 이용하여 기록해야 한다.

(4) 사정

이 부분은 일반적으로 전반적인 소견으로부터 시작한다: 물리치료를 위해 의뢰된 간략한 이유를 진술한다. 이후 물리치료사는 3개 요소를 포함하는 진단을 구체화 한다: 감별진단, 원인 또는 움직임체계에 기초한 분류, 그리고 활동제한과 참여제한과 문제 사이의 관련성(8장 참조). 일반적으로 진단은 건강상태 또는 활동제한을 유발하는 상해와 관련되어 있다. 가능한 경우 물리치료 중재의 필요성과 물리치료사의 권고사항을 요약하여 사정 부분을 작성해야 한다.

(5) 목표

이 부분은 물리치료 중재의 결과, 중재를 통해 최종 원하는 것을 알아보기 위함이다(11장 참조). 목표는 이러한 결과와 연계하여 기록해야 한다. 모든 목표는 측정 가능해야 하고 시간을 포함시켜야 하며, 세 가지 수준에서 제시되어야 한다.

- **참여 목표**: 환자가 성취하기를 원하는 사항을 직장, 사회, 여가, 가정에서의 참여수준을 목표로 정하는 것이 필요하다. 일반적으로 2~3가지 참여 목표를 정한다.
- **활동 목표**: 치료가 끝날 때 예상되는 기능적 수행력을 활동 목표로 서술한다. 이러한 목표는 특정 활동, 기술, 또는 과제와 관련이 있어야 하고 환자의 경과를 파악하기 위한 기준점으로 사용되어야 한다.
- **상해 목표**: 치료 후의 결과로서 상해의 변화 또는 기대되는 호전을 서술하는 것이다. 이러한 목표는 활동 목표와 명확하게 관련성이 있어야 한다. 예를 들어, 어깨 관절가동범위를 회복은 들기 또는 뻗기 같은 기능적 과제에 중요한 사항이다.

세 가지 수준의 목표는 각각의 문서기록을 위해 반드시 필요한 것은 아니다. 목표의 형태와 수는 상황에 따라 달라진다. 그러나 최소 활동 목표는 초기 평가기록 시 포함되어야 한다.

(6) 중재계획

이 부분은 이전 부분에서 제시된 목표를 달성하기 위한 계획을 설정하고 선택된 중재전략의 원리를 제시하기 위함이다(10장 참조). 치료 빈도뿐만 아니라 임시적 재평가 일시를 기록한다. 중재계획은 아래의 세 가지 범주에서 기록해야 한다.

- **협조와 의사소통**: 다른 부서 또는 사람과의 협조 또는 의사소통이 필요한 서비스를 기록한다.
- **환자관련 교육**: 환자 또는 간병인 관련 지도 또는 교육사항을 기록해야 한다.
- **직접 중재**: 물리치료사가 제공하는 중재(예, 치료적 운동, 기능훈련, 도수치료기술)를 기록한다. 〈그림 10-1〉을 참조한다.

2. 사례 예시

초기 평가양식이 어떻게 실제 임상에 적용될 수 있는지를 네 가지 사례를 통해 확인할 수 있다. 다만 제시된 양식이 절대적인 것은 아니다. 다만 제시되는 양식은 문서기록을 위한 예로서 받아들이면 될 것이다.

〈사례 3-1〉~〈사례 3-4〉는 상황에 따라 같은 양식이 얼마나 다양하게 적용될 수 있는지를 보여주고 있다.

3. 결론

이 장은 기능적 결과 보고를 위한 초기 평가양식에 대한 전반적인 내용을 다루었다. 이 양식은 평가, 진단, 관리계획을 반영한 문서작성을 위한 것이다. 의학적 모형에 기초한 양식에서 환자-중심 모형 및 위-아래 모형에 기초한 양식으로 변하고 있다. 이 장에서 제시된 양식은 이러한 변화를 반영한 것이다.

요약

- 기능적 결과 보고를 작성하기 위한 양식은 (1) 임상 문제-해결 전략, (2) 위-아래 무력화 모형, (3) 기능적 결과 위주의 체계에 기초한 것이다.
- 이 양식은 다양한 상황에 적용할 수 있는 일반적인 지침을 제공하고 있다.
- 6가지 주요 세부항목은 의뢰이유, 활동, 상해, 사정, 목표, 관리계획이다(〈표 3-1〉 참조).
- 평가과정과 임상적 의사결정의 첫 번째 단계는 사정과 진단을 확정하는 것이다. 진단은 상해, 활동, 참여 사이의 인과관계를 제시해주고 중재의 필요성을 합리화한다. 따라서 진단은 관리계획에서 다루어야 할 특정 문제를 확정하는 것이다.

사례 3-1

Physical Therapy Initial Evaluation
Setting: Outpatient

Name: Smith, Herbert **D.O.B.:** 6/4/50 **Date of Eval.:** 07/29/09

REASON FOR REFERRAL

Health Condition:

CURRENT CONDITION:
Mr. Smith is a 59 y.o. male s/p L TKR on 7/21/09. Pt. reports gradually increasing pain in B knees for the last 2~3 yr, c̄ L knee becoming severe within the last 2 mo.

PMH:
OA B knees diagnosed 3 yr ago; controlled HTN.

MEDICATIONS:
Lopressor (for high blood pressure), Coumadin (blood thinner post surgery), Percocet (for pain, 2.5 mg/325 mg 1~2 tablets q6h)

Social History/Participation:

Pt. lives c̄ wife in 2-story home; 5 steps to enter, 12 steps (8-in height) in between floors. Before surgery pt. was unable to stand s̄ UE support for >30 min. Pt. reports walking “very slowly” before surgery and had “sharp” L knee pain when putting weight on L leg. Pt. required A from wife when walking long distances. At present, pt. is unable to perform household tasks such as cleaning and assisting with house maintenance. Pt.’s wife assists c̄ household tasks and ADLs as needed. Pt. is employed as a surgeon. Prior to this surgery, pt. worked FT, up to 12 hr/day, and was re quired to stand for up to 1½ hr at a time. Pt. has not returned to work 2° to standing and walking limitations postsurgery. Pt. reports that for many years he enjoyed playing golf 2×/wk but has been unable to do so for the last 4 mo before surgery 2° to pain and walking limitations.

ACTIVITIES

STANDARDIZED TESTS:
Optimal Score: Difficulty 57/105; self-confidence 62/105. Lower Extremity Functional Scale: Preop 39, current 28.

AMBULATION:
Walks c̄ 2 str canes using 4-point gait pattern c̄ S for indoor distances; can amb. 50 ft in 60 sec before needing to sit 2° to pain. Pt. demonstrates ↓ L stance time and antalgic gait pattern. Has not attempted outdoor ambulation.

STAIR CLIMBING:
↓↑ 12 steps of 8-in height using arm railing and 1 str cane c̄ step-to-step pattern c̄ S within 2 min; unable to negotiate stairs using a step-over-step pattern.

사례 3-1

Physical Therapy Initial Evaluation - cont'd
Setting: Outpatient

Name: Smith, Herbert **D.O.B.:** 6/4/50 **Date of Eval.:** 07/29/09

SELF-CARE:
Pt. reports he is I in dressing x̄ requires min A to don/doff L sock and shoe. Pt. reports he showers in a stall shower holding onto grab bar; needs min A of wife (to reach LEs and occasionally to maintain balance).

STANDING TASKS:
Able to stand for 10 min at countertop (kitchen or bathroom) while reaching c̄ either hand, using other hand for support, limited 2° to pain (6/10). Reaching for objects above shoulder height c̄ UE support with cane or using countertop. Unable to reach for objects below knee height to either side.

IMPAIRMENTS

SYSTEMS REVIEW:
Resting vitals: HR 76 bpm; BP 128/84 mm Hg; RR 16. Vitals postambulation (50 ft): HR 84 bpm; BP 132/84 mm Hg; RR 22. (+) blood supply and venous return in distal L LE. No evidence of cognitive or neurologic impairments; able to communicate effectively.

AROM	Left	Right
Knee ext	−18°	−10°
Knee flex	18° ~68°	10° ~100°
Ankle DF	−5°	0° ~5°

MUSCLE PERFORMANCE (MMT):
Knee ext: L 3+/5; R 4/5; Knee flex: L 3+/5, R 4/5.

ANTHROPOMETRIC CHARACTERISTICS:
Height 5′8″weight 220 lb; circumfer-ential measurements: mid-patella L > R by 1.5″, mid-malleoli L > R by 0.75″.

PAIN:
Pt. has experienced pain around entire L knee joint since surgery 8 days ago; gradually improving. Pain at rest is described as "aching" (3/10 on pain scale), c̄ occasional "sharp" pain c̄ WB (6/10), and at end ROM(8/10). Pain in R knee 2/10 described as "constant, dull pain."

INTEGUMENTARY:
Observation reveals L knee is edematous c̄ significant rubor; surgical site is clean, dry, and intact c̄ Steri-Strips in place. No observable exudates present.

ASSESSMENT

사례 3-1

***Physical Therapy Initial Evaluation**–cont'd*
Setting: Outpatient

Name: Smith, Herbert **D.O.B.:** 6/4/50 **Date of Eval.:** 07/29/09

Pt. is a 59 y.o. male, who is moderately obese, s/p L TKR who presents c̄ limitations in L knee ROM and strength and postsurgical edema. This has resulted in an inability to ambulate and climb stairs independently, c̄ reduced speed and limited distance, and limited independence in dressing and bathing. Edema, pain, and ↓ L knee strength have also resulted in reduced ability to bear weight on L side, which is evident by pt.'s impaired gait pattern and standing tolerance. Pain and ↓ R knee strength 2° to OA may additionally limit pt.'s functional recovery. Based on pt.'s preop Lower Extremity Functional Score (LEFS) and his relatively young age, pt. is expected to achieve >60 points on LEFS and at least 600 m on 6-min walk text within 6 mo postop.*

Pt. requires outpatient PT to address the above impairments and activity limitations to facilitate functional independence and return to work and previous recreational activities.

GOALS

PARTICIPATION GOALS:

1. Pt. will return to work at the same capacity as 6 mo ago, within 4 mo.
2. Pt. will be able to participate in household chores and moderate-intensity home maintenance.

ACTIVITY GOALS:

1. Pt. will be able to don/doff shoes and socks independently 3/3 days within 1 wk.
2. Pt. will ambul 500 ft inside clinic corridors, gait speed at least 1.0 m/sec s̄ an assistive device independently within 2 wk.
3. Pt. will stand s̄ UE support for up to 30 min, pain <2/10 within 4 wk.
4. Pt. will ↑ 4 flights of stairs (48 stairs; 8″ height) using a railing and step-over-step pattern in <5 min, within 4 wk.
5. Pt. will ambul outside on varied terrain using str cane within 4 wk.

IMPAIRMENT GOALS:

1. Pain <3/10 in L knee during WB activities within 2 wk.
2. AROM L knee ext –5°, L knee flex 5~85° within 3 wk.
3. PROM L knee ext 0°, L knee flex to 0~95° within 4 wk.
4. Strength L knee flex/ext 4/5 within 3 wk.
5. Strength R knee flex/ext 5/5 within 3 wk.

* Kennedy DM et al: Assessing recovery and establishing prognosis following total knee arthroplasty, *Phys Ther 88:22, 2008.*

사례 3-1

Physical Therapy Initial Evaluation*—cont'd*

Setting: Outpatient

Name: Smith, Herbert **D.O.B.:** 6/4/50 **Date of Eval.:** 07/29/09

PLAN OF CARE

Pt. will be seen 3×/wk for 45 min each session. Pt. will be reevaluated in 4 wk.

COORDINATION/COMMUNICATION:

Order will be placed through medical supplier for shower chair for stall shower.

PATIENT-RELATED INSTRUCTION:

Pt. instructed in pain/edema management activities c̄ elevation and ice, ther ex emphasizing quadriceps and hamstring flexibility, strength and function in both open and closed kinetic chains (supine, seated, and standing). Patient also instructed in safety precautions on stairs and uneven surfaces. Patient verbalized understanding of all instructions. Will continue to progress pt. c̄ HEP, and instruct pt. in importance of proper diet and long-term exercise.

DIRECT INTERVENTIONS:

- Cryotherapy to L knee followed by quadriceps/hamstring/calf stretching and A/ PROM activities in supine, sitting, and standing to B knees.
- Gait trng indoors and outdoors on a variety of surfaces and inclines to improve safety, endurance, speed, and ↓ need for A device.
- Stair climbing trng to improve endurance and independence.
- Functional trng in variety of activities incorporating UEs in standing (including kitchen tasks, self-care activities, and golf swings) to improve standing tolerance, knee strength, and stability.

The findings of this evaluation were discussed c̄ the patient, and he consented to the above intervention plan.

____________________ ____________________

Jen L. Therapist Date

사례 3-2

Physical Therapy Initial Evaluation
Setting: Inpatient Rehabilitation

Name: Rizzo, Rachel **D.O.B.:** 2/7/63 **Date of Eval.:** 07/10/09

REASON FOR REFERRAL

Health Condition

CURRENT CONDITION:
Pt. is a 46 y.o. female admitted to County Rehabilitation Center on 7/9/09 c̄ dx of exacerbation of relapsing/remitting MS (initial diagnosis 1996). Pt. admitted to County Hospital 7/4/09 for IV steroid treatment. Referral by primary MD requests gait trng 2° to recent exacerbation leading to difficulty walking.

PMH:
R ACL repair 15 yr ago.

MEDICATIONS:
Avonex (30 mcg IM; interferon beta 1a for MS), Baclofen (10-mg tablets i.d. for spasticity)

Social History/Participation

Before this hospitalization, pt. performed ADLs I'ly and ambulated with a str cane. Pt. lived c̄ 21 y.o. son in ground floor apartment c̄ no steps; responsible for light housekeeping & some cooking. Her son assisted c̄ some housekeeping & daily chores; he states he is available to assist c̄ other tasks as needed when she returns home. Pt. has not been employed for past yr 2° to disability. Pt. reports fatigue is 1° limiting factor. Volunteers 1 day/wk for 4 hr at local library sorting books and assisting c̄ computer searches.

KURTZKE EDSS: 6.5

ACTIVITIES*

ADLs: BED MOBILITY:
Pt. positions self comfortably in bed & rolls B I'ly. Supine ↔ sitting on bed c̄ min A for B LE.

TRANSFERS:
Pt. transfers from sit ↔ stand @ bed c̄ min A. Uses B arms to assist c̄ push off but needs min A to stand. W/C ↔ bed c̄ min A c̄ RW; able to transfer using SB c̄ CG.

SELF-CARE:
Bathing requires mod A from nurse's aide for tub transfers and to bathe completely; remains seated 2° to fatigue. Dressing c̄ mod A.

* This patient would also be scored on the Functional Independence Measure (FIM), which would be reported separately and would be used for outcomes measurement.

사례 3-2

Physical Therapy Initial Evaluation*—cont'd*

Setting: Inpatient Rehabilitation

Name: Rizzo, Rachel **D.O.B.:** 2/7/63 **Date of Eval.:** 07/10/09

SITTING ABILITY:

Sitting balance on edge of bed upright for 5 min s̄ UE support (time limitation due to fatigue). Can sit I'ly in W/C for >30 min.

STANDING ABILITY:

Pt. can stand for up to 3 min. at bathroom sink and perform simple one-handed self-care activities using R UE for support with c̄ Ⓢ. Can stand 3 min c̄ Ⓢ using RW.

MOBILITY:

Pt. walks 50 ft c̄ rolling walker and min A on a smooth floor hospital corridor in 2.25 min (average 2 trials). HR increased to 130 bpm. Pt. can propel W/C for distances in hospital corridor up to 100 ft, limited by fatigue.

IMPAIRMENTS

SYSTEMS REVIEW:

HR 72 bpm; BP 130/84 mm Hg, RR 20 at rest. Pt. reports STM loss, mild deficit noted during interview and evaluation. Pt. able to communicate effectively.

REFLEX INTEGRITY:

Modified Ashworth Scale (muscle tone) 2/4 B hip adductors and ankle plantarflexors.

SENSORY INTEGRITY:

Impaired sensation to light touch (5/8 correct responses) and pin prick (4/8 correct responses) below knees B.

MUSCLE PERFORMANCE

MMT	Left	Right
Hip flexion	2/5	3/5
Hip extension	2/5	3/5
Hip abduction	2+/5	3/5
Hip adduction	3/5	3/5
Knee extension	3–/5	3+/5
Knee flexion	3/5	3/5
Ankle dorsiflexion	2/5	3/5
Ankle plantar flexion	2/5	3/5

PROM

- Hip abd: L 0°~25°; R 0°~30°

사례 3-2

Physical Therapy Initial Evaluation *– cont'd*
Setting: Inpatient Rehabilitation

Name: Rizzo, Rachel **D.O.B.:** 2/7/63 **Date of Eval.:** 07/10/09

• Ankle DF L 0°; R 0°~5°

Gait, Locomotion, and Balance

GAIT:
Has difficulty advancing L leg during swing c̄ ↓ hip & knee ✓ & foot drop noted; pt. requires min A to advance L LE 25% of the time. Trendelenburg gait to compensate for L abd. weakness during L stance.

BALANCE:
Berg Balance Score: 7/56 *Sitting*: Can reach 5 in outside arm's length to front and both sides. Able to maintain balance to mod. external perturbations c̄ recovery in all directions (5/5 trials). *Standing*: Reach 3 in. outside arm's length to front and both sides. Pt. able to maintain bal. c̄ mod ant. & post. perturbations 3/5 trials; stepping strategy used 2/3 trials to post. perturbation. Able to stand 10 sec s̄ walker; reports fear of falling.

AEROBIC CAPACITY/ENDURANCE:
Fatigue avg. 6.5/7 on Fatigue Severity Scale (scale 1~7, 7 = highest severity); fatigue has worsened since recent exacerbation.

INTEGUMENTARY INTEGRITY:
Edema B ankles, L < R (28 cm circumference L malleoli, 26 cm R).

PAIN
Pt. reports no pain at time of eval.

ASSESSMENT

Pt. is a 46 y.o. female who presents c symptoms of an acute exacerbation of MS. Pt. presents c̄ LE weakness (L>R), impaired balance, fatigue, and limited PROM B hip abd and ankle DF, which have led to limitations in performing bed mobility, self-care, and ambulation. Limited endurance and LE weakness have led to limitations in pt. using ambulation as her primary means of mobility. Pt. is at ↑ risk for falls 2° to ↓ symmetry and rhythmicity of gait. Pt. requires inpatient rehabilitation to address this recent decline in functional abilities and to assist patient in returning to prior functional level.

GOALS

PARTICIPATION GOAL:
1. Pt. will carry out self-care activities & mobility within the home c̄ supervision of an HHA aide in 1 mo.

사례 3-2

Physical Therapy Initial Evaluation *– cont'd*
Setting: Inpatient Rehabilitation

Name: Rizzo, Rachel **D.O.B.:** 2/7/63 **Date of Eval.:** 07/10/09

ACTIVITY GOALS:

1. Pt. will rise from supine → sitting on edge of bed I'ly 5/5 trials within 20 sec (1 wk).
2. Pt. will maintain sitting on edge of bed for 10 min I'ly (1 wk).
3. Pt. will transfer sitting on bed → standing (c̄ walker) I'ly, 5/5 trials (1 wk).
4. Pt. will stand for 10 min at bathroom sink while performing self-care tasks (2 wk).
5. Pt. will walk 200 ft within 2 min, in hospital hallway c̄ supervision using a rollator, c̄ HR <110 bpm (2 wk).

PLAN OF CARE

Pt. will be seen b.i.d. 7 days/wk during inpt rehab stay. Full reeval. in 2 wk. PT should continue on daily basis s/p DC.

COORDINATION/COMMUNICATION:

Trng in bathing and other self-care activities will be coordinated c̄ OT. Will request compression stockings from MD and training in proper use via Nursing. Consider referral to orthotic clinic within 1-2 wk for possible L AFO.

PATIENT-RELATED INSTRUCTION:

Pt. and nursing aides will be instructed in optimal strategies for performing functional activities, esp. transfers. Pt. and family will be instructed in p.m. and weekend exercises to increase PROM hip abd. and ankle DF, and for guarding during transfers and ambul. Fatigue management and energy conservation discussed c pt. and will continue to be incorporated t/o PT sessions.

DIRECT INTERVENTIONS:

Stretching exercises to ↑ PROM hip abd & ankle DF. AROM & strengthening exercises in supine & standing for B LE musculature, focusing on hip ✓ & abd, knee ✓ /, and ankle PF/DF. Trng in bed mobility, transfers, and sitting (to increase endurance). Standing bal training to address standing balance limitations and improve endurance. Gait training in different environments to improve speed, safety stability, and endurance, and ↓ need for assist. Progress pt. with AD to use of a 4-wheeled rollator, to consider for home use.

The findings of this evaluation were discussed c̄ the patient, and she consented to the above intervention plan.

Jen L. Therapist ______________________ Date ______________________

사례 3-3

Physical Therapy Initial Evaluation

Setting: Outpatient

Name: Jones, Susan **D.O.B.:** 6/17/65 **Date of Eval.:** 7/18/08

REASON FOR REFERRAL

Health Condition

CURRENT CONDITION:

Ms. Jones is a 43 y.o. female c̄ dx of cervical sprain/strain s/p MVA on 6/15/08. Pt. reports cervical pain radiating into L shoulder since the accident, with increasing intensity during the last week.

PMH:

C-section 2004 otherwise uneventful.

MEDICATIONS:

Flexoril (10-mg tablets t.i.d.).

Social History/Participation

Pt. lives with husband & 10 y.o. daughter in 2-story home. Pt. limited in performing household tasks such as cleaning and cooking due to L hand dominance and limited endurance with any task >20 min. Pt. is employed as an administrative assistant with marketing firm for 30 hr/wk with current schedule reduced to 15 hr/wk 2° to limited tolerance c̄ computer tasks, phone calls, and other administrative duties. Pt. with computer postioned to R and not equipped with headset.

Neck disability scale: 56%

ACTIVITIES

AMBULATION AND STAIR CLIMBING:

Unaffected

SELF-CARE:

Pt. reports ↑ time necessary to complete dressing, from 5 to 10 min 2° to pain. Pt. with limitations in reaching above shoulder height on L side.

DRIVING:

Pt. reports difficulty driving and limits most car rides to <30 min 2° to pain.

IMPAIRMENTS

SYSTEMS REVIEW:

HR 60 bpm; BP 120/72. Pt. reports being a visual learner.

AROM:

Cervical flexion 50%, cervical extension 25%, L cervical sidebend 25%, R cervical sidebend 50%, B cervical rotation 50%

사례 3-3

Physical Therapy Initial Evaluation *– cont'd*
Setting: Outpatient

Name: Jones, Susan **D.O.B.:** 6/17/65 **Date of Eval.:** 7/18/08

MUSCLE PERFORMANCE:
Bilateral C1-4 myotomes: 5/5; R C5-T1 myotomes: 5/5; L C5-T1 myotomes: 4/5; B scapular musculature grossly 3+/5 with lower traps 3/5 B

CIRCULATION:
Negative vertebral artery, Roos test B and Adson test B.

PAIN:
Central posterior c-spine, C5-6 spinous processes tender upon palpation (4/10 on pain scale) with occasional radiation into L upper trap. Pain at rest rated as 3/10 on pain scale with ↑ to 6/10 c̄ attempted L sidebend and L rotation.

JOINT INTEGRITY AND MOBILITY:
Hypomobility noted at C2-3 segment B and hypermobility noted with C5-6 and C6-7 segments B.

POSTURE:
↑ forward head and ↑ thoracic kyphosis noted with static and dynamic sitting and standing postures.

REFLEX INTEGRITY:
Biceps, bracioradialis and triceps 2+ B.

SENSORY INTEGRITY:
Dermatomes C1-T1 intact B to light touch.

ASSESSMENT

Pt. is a 43 y.o. female who presents with pain and limitations in cervical ROM, cervical and scapular musculature strength, static and dynamic postures, and hyper and hypo joint mobility resulting from MVA. This has resulted in reduced capacity to perform computer and phone activities related to work as well as self-care limitations and decreased ability in performing household tasks. Pt. requires outpatient PT to address these impairments and activity limitations to facilitate functional independence and return to work full capacity.

GOALS

PARTICIPATION GOALS:
1. Pt. will return to working 30 hr/wk schedule in 4 wk.

ACTIVITY GOALS:
1. Pt. will perform household tasks including cleaning and cooking s̄ pain in 4 wk.
2. Pt. will be I in self-posture correction s̄ cues in 4 wk.

사례 3-3

Physical Therapy Initial Evaluation *– cont'd*
Setting: Outpatient

Name: Jones, Susan **D.O.B.:** 6/17/65 **Date of Eval.:** 7/18/08

IMPAIRMENT GOALS:

1. Pain will be 0/10 at rest and upon palpation of c-spine with ↑ to <3/10 with attempted L sidebend and rotation in 3 wk.
2. Full and pain-free AROM of c-spine in 4 wk.
3. Normal joint mobility at C2-3 B directions 4 wk.
4. Increase scapular musculature strength by 1 grade B in 6 wk.

PLAN OF CARE

Pt. will be seen 3×/wk for 45-min sessions. Pt. to be reevaluated in 4 wk.

COORDINATION/COMMUNICATION:
Ergonomic assessment will be performed at pt.'s work site.

PATIENT-RELATED INSTRUCTION:
Pt. instructed in postural exercises, pain management with cryotherapy and heat as needed, ther ex for cervical myotomes and scapular musculature and AROM exercises. Pt. also instructed in general ergonomic concepts and given pt. educ pamphlet with pictures of proper postures and techniques. Pt. verbalized understanding of all instructions. Will continue to progess pt. with exercises and HEP as tolerated.

DIRECT INTERVENTIONS:
Postural instruction to increase overall endurance with static and dynamic postures. Prone and sitting exercises to target scapular and cervical musculature. AROM exercises to increase mobility and increase flexibility.
Cryotherapy to c-spine.

The findings of this evaluation were discussed with the pt. and she consented to the above intervention plan.

Mark O. Therapist Date

사례 3-4

Physical Therapy Initial Evaluation

Name: Robert LaGrange **D.O.B.:** 5/16/37 **Date of Eval.:** 6/9/09 **Time:** 11:45 AM

REASON FOR REFERRAL

Health Condition

CURRENT CONDITION:

Pt. was admitted to ICU following CABG ×4 6/4/09. Pt. had renal failure and contracted pneumonia following surgery and on day 4 was still intubated. PT eval and Rx ordered 6/8/09.

PMH:

Angioplasty (March 2005) and IDDM (×12 yr).

MEDS:

Cephalosporin infusion with 0.9% sodium chloride 20 mg/mL.

Social History/Participation

Pt. works part-time in retail home-building store; lives with wife in a retirement community; elevator in building and no stairs.

ACTIVITIES

Required assist ×2 to roll to side and come to sit on edge of bed. Required assist ×1 to maintain sitting position on edge of bed (BP: 136/94). Posture in sitting noted excessive kyphosis, moderate sidebending to L c̄ R shoulder elevated. Pt. was able to sit for 2 min c̄ mod A before reporting fatigue.

IMPAIRMENTS

SYSTEMS REVIEW:

Pt. is alert but pale; appeared to be resting comfortably.
Communication was established using eye blinks (yes/no responses).

STATS:

Pt. on ventilator (CPAP). RR 18 bpm, TV 8 mL/kg, PEEP 7.0 cm H_2O, PSV 10 cm.

VITALS:

HR 98 (supine), BP 126/90 (supine).

AUSCULTATION:

Crackles noted right middle and lower lobes. Heart sounds normal.

PALPATION:

Pt. had normal chest motion but excessive use of accessory musculature was noted. No pain reported on palpation.

SKIN INTEGRITY:

Sternal incision site and bilateral femoral graft site with staples and healing well; no signs of infection.

사례 3-4

Physical Therapy Initial Evaluation*—cont'd*

Name: Robert LaGrange **D.O.B.:** 5/16/37 **Date of Eval.:** 6/9/09 **Time:** 11:45 AM

RANGE OF MOTION:
Pt. demonstrated full AROM ×4 extremities against gravity. Limitation PROM noted in R ankle DF –5°, L ankle DF 0°.

GOALS

ACTIVITY GOALS (15 DAYS):
1. Pt. will sit on edge of bed for 5 min s̄ assistance.
2. Pt. will transfer from supine → sitting c̄ min A ×1.

IMPAIRMENT GOALS (10 DAYS):
1. Maintain clear airways daily.
2. Successful extubation.

PLAN OF CARE

COORDINATION/COMMUNICATION:
Coordinate with nursing staff for positioning schedule, out-of-bed schedule, and suctioning.

PATIENT-RELATED INSTRUCTION:
Pt. to be instructed in AROM exercises within 1 wk.

DIRECT INTERVENTIONS:
Focus on maintaining clear airways and moving toward extubation. Respiratory Rx b.i.d. to include positioning, percussion, and vibration. Suctioning prn following Rx to assist with airway clearance. Inspiratory resistance training and use of pressure support ventilation to begin weaning from ventilator. AAROM strengthening to minimize atrophy and deconditioning, including quad sets, gluts sets, ankle pumps, and AAROM for hip flexion (heel slides) and shoulder flexion (to 90°). Mobility training to include positioning in side lying and semisupine, bed mobility training, and transfers to sitting.

The findings of this evaluation were discussed with the pt. and he consented to the above intervention plan.

Michael Schultz, Therapist   Date

연습문제 3-1

초기 평가의 6 영역 중 어디에 속하는지 각 문장을 분류하시오: R=의뢰이유, Ac=활동, I=상해, As=사정, G=목표, PC=관리계획

1. 아동은 8주 이내에 체육관에서 세발자전거를 이용하여 10m를 탈 수 있을 것이다. ________
2. 오른쪽 무릎 굽힘 관절가동범위 95° ________
3. 혈압 150/90, 심장박동수 96 ________
4. 환자는 2년 동안 거의 매달 2회 발생하는 발작이 있다. ________
5. 심장박동수를 자기가 감시하면서 걷는 가정프로그램에 대해 환자에게 교육할 것이다. ________
6. 환자는 비서로 근무하였지만, 현재 손목 통증으로 시간제 근무를 하고 있다. ________
7. 환자는 25초 동안 난간을 이용하여 10계단을 오를 수 있다. ________
8. 환자는 폐렴으로 날숨이 힘들고, 기침이 비효율적이고 일상생활동작 동안 지구력이 떨어진다. ________
9. 환자는 주 7일 근무하는 23세 프로댄서이다. ________
10. 환자는 2주 이내에 칫솔질, 세수를 위해 5분 동안 세면대에 설 수 있을 것이다. ________
11. 중재에는 치료적 운동이 포함될 것이다: 넙다리근육을 강화하기 위해 선 자세에서 쪼그린 자세로 점진적으로 진행 ________
12. 오른쪽 어깨굽힘근력 3+/5 ________
13. 환자의 비효율적인 발 들기와 엉덩근력 약화로 실내에서 이동이 느리고 불안전하다. ________
14. 환자는 바닥에서 허리 높이까지 5kg의 상자를 들 수 있다. ________
15. 치료사는 옷 입기와 목욕하기를 위해 환자의 작업치료사와 간호사들과 훈련에 대해 상의할 것이다. ________

2부

물리치료 문서작성의 요소

4장 의뢰이유 작성: 배경정보와 건강상태

Documenting Reason for Referral:
Background Information and Health Condition

❖학습목표

이 장을 읽고 다음의 사항을 할 수 있어야 한다.

1. 환자의 배경정보와 건강상태 기록에 대한 다양한 면을 분류하고 이해한다.
2. 환자의 현재 건강상태를 묘사하는 세 가지 핵심 요소를 설명한다.
3. 의학적 진단을 기록하기 위해 직접 접근의 중요성을 토의한다.

물리치료사는 환자의 다양한 건강상태를 살펴야 한다. ICF 정의에 의하면, 건강상태는 질병(급성, 만성), 손상, 또는 외상〈그림 4-1〉을 총칭하는 것을 말한다. 또한 임신, 노화, 스트레스, 피트니스 상태, 선천성 비정상, 또는 유전적 경향 같은 상황도 포함된다. 건강상태는 감염, 급성 손상, 신진대사 불균형, 또는 퇴행성 질병에 의해 변화한다.

초기 평가노트에는 의학적 진단 또는 알려지거나 의심되는 병적 상태에 대한 정보가 포함되어 있어야 한다. 왜냐하면 이런 것이 물리치료 의뢰에 대한 이유를 제공하기 때문이며, 환자의 건강상태는 물리치료 문서기록에 명확하고 간결하게 제시되어야 한다.

미국 물리치료사 지침(APTA, 2001)에 따르면, 환자의 건강상태와 관련된 정보는 검진 영역 중 병력 부분에 해당하는 것이다. 지침에서는 병력을 다음과 같이 정의하고 있다: 병력은 현재와 과거에 대한 정보(왜 이 환자가 물리치료 서비스를 원하는지)를 체계적으로 수집하는 것이다. 병력을 청취하는 동안, 치료사는 건강 회복과 예방의 필요성과 중재가 필요할 수 있는 동반 질병을 확인해야 한다.

따라서 건강상태와 관련된 병력을 청취하는 것은 왜 환자가 물리치료에 의뢰되었는지를 알려주는 것이므로, 이를 통해 의뢰 이유를 확인해야 한다. 환자가 어떤 진단, 건강문제, 또는 건강위험요인 때문에 물리치료를 받아야 하는가?

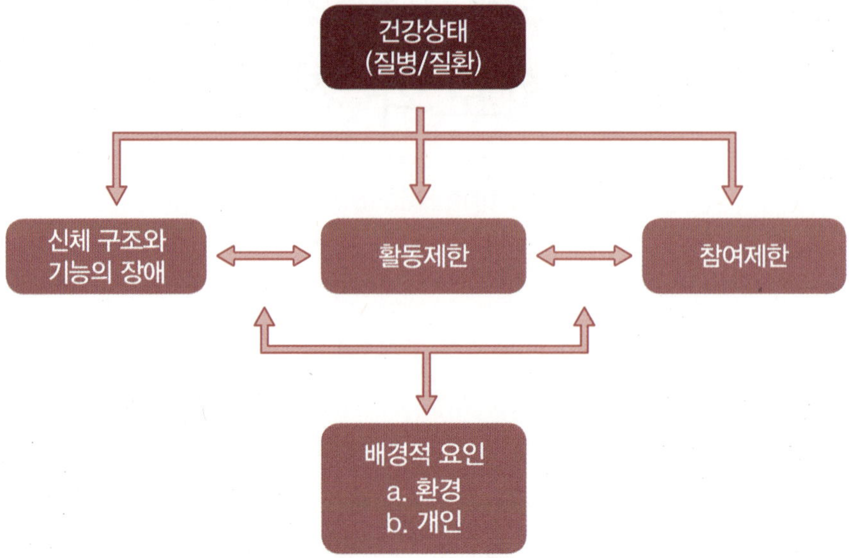

그림 4-1 ICF에 기초한 건강상태와 관련된 문서작성을 이 장에서 다룰 것이다.

이 장에서는 건강상태와 관련된 의뢰 이유에 대해 토의할 것이며, 건강상태와 관련된 문서작성하기와 여기에 포함되는 정보가 무엇인지를 알 수 있다.

1. 건강상태에 대한 문서작성하기

일반적으로, 건강상태 정보는 평가 중 초기에 이루어진다. 왜냐하면 이러한 정보는 치료사가 어떻게 검진을 진행할 것인가를 결정하는 데 중요하기 때문이다. 치료사는 이전에 알려진 진단을 확인하거나 수정하기 위해 감별진단이라 불리는 절차를 수행한다(8장 참조). 또한, 병리현상과 관련된 질문을 통해 다른 분야 전문가에게 의뢰해야 하는지를 결정하는 데 도움을 얻을 수 있다. 특정 문제가 물리치료 금기증에 속하는지 다른 전문가에게 의뢰하는 것이 더욱 맞는지를 확인해야 한다.

따라서 건강상태에 대한 자세한 정보는 중재로서 적절한 물리치료를 선택하는 데 중요하다. 어떤 건강상태는 물리치료가 적절할 수 있지만 다른 건강상태는 적절하지 않을 수 있다. 그러나 진단 그 자체만으로는 적절한 중재를 결정할 수 없다. 관련되거나 이차적인 제한 또는 상해가 무엇인지를 확인함으로써 물리치료 중재 여부를 결정할 수 있을 것이다.

물리치료사에 의해 작성된 건강상태 정보는 약간 제한이 있을 수 있다. 즉, 치료사는 검진이 수행되기 전에 자신이 이용 가능한 어떤 사실을 간단하게 분류한다. 검

표 4-1 의뢰이유에 대한 문서작성의 요소

요소	포함되는 정보
환자 정보와 인구학	• 환자의 이름 • 생년월일 • 성별 • 인구학적 정보(인종, 언어)
현재 상태	• 만일 명확하지 않다면, 의뢰된 이유 • 어떤 문제 때문에 물리치료를 받아야 하는지 • 현재와 이전의 치료적 중재 • 질병 또는 손상의 기전(경과시간, 위치, 질병단계) • 재발 여부
과거 병력	• 이전의 수술, 진단, 또는 상태 • 이전의 의학적 문제 발병 시기
약물	• 약물이름 • 용량(만일 안다면) • 무엇 때문에 복용하는지
기타	• 성장과 발달 발달 이력 우세손 • 가족력 가족력이 있는 건강 위험

진이 진행됨에 따라, 치료사는 이전에 받은 진단명을 재정비하는 데 도움이 될 수 있는 정보를 인식할 수 있을 수 있다. 검진 동안 얻은 새로운 정보, 즉 이미 알려진 진단명에 반하거나 이를 확증할 수 있는 새로운 정보는 적절한 영역(예, 상해 영역)에 기록해야 하고, 사정 영역에서 요약하여 기술하여야 한다.

환자의 건강상태에 대한 정보는 초기 평가노트에 다양한 방법으로 작성해야 한다. 일부 병원은 자체 양식을 적용하여 기록하고 있다. 기록양식은 환자집단이나 의료기관에 따라 달라질 수 있다. 일반적으로 초기 평가를 위해 건강상태와 의뢰 이유에 대한 정보는 다음의 범주로 기록되는 것이 바람직하다.

- 환자 정보와 인구학

표 4-2 건강상태에 대한 요소

요소	설명
기본적인 질병과정	• 감염, 종양, 또는 외상 같은 병리현상의 종류 • 진단검사의 결과(예, 실험실 검사, MRI, 또는 X-선 영상) • 특정 병리현상을 확인한 의뢰 의사가 제공한 정보
위치	• 병리현상의 시작 부위 • 뇌, 척수, 근육, 신경, 관절, 또는 조직 같은 침범 받은 특수 부위
시간경과	• 얼마나 오래 문제가 지속되었는지 • 수술 또는 손상 날짜, 진단받은 날짜

- 현재 상태
- 과거 병력
- 약물
- 기타(만일 적절하다면, 가족력 또는 발달 이력)

〈표 4-1〉은 각 범주에 포함되어야 할 자세한 정보 형태들이다. 이 장 끝에 있는 〈사례 4-1〉~〈사례 4-3〉은 상황에 따른 문서작성의 예이다.

(1) 환자 정보와 인구학

의학적 문서작성의 맨 처음은 일반적인 정보와 인구학으로 구성되어 있고 여기에는 환자 이름, 생년월일, 평가가 시행된 날자, 관련된 인구학적 정보가 포함되어 있다. 만일 인종과 민족적 풍습이 환자의 진단과 관련이 있다면 여기에 기술되어 있을 것이다.

(2) 현재 상태

이 부분에는 왜 환자가 물리치료에 의뢰되었는지에 대한 정보들이 작성되어 있다. 물리치료를 위해 의뢰된 환자의 현재 상태(예, 진단)에 대한 정보가 들어있다. 사실 노트에서 이 부분은 때때로 '의학적 진단'이란 제목으로 간략히 작성되어 있기도 하다. 대부분의 경우 물리치료사는 이전에 받은 진단이 있다면 이 부분을 간략히 재진술하고 넘어가고, 손상기전이나 특정 사고를 묘사한다. 또한 치료사는 이전에 사용된 다른 치료를 기록해야 한다(예, 다른 건강전문가와의 상담). 만일 진단명이 없다면, 치료사는 환자가 말하는 문제 또는 주된 호소에 대한 정보를 기록해야 한다–무엇 때문에 환자가 물리치료를 원하는지?

환자의 건강상태에 대한 정보는 물리치료 검진을 위한 기초가 된다. 치료사는 환자가 물리치료에 의뢰된 이유를 정확히 파악하기 위해 관련된 정보를 수집해야 한다. 환자의 건강상태에 대한 정보에는 세 가지 핵심 요소가 기록되어야 한다–기본적인 질병과정, 경과시간, 위치〈표 4–2〉.

만일 의사 또는 다른 건강전문가가 물리치료를 위해 환자를 의뢰했다면, 이 정보는 이 부분에서 기록해야 하는데, 의뢰 건강전문가 이름, 의뢰 내용, 금기증을 기록해둔다.

(3) 과거 병력

여기에 기록해야 할 정보는 현재 상태와 관련될 수 있는 병력이다. 과거 병력에는 다음과 같은 것들을 기록해야 한다.

- 이전의 수술, 다른 진단명, 또는 이전의 상태
- 의학 상태 또는 수술날짜 또는 경과시간

(4) 약물

치료사는 환자가 현재 상태 때문에 복용하고 있는 약물뿐만 아니라 다른 상태 때문에 복용 중인 약물을 기록해야 한다. (1) 약물의 이름, (2) 용량(만일 안다면), (3) 처방의 이유(우울증을 위해 zoloft 50mg)를 기록하는 것은 중요하다. 특히 부작용이 알려진 것이 있다면 비타민과 일반의약품(의사의 처방 없이 팔리는 약품)에 대한 정보도 기록해야 한다.

(5) 기타 정보

다른 형태의 정보를 여기에 기록할 수 있다. 발달력과 가족력은 여기에 기록한다. 예를 들어 소아를 치료하는 경우에 발달력에 대한 정보는 여기에 기록한다. 하지만 성인이나 청년인 경우는 적절하지 않을 수 있다. 가족력은 환자의 의학 상태를 이해하는 데 도움이 된다(예, 심장질병과 특정 근육뼈대계 비정상은 가족력이 강하다).

2. 건강상태에 대한 정보 수집하기

환자 건강상태에 대한 정보는 다양한 방법으로 얻을 수 있다. 먼저, 의사와의 의사교환으로 의학적 정보를 얻을 수 있다. 둘째, 환자로부터 직접 정보를 얻을 수 있지만, 다른 건강전문가로부터 얻는 정보에 비해 신빙성이 떨어진다. 셋째, 제3자, 예를 들어 환자가족으로부터 정보를 얻을 수 있다. 이 방법은 환자가 자신의 의학적 상태에 대해 정확하게 알지 못할 때 유용한 방법이다.

병력과 건강상태에 정보를 수집하는 방법이 다르기 때문에, 정보를 수집한 방법 또는 자원에 대해 문서작성을 할 때 이 부분에 기록하는 것이 중요하다. 예를 들어, 만일 환자의 의학적 상태에 대한 정보를 환자로부터 직접 수집하였다면, "환자는 1996년에 왼쪽 앞십자인대수술을 했다고 진술하였다."라고 기록해두어야 한다. 이상적으로, 평가보고서는 환자(또는 간병인/가족)와 의료기록 및 의료전문가로부터 얻은 정보를 포함하여 기록하는 것이 환자의 의학적 상태를 포괄적으로 고려하는 데 용이하다.

3. 진단과 직접 접근

환자에게 직접-접근을 시행하고 있는 치료사는 진단에 대한 추가적인 문제에 직면하게 된다. 직접-접근의 경우, 이용 가능한 의학적 정보가 없다. 따라서 치료사는 환자에 대한 평가를 통해 건강상태와 진단을 결정해야 한다. 경우에 따라서 물리치료사의 검사와 측정 범위를 벗어나는 상황이 있을 수 있고, 다른 전문가에게 의뢰하는 것이 적절할 때가 있다. 또는 진단을 위해 자기공명영상사진과 방사선사진이 필요한 경우가 있을 수 있다.

모든 치료사, 특히 직접-접근을 시행하는 치료사는 환자 건강상태에 대해 알려진 사항을 명확하게 기록해야 하고 합리적으로 감별진단을 할 수 있어야 한다. 물리치료사들이 자신에게 물어봐야 할 중요한 질문은 "이 상태가 물리치료에 적절한가? 물리치료를 통해 중재를 할 수 있는가?"이다. 건강상태(질병과정, 위치, 시간경과를 포함)에 대한 명확한 문서작성은 매우 중요하다. 의사가 의뢰한 환자가 아닌 경우 의료차트, 환자 및 보호자 면담을 통해 얻은 환자의 건강상태에 대한 정보를 노트 첫 부분에 기록해야 한다. 그러나 환자에 대한 최종 진단은 사정이 끝날 때까지 기록하지 말아야 한다. 왜냐하면 진단은 신체적 소견에 대한 평가가 끝나야

결정할 수 있기 때문이다.

4. 예방과 건강증진

많은 치료사들이 현재 예방 영역에 종사하고 있다: 일차, 이차, 삼차 예방 영역. 이는 문서작성에서 다양한 논점으로 떠오르고 있다. 일차 예방인 경우, 아직 제시된 진단이나 병이 없는 상태이다. 예를 들어, 만일 치료사가 뼈엉성증 위험이 있는 의뢰인을 평가하거나 중재를 수행한다면, 왜 의뢰인이 이 문제가 발생하였는지, 그리고 잠재적인 결과가 어떠할지에 대해 기록을 남겨야 한다.

이차와 삼차 예방은 현재 질병과정과 관련이 있다. 이차 예방은 질병기간 단축, 질병 심각성 완화, 조기 진단을 통한 결과 예측이다. 이에 해당하는 예는 심장질병이다. 삼차 예방은 예를 들어 다발경화증 같이 만성적이고 불가역성 질병이 있는 환자의 장애를 줄이고 재활을 촉진하며 기능을 회복하는 것이다. 이러한 경우 문서작성은 특정 건강상태(예, 다발경화증)뿐만 아니라 건강상태에 따른 결과 및 예방할 수 있는 상해(예, 근육 단축)에 초점을 두어야 한다. 즉, 이러한 경우 예방적 중재의 목적과 필요성을 기록해야 한다.

요약

- ▶ 현재 상태와 과거 병력을 포함한 건강상태는 의뢰이유의 기초가 된다.
- ▶ 의학적 정보와 이전의 진단은 검진의 방향을 결정하기 때문에 초기 평가보고서에 포함시켜야 한다.
- ▶ 이 영역에서 정보는 일반적으로 다음과 같은 분류로 기록한다: 환자 정보와 인구학, 현재 상태, 과거 병력, 약물 및 기타(가족력 또는 발달력).
- ▶ 특정 건강상태에 대한 정보 기록은 중요하다(현재 상태): 기본적인 질병과정, 병리적 위치, 경과시간에 대한 정보를 기록한다.

사례 4-1

Setting: Outpatient

Name: Ally McCarthy **D.O.B.:** 9/25/44 **Date:** 12/11/09 **Sex:** F

CURRENT CONDITION:

Pt. was referred by Dr. Hull for eval and Rx related to low back dysfunction. Pt. reports sudden onset of LBP after lifting heavy boxes 12/1/09. Pt. sought medical advice from Dr. Hull 3 days later on 12/4/09. Dr. Hull prescribed x-rays, which revealed L2-5 DDD as per phone conversation with Dr. Hull. Pt. was then prescribed Flexoril and referred to PT. Pt. reports h/o generalized LBP over past 10-15 yr; Rx c various anti-inflammatories and several episodes of PT intervention c̄ symptoms resolving p̄ 1 mo. on average.

PMH:

NIDDM ×5 yr; R ACL reconstruction Nov. 2000; no complications and no limitations on activities related to this surgery.

MEDS:

Flexoril (muscle relaxant for LBP; 10 mg table, 3 t.i.d.).

사례 4-2

Setting: Outpatient

Name: Lucy Quick **D.O.B.:** 9/24/67 **Date:** 9/29/09 **Sex:** F

CURRENT CONDITION:

Pt. is self-referred. RA diagnosed 7/03, primarily affecting hands, wrists, and knees B. Pt. reports recent flare-up approx. 4 wk ago which required course of prednisone (20mg ×1 wk and then tapered to 5 mg) and has resulted in pain, stiffness, and residual ↓ in wrist ROM B.

PMH:

Pt. reports L knee arthroscopic surgery ×10 yr, 2° to meniscal tear.

MEDS:

Embrel IM anti-TNF for Rx of RA; 50 mg 1×/wk

FAMILY HISTORY:

Pt. has family history of autoimmune diseases, including thyroid disease and pernicious anemia.

사례 4-3

Setting: Acute Rehabilitation

Name: Tara Smith **D.O.B.:** 6/19/78 **Date:** 10/4/08 **Sex:** F

CURRENT CONDITION:

Tara Smith is a 30 y.o. female who was admitted to North Haven Rehabilitation Center on 10/3/08 for multidisciplinary rehab. Pt. sustained an incomplete ASIA D C6 SCI s/p MVA 9/24/08. She was sent to North Haven Hospital and stayed there for 9 days. X-rays and MRI revealed nondisplaced fx of C6 vertebral body requiring no surgical intervention. Referral received for Philadelphia cervical collar when OOB with no active or passive ROM to c-spine and no heavy lifting (>5 lb).

PMH:

Pt. denies any significant PMH; confirmed by chart review.

MEDS:

Colace (stool softener; 100 mg); Tylenol prn.

연습문제 4-1

다음의 문장들은 소아재활센터에서 작성된 초기 평가보고서이다. 병력 부분에 대한 사항으로 만약 이에 해당하지 않은 경우 N/A(적절하지 않음)로 표기하시오. 각 문장을 읽고 해당하는 영역으로 표기하시오: PI = 환자 정보, CC = 현재 상태, PMH = 과거 병력, MED = 약물, OTHER=기타.

1. 첼시는 4년 전에 넘어져서 오른쪽 위팔뼈 골절이 생겨 석고붕대를 하였다; 치유는 되었지만 후유증이 있었다. ________
2. 첼시는 양쪽 넙다리근의 근력이 3/5이다. ________
3. 첼시의 진단명은 근력약화와 근육긴장증(근육수축 후 이완이 지연)이 동반하는 근육퇴행위축의 한 형태인 근육긴장성 퇴행위축이다. ________
4. 그녀는 현재 약물을 복용하고 있지 않다. ________
5. 첼시는 수학과 미술수업을 좋아한다. ________
6. 첼시 가족은 근육긴장성 퇴행위축의 병력이 있고, 어머니와 첼시는 증상과 문제에 대해 잘 알고 있다. ________
7. 첼시가 3학년 때 처음으로 근육긴장성 퇴행위축의 증상이 나타났다. ________
8. 첼시는 평가와 교육계획에 대한 도움을 얻기 위해 지역에 있는 개업 물리치료사에게 의뢰되었다. ________
9. 첼시는 수술이나 입원 경험이 없다. ________
10. 첼시는 계단을 오르내릴 수 있다. ________
11. 첼시는 12세이고 중학교에 다닌다. ________
12. 첼시의 일차적인 관심은 복도를 다닐 때 피곤해지는 것이다. ________

연습문제 4-2

다음의 문장들은 초기 평가 중 현재 상태에 대한 기록들이다. 먼저 각 문장에서 잘못된 부분을 핵심 요소(DP=질병과정, L=위치, TC=시간경과)에 맞추어 확인하고 문제가 있는 부분을 다시 작성하시오.

문장	잘못된 것	다시 작성
예시 환자는 근육 삠이 있다.	L, TC: 만일 알고 있다면 삠에 대한 자세한 속성을 기록한다.	환자는 10/1/00 이후 오른쪽 넙다리근의 2도 삠이 있다.
❶ 환자는 어제 심장수술을 했다.		
❷ 환자는 5/10/09년에 통증이 시작되었다고 말한다.		
❸ 환자는 오른쪽에 뇌졸중이 있다.		
❹ 절단 환자이다.		
❺ 환자는 노화와 관련된 전형적인 문제가 있다.		
❻ 환자는 피로를 호소한다.		
❼ 환자는 다리가 부러졌다.		
❽ 환자는 11/07/00년에 암을 진단받았다.		

연습문제 4-3

다음의 문장들은 초기 평가 중 과거병력 또는 약물에 대한 기록들이다. 각 문장이 충분히 자세히 작성되었는지를 확인하고 필요한 경우 다시 작성하시오.

과거병력

❶ 환자는 심장문제 병력이 있다.

---

❷ 환자는 여러 번 수술한 이력이 있다.

---

❸ 환자는 당뇨가 있다.

약물

❶ 환자는 여러 가지 의학적 상태 때문에 다양한 약물을 복용하고 있다.

---

❷ 환자는 항경련제를 복용하고 있다.

5장 의뢰이유에 대한 문서작성: 참여와 사회적 이력

Documenting Reason for Referral: Participation and Social History

❖학습목표

이 장을 읽고 여러분은 다음의 사항을 할 수 있어야 한다.

1. 참여, 사회적 이력, 일반적 건강상태에 대한 문서작성의 요소를 기술한다.
2. 참여에 대한 문서작성을 위한 표준화된 결과 측정의 유용성을 설명한다.
3. 참여수준, 사회적 이력, 일반적 건강상태와 관련된 정보를 수집하기 위한 절차를 설명한다.
4. 정확성과 특이성을 가지고 이러한 요소들을 기록한다.

4장에서는 건강상태와 의학적 정보에 맞는 의뢰이유에 대해 다루었다. 의뢰이유 중 두 번째로 중요한 것이 사회적 이력과 참여에 대해 기록하는 것이다〈그림 5-1〉. 여기에서는 환경적 · 상황적 요소와 개인의 일상 삶에서 특정 기능을 수행하기 위한 환자 또는 의뢰인의 능력을 다루겠다. 개인적 삶에 영향을 미치는 현재 상태는 어떠한가? 현재 삶에서 역할은 무엇이고 그 역할(예, 남편/부인 또는 부모)을 수행할 수 있는가? 직장 또는 집의 환경은 어떠하며, 이것이 기능적 독립성에 어떤 영향을 주는가? 자원봉사자로서 또는 직장인으로서 일을 할 수 있는가? 사회활동 또는 여가활동에 참여할 수 있는가?

이러한 정보는 어떻게 하면 가장 잘 얻을 수 있는가? 첫 번째 단계로, 의학적 기록을 통해 가능한 한 많은 정보를 수집하는 것이다. 이것은 환자와의 면담을 최소화하고 검진을 체계적으로 수행하는 데 도움을 줄 것이다. 두 번째 단계는 환자와 의사소통하는 것이다. 비록 재활상황에서 시간적 제약이 있지만, 환자에 관련된 정보를 수집하는 데 적절한 시간을 투자한다면 치료사는 올바른 진단과 관리계획을 설정할 수 있다. 간단한 몇 가지 질문으로 치료사는 환자의 삶에 영향을 미치는 문제에 대한 정보를 얻을 수 있다. 초기에 이러한 질문을 통해 정보를 잘 수집하면 특정 검진을 선정하는 데 많은 도움이 될 것이다.

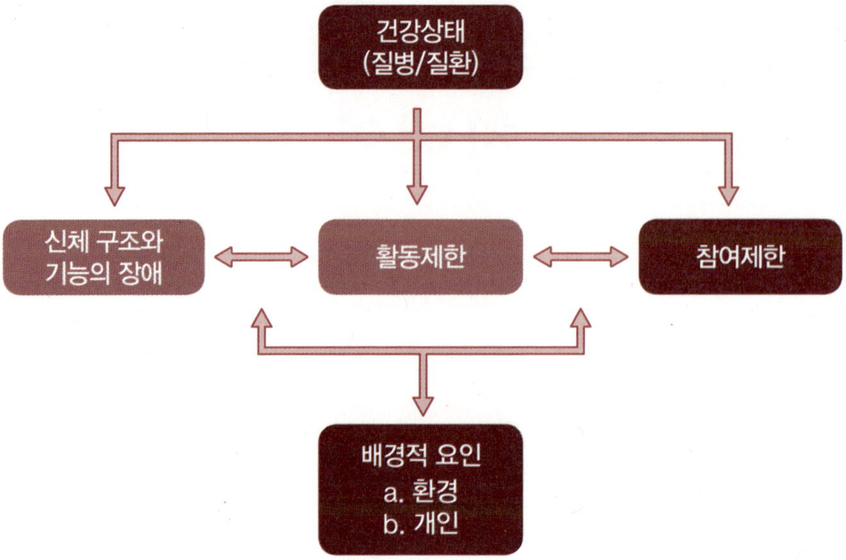

그림 5-1 ICF에 기초한 참여제한뿐만 아니라 배경적 요인과 관련된 문서작성을 이 장에서 다룰 것이다.

재활분야의 사정은 다른 전문가의 사정과는 다르다. 예를 들어, 의사들은 정확한 건강상태와 건강상태와 관련된 상해에 대한 정보를 얻기 위해 많은 시간을 할애한다. 반대로, 물리치료사는 장애의 측면에서 참여와 활동 사이의 관련성, 활동과 상해 사이의 관련성에 초점을 두고 많은 시간을 들인다. 이러한 정보들은 환자에 대한 재활과정을 구성하는 데 기초가 된다. 1장에 언급하였듯이, 이것은 재활의 시작점이 된다.

1. 참여와 사회적 이력에 대한 문서작성의 요소

물리치료사 치료행위 지침(APTA, 2001)에는 검진과정의 일부로서 병력청취에 다양한 측면이 제시되어 있는데, 〈표 5-1〉은 이를 자세히 보여주는 것이다. 환자의 문제와 평가의 길이에 달려있지만, 각 요소는 개별적으로(〈사례 5-1〉과 〈사례 5-2〉 참조) 또는 다른 요소와 혼합되어(〈사례 5-3〉 참조) 기록될 수 있다. 사회적 이력과 참여의 중요도는 대상 집단과 병원에 따라 달라질 수 있다. 또한 다른 정보도 여기에 포함될 수 있다. 일반적으로 환자의 전반적인 건강과 안녕이 여기에 포함된다. 이 정보에는 신체적 · 심리적 기능, 피트니스 수준, 행위적 건강 위

표 5-1 참여와 사회적 이력에 대한 문서작성의 요소

요소	포함되는 정보
사회적 이력	• 주거환경과 지역사회 특징 • 가족과 거주현황 • 가족과 간병인, 보조도구와 장비 • 퇴원 시 거주지 • 문화풍습
참여	• 직업 상태 • 지역사회, 여가, 사회활동 • 신체적 기능(운동성, 수면 형태, 침상에서 보내는 시간) • 심리적 기능(우울, 불안) • 전반적인 건강 인식/삶의 질 • 신체적 적합수준 • 이전의 기능수준 • 전반적 건강상태 신체적 · 심리적 기능 피트니스 수준 행동적 건강위험
추가 정보(만일 적절하다면) :	
성장과 발달	• 발달이력

험(예, 흡연 이력) 또는 성장과 발달(예, 소아인 경우 앉기와 걷기를 수행한 시기)이 포함된다. 〈사례 5-1〉~〈사례 5-3〉은 서로 다른 상황에서 사회적 이력과 참여에 대한 문서작성의 예를 보여주는 것이다.

참여와 사회적 이력에 대한 문서작성의 초점은 대상자와 상황에 따라 다양하다. 예를 들어, 아파서 병원에 입원한 환자인 경우 일차적인 관심은 옷 입기 또는 샤워하기 같은 기능적 상태의 독립성을 성취하는 것이다. 사실, 입원한 경우 환자의 직업, 가정, 또는 전반적 건강상태는 병원에 입원하기 전의 수준을 의미한다. 외래환자 또는 가정치료를 받는 환자인 경우 문서작성의 초점은 현재의 문제이다(현재 직업이 있는지 있다면 기능수준은? 여가활동을 다시 할 수 있는지?).

(1) 참여

개인적인 삶에서 필수적인 지역사회, 여가, 사회활동의 참가 여부를 알아보는 것은 참여를 측정하는 것이다. 이러한 활동에 참여하는 개인적 능력에 대해 정확하고 합리적으로 문서를 기록하는 것은 특히 기능이 높은 사람들에게 매우 중요하다.

만일 환자/의뢰인이 현재 일을 하고 있거나 질병 또는 손상 때문에 그만두었다면, 일의 특성에 대해 자세히 기록해야 한다. 여기에는 환자가 전형적으로 수행하는 일이나 과제(예, 타자치기, 글쓰기, 들기)의 목록이나 설명 또는 직업에 필요한 특정 활동[예, 23kg(50 lb) 이상 들기, 1시간 이상 서 있기]이 포함된다. 또한 환자가 참여하고 있거나 참여한 경험이 있는 자원봉사에 대해서도 기록해야 한다(예, 주 1회 병원에서 환자 옮기기 자원봉사).

현재의 기능과 참여 수준을 이전의 기능과 참여 수준과 비교하는 것은 중요하다. 이전의 기능 상태는 현재의 의학적 진단 또는 건강상태 이전의 자기-관리, 여가, 사회활동에서 환자의 기능적 기술의 정도를 말한다. 이전의 기능 상태에 대한 결정은 특히 노인이나 이전에 질병이 있었던 환자에게 중요하다. 이러한 사람들은 현재의 상태 이전에도 모든 일상생활에서 독립적이지 않은 경우가 있다. 예를 들어, 뇌졸중 환자지만 이전에 폐기종을 가지고 있었던 사람은 뇌졸중보다 호흡계 문제로 인해 이동거리에 제한을 받을 수 있다.

치료의 목적이 적어도 발병 이전의 기능수준으로 회복하는 것일 수 있다. 때로는 이전보다 더 높은 기능수준으로 회복하는 것이 목적인 경우도 있다. 예를 들어 관절염환자들은 기능수준이 더 좋아지기를 바란다. 왜냐하면 관절염으로 인해 기능제한이 있었지만 관절대치술을 통해 더 높은 기능을 회복할 수 있기 때문이다.

(2) 사회 이력

이 주제에는 환자의 집과 주거상황과 관련된 다양한 정보들이 기록되는데, 집의 형태, 몇 층인지, 계단의 수와 형태 등 자세한 내용이 포함된다. 만일 환자가 전동휠체어 또는 좌석을 높인 변기 같은 장비를 사용한다면, 이러한 정보는 여기에 기록해야 한다. 치료사는 환자가 사용하는 장비와 이를 어떻게 사용하는지에 대해 자세히 기록해야 한다(예, 환자는 가벼운 휠체어를 사용하고 젤 쿠션 방석을 사용하며, 발판을 제거할 수 있고, 집 안에서만 사용한다).

환자의 가족과 간병인에 대한 정보는 가정환경 정보 중 일부이다. 재활과정과 관련된 문화적 신념과 행동 역시 여기에 속한다. 그러나 환자의 현재 의학적 상태 또는 의뢰이유와 관련이 없는 사생활은 여기에 포함시키지 말아야 한다. 예를 들어, 평가 및 중재에 영향을 미치지 않는다면 이혼이나 종교에 대해 기록할 필요가 없다.

2. 문서작성의 특이성

이 부분에서의 정보는 이 정보를 읽는 사람 또는 치료사에게 충분히 유용한 정보를 제공할 만큼 자세히 기록되어 있어야 한다. 이 부분에서 제시되는 정보는 환자의 예후와 중재계획을 설정하는 데 도움이 된다. 더 나아가, 환자의 현재 참여수준과 삶에 근거하여 적절하고 현실적인 목표를 개발하는 데 기초가 된다.

심장발작이 발생하여 현재 재활을 받고 있는 환자에 대한 구체적인 기록의 예를 보자.

- **잘못된 예**: 심장발작 이전에 환자는 종일 일을 했다.
- **좋은 예**: 환자는 은행에서 주당 50시간 근무하였다; 환자는 일 때문에 스트레스를 받았고 한 달에 3~4회 출장을 다녔다고 보고하였다.
- **잘못된 예**: 심장발작 이전에 환자는 활동적인 편이었다.
- **좋은 예**: 심장발작 이전에, 주 4회 6.5km(4mile) 조깅을 하였고, 여름에는 한 달에 1~2회 요트를 이용해 항해를 하였다.

만일 환자의 목적이 이전의 직업과 활동수준으로 회복하는 것이라면, 이러한 활동에 대해 자세히 기록하는 것은 중요하다. 이 장 맨 뒤에 있는 〈사례 5-1〉~〈사례 5-3〉은 이를 잘 보여주는 예이다.

3. 면담전략

치료사는 간단한 질문을 통해 정보를 얻을 수 있다. 〈표 5-2〉는 이러한 정보를 확인하기 위해 사용하는 다양한 질문들이다. 면담 동안 필요한 질문의 형태는 환자의 나이와 의학적 진단에 따라 달라진다. 특히 치료사는 회복하기를 원하는 환자의 생활양식과 질병 이전의 생활양식을 알아야 한다. 보통은 환자 본인 또는 간병인과 면담을 시행하지만, 아동인 경우 보호자 또는 부모와 면담을 시행할 수 있다.

표 5-2 참여에 초점을 둔 정보를 확인하기 위한 간단한 면담 질문

	아동	노인
환자	부모와 함께 집에서 살고 있는 5세 뇌성마비 소년(부모와 면담)	어깨둘레띠 찢김이 있는 목수이고, 이혼하여 혼자 살며, 2명의 손자가 있는 64세의 노인
사회 이력	• 아이가 사는 집과 주거상황에 대해 말해보시오. • 계단이 있습니까? 몇 개나 있나요? • 아이의 형제자매가 있나요? • 아이를 돌봐주는 사람이 누군가요? • 이 평가 또는 차후의 중재에 영향을 미칠 수 있는 문화적 또는 종교적 신념이 있나요?	• 당신의 집과 주거상황에 대해 말해보시오. • 계단이 있습니까? 계단이 몇 개나 있나요? • 가까이 살고 있는 자녀가 있나요? • 이들이 집안일을 도와주나요?
참여	• 수업 동안 책상에 앉기와 체육시간에 참여하기를 포함한 모든 학교활동에 아이가 참여하나요? • 어떤 형태의 놀이 또는 여가 활동에 당신의 아이가 참여하나요? • 방 정리하기 같이 나이에 맞게 집안일에 참여하나요? • 참여하고 싶지만 참여하는 데 제한이나 어려움이 있는 활동이 있나요? 또는 참여할 수 없는 활동이 있나요? • 어떤 형태의 사회적 상호작용에 당신의 아동이 참여하고 있나요? 또래와의 놀이에 참여하는 데 어려움이 있나요? • 아이의 전반적인 건상 상태는 어떻다고 생각하나요?	• 최근 목수로서 직업에 얼마나 참여하였나요? • 일할 능력에 얼마나 제한을 받았나요? • 예를 들어 빨래하기, 청소하기 같은 기본적인 활동을 유지할 수 있나요? • 현재 건강상태 때문에 사회 활동(가족과 친구와 시간 보내기)이 전부 변했나요? • 손상 이전에 어떤 여가 활동에 참여하였나요? 지금은 이러한 활동을 하는 데 어려움이 있나요? • 전반적인 건강상태는 어떻다고 생각하나요? • 담배를 피우나요?

성정과 발달	• 몇 살에 처음으로 앉고, 걷고, 말하기를 시작하였나요? • 아이의 전반적인 발달을 어떻게 생각하나요?	• 적용 안 됨

4. 결과측정

참여정보를 얻기 위한 가장 빠른 방법은 기본적인 면접이지만, 표준화된 평가도구를 사용하는 이유는 좀 더 신뢰할 만하고 체계적인 측정이기 때문이다. 기능, 장애와 건강에 대한 국제 분류가 건강전문가에 의해 좀 더 많이 사용되어 왔기 때문에, 최근 연구들은 참여수준, 활동, 신체 구조와 기능을 정확히 측정하기 위해 노력하고 있다. 특히, 여러 개의 새로운 도구들이 참여수준을 측정하기 위해 개발되고 있다. 〈표 5-3〉은 참여수준을 측정하기 위해 설계된 도구들을 보여주는 것이다. 이들 중 일부는 ICIDH-2 발표 전에 개발된 것이어서 참여보다는 장애라는 용어를 사용하고 있다.

이러한 측정도구 중 대부분은 참여만 측정하는 것이 아니라 활동과 신체 구조 및 기능 측면도 측정하고 있다는 것을 아는 것은 중요하다(Perenboom & Chorus, 2003). 이러한 도구 중 참여를 좀 더 잘 측정하는 도구가 핸디캡인식설문(perceived Handicap Questionnaire)과 런던핸디캡척도(London Handicap scale)이다(Perenboom & Chorus, 2003). 사실, 참여와 활동을 명확히 구별하는 것은 힘들다(Jette, Tao & Haley, 2007). 이들의 구조가 연구를 통해 명확하게 정의될 때까지, 연구자들은 가능한 한 이 둘의 개념을 분리하여 기록하기를 권장하고 있다.

〈표 5-3〉에는 삶의 질을 측정하기 위한 도구들이 나열되어 있다. 삶의 질은 개인 또는 집단이 느끼는 안녕(well-being)의 정도이다. 비록 삶의 질을 직접적으로 측정할 수는 없지만, 환자는 자신의 삶의 질을 지각할 수 있다. 삶의 질과 참여는 명확히 다르지만, 삶의 질과 관련된 정보와 측정결과는 여기에 기록해야 한다.

표 5-3 참여를 측정하는 표준화된 도구

결과측정	설명
Craig Handicap Assessment and Reporting Technique (CHART) (Whiteneck 등, 1992)	신체독립성, 인지, 운동성, 직업, 사회통합, 경제적 자립성을 포함한 세계보건기구의 6가지 핸디캡 영역에 대해 32항목으로 구성
London Handicap Scale (LDH) (Harwood 등, 1994)	6가지 세부영역에서 핸디캡 측정: 운동성, 신체독립성, 직업, 사회통합, 지남력, 경제적 자립성. 전반적인 핸디캡 심각성 정도를 제공
Nottingham Health Profile (NHP) (Hunt 등, 1980)	환자가 인식하는 감정, 사회, 신체 건강 문제의 지표를 제공. 1부는 6가지 영역의 38개의 설문으로 구성: 에너지 수준, 통증, 감정반응, 수면, 사회 독립성, 신체능력. 2부는 삶에 대해 7가지를 평가: 직업, 가정 돌봄, 사회 및 가정 생활, 성생활, 취미, 여가
Oswestry Disability Questionnaire (Fairbank 등, 1980)	허리통증이 있는 사람에서 장애를 평가하기 위해 포괄적으로 사용. 10가지 기능적 영역에서 6점 척도로 활동/참여를 평가
Participation Measure for Post-Acute Care (PM-PAC) (Gandek 등, 2007)	9가지 영역에 대해 51개의 항목으로 참여를 평가하기 위한 상대적으로 새로운 도구: 운동성; 기능역할; 지역사회, 사회·시민 생활; 가정생활/자기-관리; 경제생활; 대인관계; 의사소통; 직업; 교육
Quebek Back Pain Disability Scale (QBPDS) (Kopec 등, 1995)	허리통증이 있는 사람의 기능적 장애 수준을 평가하기 위해 개발됨. 20가지 항목으로 구성. 다양한 기능적 과제를 수행하는 데 있어 어려움 정도를 표기

Rehabilitation Activities Profile (Jelles 등, 1995)	32가지의 항목에 총 71개의 세부항목으로 구성. 의사소통, 운동성, 자기-관리, 직업, 대인관계 영역을 다룸. 4점 척도로서 개인이 느끼는 문제의 심각성을 표기
Re-Integration to Normal Living Index (RNL Index) (Wood-Dauphinee 등, 1988)	8개의 영역에 걸쳐 11개의 설문으로 구성. 환자가 느끼는 정도와 신체 · 사회 · 심리 영역의 객관적인 지표를 이용
Roland Morris Questionnaire (RDQ) (Roland & Morris, 1983)	자가-보고식으로 일차관리에서 허리 통증이 있는 환자의 기능적 제한 정도를 평가. Sickness Impact Profile에서 24개의 항목을 선정하여 문장 앞에 "나의 허리 때문에"라는 문구를 삽입
SF-36 (Stewart 등, 1988)	전반적인 안녕과 일상생활, 사회 · 여가활동에서 참여 정도와 빈도에 관련된 36가지 항목으로 구성. 각각의 참여수준에서 역할과 사회적 기능을 측정
Sickness Impact Profile (Bergner 등, 1981; van Straten 등, 1997)	136가지 설문. 12가지 세부항목에서의 일상생활(수면과 휴식; 감정행동; 신체관리와 움직임; 가정관리; 운동성; 사회관계; 이동; 인식행동; 의사소통; 직업; 여가, 오락; 먹기
WHO Disability Assessment Schedule 2 (WHODAS Ⅱ) (www.who.int/icidh/whodas/generalinfo.html)	6가지 활동 영역에 대한 일상 기능을 평가. 이해하기와 의사소통, 주변 이동, 자기-관리, 타인과 지내기, 생활, 사회참여. 전반적인 장애 점수와 기능적 수준을 제공
WHO Quality of Life (WHOQOL) (WHOQOL group, 1998)	4가지 영역에 대한 26가지의 항목으로 구성: 신체건강, 정신건강, 사회관계, 환경. 이러한 활동에 참여하거나 활동 또는 과제를 수행하는 데 있어 만족도를 측정

(1) 삶에서 어떻게 참여를 측정하는가?

〈표 5-3〉에 제시된 도구들은 자기-보고식으로 생활에서 참여를 측정하는 것이다. 자기-보고식 방법은 검진에서 중요한 부분으로, 특히 결과를 사정하는 데 있어 중요하다. 때때로 환자는 상해 또는 특정 기능적 제한에서 호전이 없을 수 있지만, 삶의 질 또는 삶의 역할이 호전될 수 있다. 예를 들어, 환자는 과제를 수행하기 위한 효과적인 보상전략을 개발하거나 통증에 대한 대응전략을 개발할 수 있다. 반대로 참여의 회복 없이 근력약화 또는 가동범위 제한 같은 상해들이 호전될 수 있다.

자기-보고식은 '객관적'이지 않기 때문에 신뢰가 떨어진다고 생각할 수 있다. 자기-보고식은 환자에 의해 과장되거나 부적절하게 표현될 가능성이 있다. 그럼에도 불구하고, 환자가 인식하는 문제 또는 제한점의 정도는 사정과정의 다른 요소들만큼 중요하다. 예를 들어, Oswestry 장애 설문(Roland & Jenner, 1989)은 다양한 일상에서 환자가 느끼는 제한을 측정하는 것이다. 이러한 제한은 신체검진을 통해 확인하기 어려울 수 있다. 왜냐하면 임상환경에서 이러한 활동(예, 수면과 여행)을 쉽게 평가하기 힘들기 때문이다.

(2) 결과측정에 대한 문서작성

문서작성을 위해서, 표준화된 검사를 통해 얻은 점수만을 평가보고서에 기록해야 한다. 치료사는 검사결과로부터 간략한 해석을 제공하거나 검사결과에서 얻은 정보를 요약하여 기록할 수 있다(〈사례 5-3〉 참조). 이것은 활동제한과 상해를 위해 사용되는 검사를 포함하여 모든 형태의 표준화된 검사에 적용된다(6장과 7장 참조). 비록 제3자가(예, 보험심사평가자) 관심을 가지지 않을 수 있지만 측정한 표준화된 검사 양식은 환자 기록 부분에 포함되어야 한다.

(3) 참여제한 예방하기

일부 의뢰인은 명확한 참여제한이 없을 수 있다. 가장 잘 맞는 예는 일차 예방이 필요한 환자로서, 장애를 유발하는 병이 발생할 위험이 있지만 건강한 경우이다. 또한 치료사는 참여제한이 아직 발생하지 않은 급성기 환자 또는 손상 직후의 환자를 보는 경우가 있다. 이러한 경우 치료사는 미래에 발생할 제한(이차 예방) 또는 손상의 심각성을 줄이기 위해(삼차 예방) 적극적으로 중재해야 한다. 예를 들어, 급성 허리 통증으로 물리치료를 받으려는 환자는 직장을 잃게 만들거나 자신의 역할을 수행할 수 없게 만드는 만성 허리통증증후군으로 발전할 위험이 있다. 힘줄손상이 있는 운동선수는 장기적으로 시합에 참여할 수 없게 만드는 상황을 방지하기 위해 잘 관리된 휴식과 안정이 필요할 수 있다. 척추갈림증이 있는 신생아는 현재 일상 기술에서 제한이 없지만 미래에 제한이 발생하게 된다; 초기 중재는 미래의 제한을 줄이기 위함이다.

따라서 잠재적인 참여제한을 확인하는 것은 물리치료사의 중요한 임무이고 관리계획에도 영향을 미친다. 다시 급성 허리 통증 환자를 생각해보자. 만일 잠재적인 참여제한이 직업과 관련이 있다면, 중재는 특정 작업에 대한 대안적인 방법을 교육하거나 직업과 관련된 기술을 안전하게 수행하는 방법을 교육하는 것에 중점을 두어야 한다. 그러나 만일 잠재적인 제한이 시합과 관련된 것이라면 다른 방법을 적용해야 한다 – 대상자가 차후의 손상 없이 높은 수준의 활동을 지속하도록 미세한 움직임 교정전략과 근력강화에 초점을 두어야 한다.

임상가들은 이러한 개념을 지지하기 위해 상당한 자료를 사용한다. 수많은 연구들이 참여제한을 예측할 수 있도록 특정 질병의 속성에 대해 보고하고 있다(Incalzi 등, 1992; Adams 등, 1999; Curtis & Black, 1999; Feuerstein 등, 1999; Stuck 등, 1999; Lamb 등, 2000; Westhoff 등, 2000). 임상가들은 미래에 발생할 수 있는 참여제한과 관련된 중요 요인을 결정하고 이에 근거한 중재를 설계하기 위해 이러한 근거를 사용한다.

요약

- ▶ 참여와 사회이력에 대한 문서작성은 환자의 상황과 직업을 포함한 환자의 삶에 대한 중요한 정보를 확인하고 기록하는 것이다.
- ▶ 참여는 환자 자신과 자신의 환경에 관련된 것이다. 소아인 경우, 참여는 놀이 또는 학교에 참여할 수 있는 아동의 능력과 관련된 것일 수 있다. 성인인 경우, 참여는 일상, 직업, 사회생활, 여가활동과 관련된 특정 기능을 수행하는 능력과 관련된 것이다.
- ▶ 참여정보는 환자와 가족에 대한 면담을 통해, 그리고 의학적 기록을 통해 가장 잘 확인할 수 있다. 면담을 통해 치료사는 질병 이전 환자의 생활양식을 확인할 수 있고 생활양식을 회복하기 위한 환자의 현재 목표를 결정할 수 있다.
- ▶ 표준화된 설문지는 건강에 대한 환자의 지각과 여가, 사회, 직업, 개인적 활동에서 참여수준을 결정하기 위해 자기-보고식으로 사용된다.

사례 5-1

Setting: Outpatient

Name: Rick Quincy **D.O.B.:** 12/29/63 **Date of Eval.:** 6/14/08

CURRENT CONDITION:
L4-5 disk herniation, onset of current symptoms 5/20/08.

PARTICIPATION:
Oswestry Disability Questionnaire 28/50 (indicating severe disability). He is currently unable to perform daily household duties (e.g., gardening, taking out trash) 2° to pain. Prior to onset of LBP, pt. enjoyed watching sports (currently able to sit for only 30 min) and attending daughter's softball games (has not attended a game for 2 wk due to inability to sit on bleacher-style seats). Pt. works as an independent building contractor. He is currently doing paperwork at his desk and making phone calls but has not yet returned to any physical labor. Job entails 60% moderate-heavy lifting (up to 100 lb) and 40% desk work, requiring sitting at desk and phone for 1-2 hr at a time.

GENERAL HEALTH STATUS:
Before onset of LBP, pt. led relatively sedentary lifestyle. Hx of smoking 1 pack/day for past 20 yr.

SOCIAL HISTORY:
Lives with wife and 2 children in 2-story home. His wife has taken responsibility for all household duties and has hired some outside help to assist with gardening and other chores.

사례 5-2

Setting: Inpatient Acute Care

Name: Lisa Jeter **D.O.B.:** 5/20/59 **Date of Eval.:** 12/10/09

CURRENT CONDITION:
s/p aortic aneurysm, 12/5/09.

PARTICIPATION:
Pt. employed as data analyst; works out of her home 4 days/wk using computer, fax machine, and telephone. Before hospitalization, pt. and her husband split daily household duties. Pt. was responsible for the family's money management, laundry, cooking, and shopping. Pt. led active lifestyle—enjoyed jogging every morning with her daughter; actively coached daughter's soccer team, and her husband reports her health as being excellent. Previous recreational activities include camping trips, skiing, and going to the theatre.

사례 5-2

Setting: Inpatient Acute Care – cont'd

Name: Lisa Jeter **D.O.B.:** 5/20/59 **Date of Eval.:** 12/10/09

SOCIAL HISTORY:
Pt. lives c̄ husband and 2 teenage children in 2-story home; 5 steps to enter c̄ 2 railings and 12 steps to 2nd floor with 1 railing (on R to ↑). Bedrooms and bathroom are on 2nd floor. Pt.'s husband works full-time and states that he would need additional support to assist in pt.'s daily care skills if she is not independent when she returns home.

사례 5-3

Setting: Outpatient

Name: Anita Garcia **D.O.B.:** 1/3/90 **Date of Eval.:** 1/10/09

CURRENT CONDITION:
s/p Colles fracture of R distal radius 12/1/08

PARTICIPATION/SO CIAL HISTORY:
Pt. attends Southern State University; lives in first-floor apartment with 2 roommates. Unable to perform daily activities with R hand (e.g., brushing teeth and blow-drying hair) 2° to pain. Pt. is R handed but primarily is using L hand to write and type, with considerable difficulty. Before injury, pt. played intramural volleyball 2×/wk.

연습문제 5-1

의뢰이유(참여와 사회이력)를 기록한 다음의 문장에서 오류를 파악하고 다시 문장을 작성하시오.

문장	문장 다시 쓰기
예시 환자는 집으로 귀가할 수 없다.	집으로 귀가할 수 없다; 그녀의 아파트에 2개의 계단이 있고 변경을 할 수 없다.
❶ 환자는 휠체어에만 갇혀있다.	
❷ 직장으로 복귀하기에는 동기부여가 불량하다.	
❸ 하역작업에 종사한다.	
❹ 의뢰인은 스포츠를 좋아한다.	
❺ 환자는 건물장벽 때문에 직장에 복귀할 수 없다.	
❻ 손상 전에 환자는 매우 활동적이었다.	
❼ 환자는 외모가 좋지 않다.	
❽ 환자는 아파트에 혼자 산다.	
❾ 환자는 나쁜 건강습관이 있다.	
❿ 환자는 적응장비를 사용한다.	

연습문제 5-2

이 연습문제는 환자의 참여와 사회 이력에 대한 정보를 얻기 위해 환자 면담 기술을 연습하기 위한 것이다. 학생들은 집단 또는 짝을 이룬다. 부록 C에는 사례 A와 B가 있다. 학생(환자 역할) 한 명은 사례 A를 읽고, 다른 학생(치료사 역할)은 참여와 사회 이력에 대한 정보를 얻기 위해 질문을 한다. 환자 역할의 학생은 치료사 역할의 학생 질문에 신중하게 대답한다. 이후 사례 B에서는 서로의 역할을 바꾼다. 빈칸에 참여(P)인지 사회이력(SH)인지를 기록한다. 관련이 없는 경우 NP로 기록한다.

❶ 환자는 2층에 있는 아파트에서 딸과 산다. 엘리베이터가 있지만 가끔 작동하지 않는다. ________

❷ 환자는 좌석이 높은 변기, 손잡이 및 샤워용 의자를 사용한다. ______

❸ 환자는 매일 밤 자동차 경주를 시청한다. ______

❹ 환자는 걷기와 서기에서 제한이 있어 현재 일을 하지 않는다. ______

❺ 수술 전, 환자는 친구방문 또는 쇼핑을 위해 2~3회 외출을 즐겼다. ______

❻ 환자는 1,000발자국 이상의 거리를 실외에서 독립적으로 걸을 수 있을 것이다. ______

❼ 수술 전 환자는 하루 종일 걷고 서야 하는 소매상 점원으로 주 3일 근무하였다. ______

❽ 환자는 10년 전부터 인슐린의존성 당뇨(IDDM)와 5년 전부터 고혈압(HTN)이 있었다. ______

❾ 환자는 상대적으로 좌식생활을 주로 하였고 규칙적인 운동을 하지 않았다고 말한다. ______

❿ 환자는 현관에 계단이 5개 있는 1층 집에 거주한다. ______

연습문제 5-3

이 연습문제는 환자의 참여와 사회 이력에 대한 정보를 얻기 위해 환자 면담기술을 연습하기 위한 것이다. 학생들은 집단 또는 짝을 이룬다. 부록 C에는 사례 A와 B가 있다. 학생(환자 역할) 한명은 사례 A를 읽는다. 다른 학생(치료사 역할)은 참여와 사회 이력에 대한 정보를 얻기 위해 질문을 한다. 환자 역할의 학생은 치료사 역할의 학생 질문에 신중하게 대답한다. 이후 사례 B에서는 서로의 역할을 바꾼다. 빈칸에 맞는 정보를 다시 기입한다.

사례 A
상황 : 외래환자
이름: Terry O'Connor **생년월일(D.O.B.):** 3/23/43 **평가날자:** 7/2/09
의뢰사유 **현재 상태:** 발병일 5/10/09년, 오른쪽 엉덩 주머니염. 오른쪽 허벅지에 약 2개월 전부터 점진적인 통증이 있는 66세의 여성으로, 점차 쑤시는 통증(throbbing pain)이 지속적으로 생김. 통증이 오른쪽 엉덩에서 무릎까지 방사. 환자는 무엇 때문인지(발병 사건) 모름. 사회 이력 참여 건강상태

사례 B

상황 : 입원환자

이름: Tommy Jones **생년월일(D.O.B.):** 5/12/89 **평가날자:** 7/2/09

의뢰사유

현재 상태: 6/15/09년 교통사고로 C7 불완전 척수손상환자(SCI). 환자는 급성관리병원에서 오늘 아침에 전원됨. 의학적 기록에 의하면 환자는 앉은 위치에서 설 때 기립성 저혈압이 발생하고 자율반사기능이상이 2회 발생함. 6/16/09년 앞쪽 목 융합술을 받음. 현재 모든 재활운동이 가능함.

사회 이력

참여

건강상태

6장

활동에 대한 문서작성

Documenting Activities

❖학습목표

이 장을 읽고 다음의 사항을 할 수 있어야 한다.

1. 활동과 기능을 설명한다.
2. 문서기록에 활동이 포함되어야 하는 관련 요인을 토의한다.
3. 문서작성 시 다양한 활동을 분류하고 확인한다.
4. 일상생활동작과 수단적 일상생활동작에 대한 활동을 적절히 분류한다.
5. 체계적인 틀을 이용하여 활동에 대해 문서작성을 한다.

1. 활동의 정의와 분류

이 장에서는 활동에 대한 분류와 문서작성을 토의할 것이다〈그림 6-1〉. ICF에 정의된 활동(activity)은 개인이 과제 또는 행동을 수행하는 것이다. 많은 치료사들이 기능, 기능적 능력, 기능적 상태, 또는 기능적 활동으로 표현하고 있다. 1장에서 토의된 것처럼, ICF는 무력화에 대해 긍정적인 접근을 하고 있다. 따라서 치료사는 개인이 수행할 수 있는 활동들을 기록해야 한다. 대부분의 경우, 문서는 기능과 관련된 능력과 제한을 다루고 있다. 그러나 ICF의 일차적인 목적은 무력화의 긍정적 측면을 담는 것이다. 이 책에서 우리는 기능과 관련된 기술, 능력, 제한에 대한 국제적인 분류로서 ICF와 동일한 개념으로 활동이란 용어를 사용할 것이다.

기능(function)이란 용어는 자신의 일상과 관련된 기술 또는 과제에 대한 수행력을 묘사하기 위해 재활 전문가들에 의해 사용되고 있다. 기능은 "개인이 고용되거나 적합하게 되기 위한 행동(Davis, 2000)"으로 정의한다. 만일 행동이 기능으로 여겨진다면, (1) 개인에게 의미가 있어야 하고 (2) 자신의 역할(예, 배우자, 부모, 직장인 등)을 하는 데 도움이 되어야 한다.

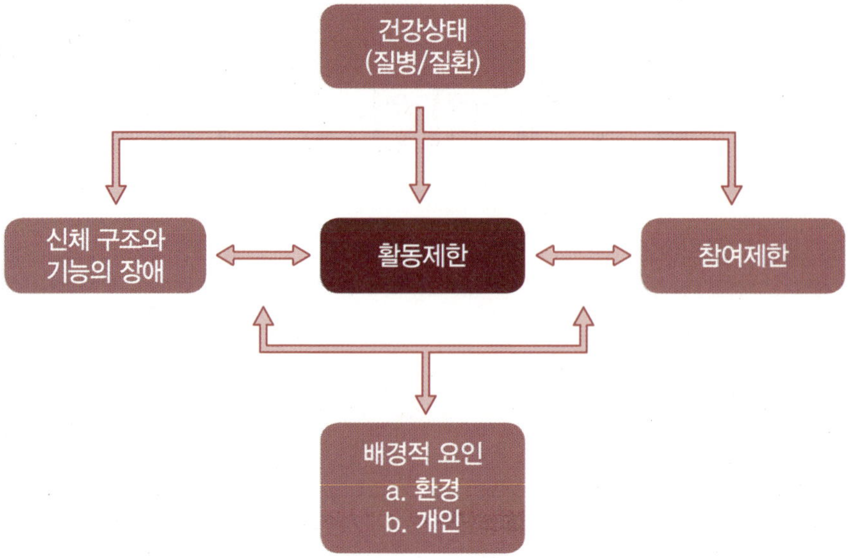

그림 6-1 이 장은 ICF 개념에 기초하여 활동에서 제한과 관련된 문서작성에 대해 다룰 것이다.

미국 물리치료사 치료행위 지침은 검사와 측정 항목들을 참여, 활동, 신체구조와 기능으로 구별하지 않고 있다. 이보다 검사와 측정은 목록을 알파벳순으로 나열한 것으로, 환자 평가를 위한 논리적 체계로서 반드시 수용해야 하는 것은 아니다(Gordon & Quinn, 1999). 지침에 제시된 24가지의 검사와 측정 목록 중 5가지는 기능적 능력을 측정하는 요소이다.

- 유산소 능력과 지구력
- 보행, 이동움직임(locomotion), 균형
- 신경운동발달과 감각통합
- 자기-관리와 집 관리(일상생활동작과 수단적 일상생활동작 포함)
- 일(직업/학교/놀이), 지역사회, 여가통합 또는 재통합(수단적 일상생활동작 포함)

보행, 이동움직임, 균형의 예처럼 이러한 범주 중 일부는 신체 구조와 기능 및 활동을 구별하기가 쉽지 않다. 걷는 것은 명확히 활동에 속하지만, 보행패턴을 상세히 기술하거나 걷기 위해 필요한 균형은 신체기능의 상해와 더 관련이 있다. 사실, 상해와 활동은 엄격히 구분되기보다는 연속성이 있는 것으로 생각된다. 〈그림 6-2〉와 〈글상자 6-1〉은 이 개념을 설명하고 있다. 연속성에 대해서는 아래에서 좀 더 자세히 설명하겠다.

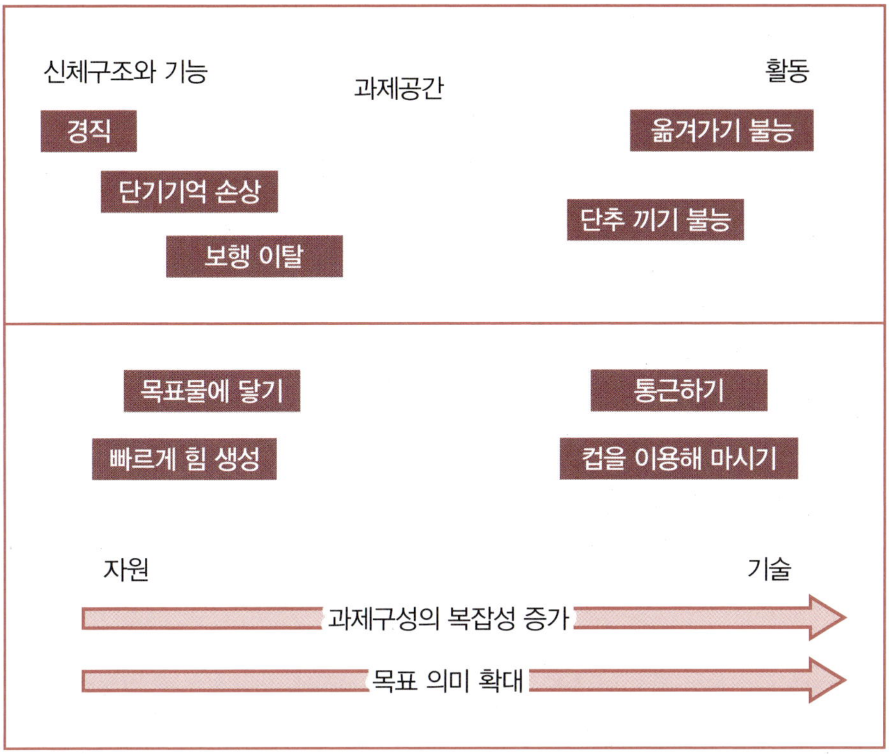

그림 6-2 과제공간은 신체 구조와 기능과 활동 사이 인터페이스를 의미한다. 과제는 과제의 목적과 속성에 따라 활동 또는 신체구조에 더 밀접할 수 있다.

〈그림 6-2〉 과제공간은 신체 구조와 기능 및 활동 사이의 인터페이스를 의미한다. 과제는 과제의 목적과 속성에 따라 활동 또는 신체구조에 더 밀접해진다.

활동은 특히 이것이 기능에 해당할 때 물리치료 문서작성에서 가장 중요한 요소가 된다. 기능적 활동의 수행력은 물리치료 서비스의 필요성을 정당화할 뿐만 아니라 시간경과에 따른 환자의 호전을 보여주는 것이다. 물리치료 측면에서, 건강상태와 이로 인한 상해는 이들 환자의 기능에 영향을 주는 한 중요하다. 기능적 활동은 환자에게 의미 있는 것이다: 걸을 수 있는가? 뛸 수 있는가? 옷을 입을 수 있는가? 물건을 잡을 수 있는가? 물리치료 중재의 일차적인 결과로서 이러한 활동에서 호전이 있어야 한다.

글상자 6-1

신체 구조/기능에서 상해와 활동 사이 회색(구분이 뚜렷하지 않은) 선

1장에서 언급하였듯이, ICF 모형은 물리치료 환자와 그들의 상태를 묘사하기 위해 다양한 측면을 제시하고 있다. 환자의 상태는 건강상태, 신체 구조와 기능, 참여, 또는 활동 측면에서 묘사할 수 있다. 이들은 구분되지 않지만 뚜렷한 특성을 가지고 있다. 이들 모두는 장애 상태를 묘사하는 것이고 서로 다른 측정체계를 가지고 있다. 더 나아가, 이들은 서로 겹쳐져 있기도 하다. 예를 들어, 상해와 활동제한 사이, 활동제한과 참여제한 사이는 평가소견의 구분이 약간 뚜렷하지 않은 측면이 있다.

상해와 활동제한 사이의 뚜렷한 구분은 수단과 목적의 차이이다. 활동은 목적 또는 목표 측면에서 묘사된다. 상해는 목적을 위한 수단을 묘사하는 것이다: 목적달성을 위해 어떤 기전을 사용하는가? 이러한 차이는 두 가지 움직임 체계(균형과 걷기)와 관련하여 설명될 수 있다.

■ 균형

균형은 구분하기 힘든 특성을 보이는 대표적인 예이다. 기본적으로, 균형은 상해수준으로 중력에 대항하여 똑바른 자세를 유지하는 능력이다. 그러나 균형은 기능적인 과제의 일부로서 평가되기도 한다. 예를 들어, 물건을 잡기 위해 바닥으로 팔을 뻗는 것 같이 30초 동안 제자리에 서 있는 능력은 어떤 측면에서 활동수준이다. 따라서 만약 균형이 목적 측면에서 묘사된다면 이것은 활동수준이다. 만일 기전 측면에서 분석된다면(예, 신체 흔들림 증가, 시각의 역할) 이것은 상해수준이다.

■ 걷기

걷기는 상해와 활동제한이 혼합된 또 다른 과제의 예이다. 치료사는 걷기를 기능적 측면에서 묘사할 수 경우도 있다. – 얼마나 걷나, 얼마나 빠르게 걷나, 얼마나 도움이 필요한가. 또 다른 중요한 측면은 보행 요소를 평가하는 것이다 – 보행 패턴. 보행분석은 상해수준에서 측정하는 것이다. 치료사는 기본적인 상해(예, 엉덩벌림근 약화)의 여부를 나타내는 보행 이탈(예, Trendelenburg 보행)을 묘사하기도 한다. 만약 보행이 목적성취 측면에서 측정된다면(거리, 속도) 이것은 기능이다. 만일 보행을 왜 목적이 성취되지 않는가 측면에서 분석한다면(예, 불충분한 무릎 굽힘) 이는 상해수준에서 보행을 묘사하는 것이다.

■ 분류

표준화된 검사와 측정을 분류하는 데 비록 여러 문제가 발생하지만, 때때로 표준화된 검사도 ICF 모형의 여러 측면을 측정하기도 한다(예, 일부 활동수준과 일부 상해수준을 측정). 분류와 구분에서 이러한 어려움은 학문적으로 보일 수 있지만, 치료사가 명확한 구분으로 문서기록을 하는 데 문제가 생길 수도 있다. 다음의 전략이 필요하다.
주제(예, 서기 능력, 균형조절)에 대한 모든 정보는 하나의 하위주제(예, 선 위치에서 균형)에 포함시킨다. 비록 특정 주제에 상해와 활동이 혼합되어 있더라도, 밀착성이 높은 중요 주제에 기록한다(예, 〈사례 6-1〉에서 서기와 앉기 능력은 균형평가에 포함되어 있음). 정보가 흩어져 있으면 읽고 이해하는 데 어려움이 발생한다. 활동 또는 상해로 분류는 작성되는 정보의 초점에 달려있다.

2. 과제수행력에 대한 문서작성하기

물리치료 중재는 종종 걷기, 쪼그려 앉기, 들기, 뻗기, 잡기 같은 특정 행동에 대한 훈련을 구체화하는 것이다. 이러한 활동들이 과제(task)이다. 치료사는 환자의 기능적 능력에 대한 측정으로서 과제수행력을 정량적 · 정성적으로 평가한다. 뻗기, 잡기, 걷기, 많은 다른 움직임 형태는 기능적 활동의 요소이지만 그 자체는 기능적 활동이 아니다. 이들은 의미 있는 목적이나 목표를 가지고 있지 않기 때문에 활동으로 간주되지 않는다. 예를 들어, 보행평가는 걷기 동안 움직임 형태를 묘사하는 것이다. 따라서 보행이탈(예, 과도한 회선움직임, 발바닥 닿기, Trendelenburg 보행)은 상해이다. 욕조를 향해 걷기와 컵을 들고 마당으로 걸어가기는 활동이다. 왜냐하면 의미 있는 목적이 있기 때문이다. 이전에 언급하였듯이, 기능은 개인에게 의미 있고 개인의 역할을 수행하는 데 도움이 되는 행동이다. 경우에 따라서 특정 기능적 활동 이외의 사항도 과제수행력에 기록한다. 예를 들어, 치료사는 팔 뻗기 또는 평행봉에서 한 발 떼기를 환자의 능력으로 기록한다. 문서작성을 위해 이러한 과제의 요소들을 활동영역에 기록하는 것이 합리적이다.

과제는 활동과 신체 구조와 기능 사이에 있는 것이다(〈그림 6-2〉 참조). 활동에 영향을 미치는 일차적인 상해는 과제를 수행하는 동안 사용되는 움직임 형태와 전략에 대한 평가를 통해 관찰할 수 있다. 과제평가는 많은 기능적 기술을 연결하는 역할을 한다. 예를 들어, 쪼그려 앉기 능력은 욕조에 들어가기부터 바닥의 물건 줍기까지 여러 행동에서 중요한 과제이다. 중요한 것은 활동에 영향을 미치는 다양한 상해에 대한 심도 있는 이해를 위해 치료사가 과제분석을 해야 한다는 것이다. 따라서 과제에 대한 문서작성에는 어떻게 움직임이 수행되는가와 기능적 수행력에 상해가 미치는 영향이 무엇인가에 대한 정보가 포함될 수 있다.

비록 과제수행력에 대한 평가는 물리치료 평가과정에서 중요한 측면이 있지만, 치료사는 상황-기반 활동평가에 우선권을 두어야 한다. 예를 들어, 팔 뻗기와 잡기 같은 과제는 먹기 또는 양치질하기 같은 기능적 활동 내에서 평가할 수 있다. 팔 뻗기와 잡기 행위를 수행하는 능력은 이들이 그 행위를 수행하는 상황에 영향을 받는다(예, 앉은 위치 또는 선 위치). 비슷하게, 보행 비정상에 대한 사정은 걷기를 수행하는 상황(예, 보도 위 걷기 또는 카펫 위 걷기)에 영향을 받는다.

3. 기능적 활동 수행력에 대한 문서작성

물리치료사의 중요한 역할 중 하나는 어떤 활동이 특정인에게 의미가 있고 이러한 활동을 독립적이고 능숙하게 수행하기 위해 얼마나 도움이 필요한지를 결정하는 것이다. 모든 가능한 활동들은 개인을 위해 중요하다. 관련된 기능적 활동들은 환자의 치료적 목적과 관련이 있고 특정 환자의 사회역할과 관련된 것들을 말한다. 기능적 활동들은 세 가지 삶의 역할로 분류할 수 있다: 개인, 직업, 여가. 일부 활동들은 모든 사람에게 중요하고 일부 활동은 특정인의 삶의 역할(예, 직업 또는 스포츠 여가활동에서 역할)에서 중요할 수 있다.

〈글상자 6-2〉는 개인, 직업, 여가와 관련된 흔한 활동들의 예이다. 개인적 활동은 일상생활동작(ADLs)과 수단적 일상생활동작(IADLs)으로 세분화할 수 있다. 일상생활동작은 일상생활에서 기본적인 과제이다-먹기, 옷 입기, 목욕하기 등. 수단적 일상생활동작은 일상적인 기능을 위해 반드시 필요한 것은 아니지만, 지역사회 내에서 기능적 독립성을 위해 중요하다-전화 사용하기, 재정 관리하기 등. 이 목록은 활동에 대한 문서작성 시 지침으로 사용된다. 치료사는 좀 더 쉽게 정보를 조직화하기 위해 하위영역을 만들어 문서를 작성할 수도 있다(〈사례 6-1〉과 〈사례 6-2〉, 〈사례 6-3〉 참조). 특정 제목하에 관련된 활동이나 과제를 묶어(예, 이동 또는 옮겨가기) 기록하는 것이 유용할 경우도 있다.

특정 상황에 맞도록 활동에 대한 문서작성을 수행해야 한다. 요양시설에 있는 환자를 위해서 활동에 대한 문서작성 시에는 일상생활동작을 중심으로 해야 한다. 이와 반대로, 작업장에 있는 환자를 위한 평가 시에는 작업 활동과 관련하여 문서작성을 해야 한다.

지역사회 또는 집으로 퇴원하려는 환자인 경우, 치료사는 각각의 환경적 상황

글상자 6-2

활동에 대한 문서작성: 개인과 직업 역할과 관련된 추천 활동 목록

■ 개인적 활동

일상생활동작

- 침상운동성
- 옮겨가기
- 옷 입고 벗기
- 용변보기
- 빗질하기
- 구강청결
- 목욕하기
- 자기-관리
- 먹기
- 이동하기
- 계단 오르기

수단적 일상생활동작

- 전화를 이용하는 능력
- 쇼핑하기
- 음식 준비하기
- 집안일
- 세탁하기
- 대중교통 이용하기
- 약물관리
- 재정관리

기타 개인적 활동(기타 가능한 분류)

- 앉는 능력
- 서는 능력
- 집 안에서 이동하기
- 휠체어로 이동하기
- 실내활동

■ 직업활동

직장/학교 활동

이러한 활동은 직업에 따라 다양한데, 아래와 같은 활동이 포함된다.

- 직장/학교까지 출근하기
- 책상에 앉아있기
- 사무실/학교에서 돌아다니기
- 글쓰기, 컴퓨터 이용하기
- 물건 들기
- 기타 특정 직업 또는 학교와 관련된 과제

■ 자원봉사/지역사회 서비스

놀이 활동

아동인 경우 '놀이'가 곧 '일'이다.

- 공놀이하기
- 뛰기
- 달리기
- 퍼즐놀이하기
- 블록 쌓기

■ 여가활동

여가활동

환자의 흥미에 따라 다양하지만, 아래 사항이 포함된다.

- 영화 보러 가기
- 친구와 만나기
- 취미(예, 우표수집 등)

레크리에이션 활동

환자의 흥미에 따라 다양하지만, 아래 사항이 포함된다.

- 운동
- 여가 스포츠 놀이

글상자 6-3

측정할 활동 선택하기

다음의 지침은 측정하고 기록해야 할 활동들을 결정하는 데 사용된다.

- **훈련환경 고려하기:** 병원, 외래, 집. 기능적 기술에 대한 문서작성 시 물리치료사의 선택에 가장 중요한 영향을 미칠 것이다. 일부 기관/병원에서는 특정 기능적 기술에 대한 평가를 의무적으로 해야 한다. 다른 팀원들과의 협력은 불필요한 시간낭비를 줄일 수 있다.
- 환자, 가족/간병인에게 의미 있는 활동 선택하기
- 현재 환자에게 가장 주요한 활동에 우선권을 부여하기
- **벤치마크(benchmark) 활동 선정하기:** 물리치료 중재의 결과로서 호전을 잘 보여줄 수 있는 활동. 환자와 환자의 학습 단계에 따라 달라진다. 옮겨가기 같은 간단한 과제는 재활 초기에 유용하고 쇼핑하기 또는 음식 준비하기 같은 복잡한 과제는 후기에 더욱 유용하다.

과 관련된 여러 활동들을 평가해야 한다. 치료사는 다음과 같은 질문을 해야 한다. "어떤 환경에서 기능적인가?" 대부분의 활동들은 서로 다른 환경에서 수행할 수도 있다. 예를 들어, 걷기 과제는 '치료실에서 걷기' 같은 조절되고 폐쇄적인 환경에서 수행할 수도 있다. 또는 '분비는 거리 걷기' 같은 가변적이고 개방적인 환경에서 수행할 수도 있다. 따라서 만약 환경적 상황이 배제된다면 걷기 과제에 대한 간략한 문서작성은 의미가 떨어진다. 치료사는 특정인에게 의미 있는 환경적 상황의 범위를 주의 깊게 평가해야 한다(Gentile의 "taxonomy of tasks"를 참조, 2000).

아동에서 기능적 기술은 약간 의미가 다르다. 아동시기를 거치면서 아동에게 영향을 미치는 환경과 활동들은 크게 변한다. 초기 아동기인 경우, 아동들은 다양한 환경(예, 놀이터, 놀이집단, 차에 타고 내리기 또는 대중교통 이용하기)에 대한 접근이 필요하다. 그리고 아동들은 계단 오르기, 바닥에서 일어나고 앉기, 걷기와 같은 과제들을 이러한 환경 내에서 수행한다. 아동이 성장함에 따라 학교환경은 더 중요해진다. 아동들은 도서관 책장에서 책 가져오기, 점심 도시락 운반, 복도 돌아다니기와 같은 활동들을 수행한다.

게다가 비록 아동들이 일반적으로 성인과 같은 비슷한 개인적 역할들(예, 목욕하기, 옷 입기, 먹기와 이동하기)을 수행하지만 아동들의 놀이와 여가활동들은 분명히 다르다. '놀이 기술'에는 아동의 놀이와 여가활동이 포함된다. 특히 어린 아동인

경우 더욱 그러하다.

물리치료에서 이와 같은 기술들은 흔히 대동작 기술(gross motor skill)로 분류한다. 아동평가에 대한 문서작성에는 흔히 대동작 기술 영역이 포함되어 있고 자조 기술 영역이 따로 있다.

(1) 문서작성을 위한 활동 선택하기

물리치료사는 다양한 활동제한을 문서로 작성한다. 환자는 개인적 · 직업적, 그리고/또는 여가활동에서 활동제한이 있을 수 있다. 치료사는 어떤 활동제한을 문서로 작성할지를 선택해야 한다. 경우에 따라 특히 일상생활동작과 수단적 일상생활동작을 평가할 때 작업치료사가 함께 참여하기도 한다. 이 경우 물리치료사와 작업치료사는 중첩되는 부분을 피하기 위해 서로 협력작업을 통해 문서를 작성해야 한다.

물리치료사만 있는 경우, 많은 기능을 평가하고 기록하는 것이 불가능하고 불필요하게 시간을 낭비하는 것이다. 이 경우, 현재 환자에게 중요한 기능에 우선권(prioritize)을 부여하여야 한다. 예를 들어, 심한 뇌손상이 있고 일어서기와 앉기만을 배울 수 있는 환자는 손상 전에 수행했던 개인적 · 직업적 활동과 여가활동에 대한 모든 기능들을 수행할 수 없을 것이다. 이 환자에 대한 문서는 주로 기본적인 일상관리기술 위주로 작성해야 한다. 치료사 환자가 머리손상으로부터 점차 회복됨에 따라 수단적 일상생활동작과 직업 활동과 관련된 다른 형태의 기술들을 평가하고 기록해야 할 것이다. 반대로, 어깨둘레띠 힘줄염이 있는 환자는 기능적 활동에서 약간의 제한이 있을 수 있다. 이 환자는 일상생활, 직업, 대부분의 여가활동을 수행할 수 있을 것이고, 다만 여가 스포츠 활동 참여에 제한이 있을 수 있다.

활동에 대한 문서작성의 목적은 환자의 상태를 묘사하는 것이고, 차후 시간경과에 따른 기능 향상을 기록하는 것이다. 대부분의 경우, 많은 기능적 활동들이 측정되는데, 치료사는 벤치마크(benchmark, 〈글상자 6-3〉)로 사용할 수 있는 몇몇 활동에 대한 수행력을 선택하고, 측정 및 기록을 할 수 있다. 이러한 활동들은 치료경과에 따른 지표로 사용한다. 치료사는 환자에게 의미가 있고 중재의 효과를 잘 보여줄 수 있는 벤치마크를 주의 깊게 선택해야 한다.

(2) 활동제한 여부에 대한 문서작성

치료사는 환자가 활동제한이 없지만 만약 중재를 하지 않으면 차후에 제한을 유발할 수 있는 상해들이 있다고 기록할 수도 있다. 현재의 의학적 상태 때문에 찾아온 환자 또는 의뢰인을 위해, 치료사는 숙련된 중재를 위한 활동제한을 확인해야 한다. 만일 활동제한이 없다면, 치료사는 왜 숙련된 서비스가 필요한지를 물어봐야

FIM 수준
도움 필요 없음
7 완전 독립(시간, 안전)
6 수정 독립(장비)
도움 – 수정 의존
5 감독(대상자=100%)
4 약간 보조(대상자=75% 이상)
3 중간 보조(대상자=50% 이상)
도움 – 완전 의존
2 최대 보조(대상자=25% 이상)
1 전체 보조 또는 검사 불가(대상자=25% 미만)

그림 6-3 기능독립성 측정(FIM)에 근거한 보조수준의 정의. FIM은 다양한 영역에 대한 7점 척도로 보조수준을 측정한다.

수단적 일상생활동작 각 활동에 적절한 박스에 체크를 하시오			
활동	도움 필요 없음	일부 도움 필요	전혀 수행할 수 없음
1. 전화 사용하기			
2. 도보거리 넘는 장소 가기			
3. 상점 쇼핑하기			
4. 음식 준비하기			
5. 집안일 또는 간단한 수리하기			
6. 세탁하기			
7. 약 먹기			
8. 돈 관리			
전체 점수 : ____=	(_ × 2 =)_ +	(_ × 1 =)_ +	0

그림 6-4 이러한 표는 다양한 수단적 일상생활동작을 수행하는 데 필요한 도움수준을 기록하는 데 유용하다.

표 6-1 기능적 수행에 대한 문서작성을 위한 기술-기반 모형

기술요소	정의	예	문서작성 예
일관성	매번 또는 매일 시도마다 반복적으로 기술을 성공할 수 있는 능력	• 목표 성취률(성공횟수/시도횟수) • 주당 수행한 날(일/주) • 정확성(오류에 대한 공간적 측정) • 정확성(오류 회수)	환자는 남편이 준비만 해주면 미끄럼판을 이용하여 침대에서 휠체어로 5회 시도하여 3회 성공한다.
유연성	다양한 상황에서 기술을 수행할 수 있는 능력	• 장비의 높이, 표면, 위치 • 환경(예, 개방 또는 열린) • 한 번에 2과제를 수행하는 능력	난간을 이용하여 환자는 6계단(8인치 높이)을 오를 수 있다; 난간을 이용하여 10인치 높이 계단을 오르는 동안 발의 위치에 대한 구두 지시가 필요하다.
효율성	특정 에너지 소비(심장혈관과 근육뼈대 측면) 수준 내에서 기술을 수행할 수 있는 능력	• 과제 완성 시간 • 과제 완성 거리 • 움직임 속도 • 심장박동수, 호흡률, 또는 혈압의 변화	환자는 심장박동수가 100회까지 오르면서 14.2초 내에 침대에서 욕실(10피트 거리)로 이동할 수 있다.

한다. 예를 들어, 어깨관절의 가동범위가 줄어든 노인 환자가 물리치료를 위해 의뢰될 수 있다. 노인은 기능적 활동을 수행하는 데 제한이 없지만 어깨 벌림과 굽힘이 상당히 제한(상해)되어 있다. 치료사는 차후의 가동범위 상실을 방지하고 어깨 근력을 유지하기 위해 치료적 운동과 가동범위 운동을 교육할 것이다. 그러나 관절 가동범위의 상해가 결국 참여제한이나 활동제한을 유발하지 않는다면, 의료보험 관계자에게 물리치료서비스의 정당성을 제기하기 어려울 수 있다.

많은 치료사들이 참여제한과 활동제한을 방지하기 위해 중재를 제공한다. 비록 이러한 서비스에 대한 의학적 정당성을 제시하기 힘들지만, 그럼에도 불구하고 물리치료 중재는 필요하다. 예방적 중재는 물리치료에서 중요한 부분이다. 그러나 아직 의료보험관계자들은 이에 대한 의료비용을 지불하지 않을 것이다. 따라서 치료사는 만약 기본적인 병리적 상태 또는 상해들이 처치되지 않으면 발생할 수 있는 잠재적인 활동제한과 참여제한을 문서로 작성해야 한다. 사실, 이러한 문서작성은 표준적인 관리로서 예방적 물리치료의 역할을 정당화하는 데 도움이 될 수 있다.

4. 활동에 대한 측정

(1) 보조수준

기능적 활동은 다양한 수준에서 측정할 수 있다. 활동수행력에 대한 가장 간단한 측정은 목적이 성취되었는가를 알아보는 것이다. 이 질문에는 보조수준(level of assistance)이 포함될 수 있다–필요한 과제를 성공적으로 수행하기 위해 얼마나 보조가 필요한지 또는 어떤 보조장치가 필요한지? 보조수준은 일상생활동작을 수행하는데, 치료사 또는 간병인에 의해 제공되는 보조가 몇 %인지를 결정함으로써 측정한다(O'Sullivan & Schmitz, 2006). 기능독립성 측정(functional independence measure, FIM)은 일상생활동작에서 보조수준 정도를 측정하는 데 사용되는 도구로서, 1점은 전체 보조이고 7점은 완전 독립을 의미한다. 이 도구는 재활분야에서 보조수준을 측정하기 위해 가장 일반적으로 사용되고 있다. 〈그림 6–3〉에는 보조수준과 이에 대한 설명이 제시되어 있다.

Lawton과 Brody(1969)가 개발한 도구는 수단적 일상생활동작을 측정하는 데 사용되고 3점 척도로 되어있다: 보조 필요 없음, 일부 도움이 필요, 전혀 수행할 수 없음. 〈그림 6–4〉에는 이 도구의 목적과 표 양식이 제시되어 있다.

(2) 기술–기반 사정

목적성취와 보조수준은 개인의 기능적 활동을 평가하는 데 있어 상대적으로 작은 요소이다. 대부분의 경우, 활동에 대한 문서작성(일상생활동작, 수단적 일상생활동작, 또는 다른 활동들)은 간단한 질적 사정과 보조수준을 넘어 일부 기술적 요소도 평가한다. 기술(skill)은 일관성 있고, 유연하고, 효율성 있게 원하는 결과를 성취하는 능력을 말한다. 〈표 6–1〉은 기능적 활동에 대한 평가를 위한 기술–기반 모형의 개요이고, 기능적 활동에 대한 문서작성의 예이다.

측정하기 위해 치료사가 선택하는 기술 측면은 과제와 환자의 기술수준에 달려있다. 만일 환자가 과제를 수행하기 위해 높은 수준의 보조가 필요하다면, 기술–기반 사정은 제한적일 수 있다(〈사례 6–1〉 참조). 더 나아가, 기술에 대한 문서작성은 다음의 요소 중 하나 또는 전부가 포함될 수 있다: 일관성, 유연성, 효율성. 예를 들어, 기술학습의 초기인 경우 보조수준과 수행에 대한 일관성은 효율성과 유연성보다 가치 있는 측정일 수 있다. 이러한 측정은 수준 높은 기술이 완성될 때까지 의미가 없을 수 있다.

5. 표준화된 검사와 측정

다양한 형태의 표준화된 검사와 측정이 기능적 기술을 평가하기 위해 사용되고 있다. 〈표 6-2〉는 기능적 수행력을 평가하기 위해 흔히 사용하는 도구들이다. 여러 책들이 이들 도구의 목적과 사용방법들을 자세히 묘사하고 있다(물리치료지침, 2001; Cole, 1995; Enderby, John & Petheram, 2006, Lewis & McMerney, 1994; Lewis & McNerney, 1997).

5장에서 언급하였듯이, 많은 표준화된 사정도구들은 ICF 모형의 여러 수준을 측정한다. 예를 들어, 어떤 검사들은 상해와 활동을 측정하는데, Berg 균형척도가 한 예이다(Berg 등, 1992). 이 척도는 상해수준에서 서기 균형을 측정하고(예, 눈감고 한 발로 서기) 바닥에서 물건 줍기 같은 활동수준도 측정한다. 〈표 6-2〉에 있는 검사들은 기본적으로 기능적 활동들을 측정하고 있지만 참여 또는 상해 요소들도 포함되어 있다.

표준화된 기능적 측정은 물리치료 문서작성에서 중요하다. 그러나 환자와 관련된 특정 활동들을 평가하기 위해서만 사용되는 것은 아니다. 만일 표준화된 검사가 평가의 일부로서 수행된다면, 치료사는 평가보고를 위해 총점을 기록하고 채점표를 첨부할 것이다. 평가보고서에 모든 검사의 결과를 기록하는 것은 너무 번거롭다. 따라서 치료사는 검사에서 중요한 요소 또는 간략한 요약만을 선택하여 기록할 수 있다(〈사례 6-3〉 참조).

표 6-2 활동측정을 위해 흔히 사용되는 표준화된 도구

측정도구	대상/상황	목적
Acute Care Index of Function(ACIF) (Van Dillen & Roach, 1988)	급성기 병원 환자	급성기 상황에서 기능적 상태를 측정하기 위해 고안된 20개 항목. 항목들은 4가지 범주로 구분: 정신 상태, 침상이동성, 옮겨가기, 운동성(휠체어와 이동)

Barthel Index (Mahoney & Barthel, 1965)	재활센터	개인 일상적 기능을 측정하기 위한 10가지 항목; 특히 일상생활동작과 운동성
Cincinatti Knee Rating Scale Function Assessment(CKRS) (Barber–Westin 등, 1984)	무릎 통증 또는 기능이상 환자	스포츠에서 참여를 위해 중요한 6가지 능력에 기초한 기능적 사정(걷기, 계단 이용하기, 쪼그려 앉기와 무릎 꿇기, 직선달리기, 점프하기, 착지하기, 축 돌기와 빠른 방향 전환)
Emory Functional Ambulation Profile (EEAP) (Wolf 등, 1999)	일반 재활	다양한 환경에서 걷기능력 평가
Functional Independence Measure (FIM) (Keith 등, 1987)	재활센터	18가지 기능적 과제 대해 7점 척도로 보조수준 측정. 기능과 재활결과에 대한 기초자료를 제공하기 위함
Instrumental Activities of Daily Living (Lawton & Brody, 1969)	일반	0~2점 척도로 8가지 수단적 일상생활동작을 측정
Jebsen test of hand function (Jebson 등, 1969)	정형적 손과 상지 상해	표준자료를 통해 pegboard 시 걸리는 시간 측정; 기본적으로 조작과 뻗기를 측정
Motor Assessment Scale (MAS) (Carr & Shepherd, 1998)	뇌졸중	7가지 기능적 과제의 수행력 측정. 과제를 수행하는 움직임 형태에 근거하여 점수 부여
Outpatient Physical Therapy Improvement in Movement Assessment Log(OPTIMAL) (Guccione 등, 2005)	외래센터	다양한 기능적 활동 요소로서 필요한 21가지 움직임을 수행하는 데 있어 자신감과 어려움 정도를 측정
6–minute walk test (6MWT) (Guyatt 등, 1985)	심장, 성인 신경학	6분 동안 빠르게 걸어서 이동한 거리를 측정
Timed up and go test (Podsiadlo & Richardson, 1991)	노인, 재활, 낙상위험사정	의자에서 일어나 3미터 걷고 돌아와 다시 의자에 앉는 데까지 걸리는 시간을 측정

Tuft's Assessment Performance (TAMP) (Gans 등, 1988)	재활–뇌졸중, 뇌손상	32가지의 운동성, 일상생활동작, 의사소통을 통해 운동평가. 6점 척도로 되어 있고 과제를 완성하는 데 걸리는 시간을 기록

요약

- ▶ 특정 기능적 활동 측면에서, 활동을 기록하는 것은 물리치료 문서작성에서 가장 중요한 부분이고, 물리치료 서비스의 필요성을 정당화하는 데 이용된다.
- ▶ 활동이 기능적인 것으로 간주되기 위해서는 (1) 개인에게 의미가 있어야 하고, (2) 자신의 역할을 수행하는 데 도움이 되어야 한다.
- ▶ 특정 기능은 기능이 수행되는 배경에서 분리될 수 없다. 따라서 환자의 기능 상태를 작성할 때 상황–배경을 기록하는 것은 중요하다.
- ▶ 치료사는 모든 가능한 활동들을 기록하는 것보다 환자에게 의미 있고 수정 가능한 활동들을 우선 선별해야 한다.
- ▶ 치료사는 상해 또는 건강상태와 관련된 특정 활동제한을 기록해야 한다. 예방적 관리 측면에서 잠재적인 참여제한, 활동제한; 또는 둘 모두에 대한 문서작성이 포함되어야 한다.
- ▶ 기술은 일관성, 유연성, 효율성을 가지고 원하는 결과를 성취하기 위한 능력이다. 이러한 요소들은 보조수준을 넘어서 활동에 대한 신뢰할 수 있고 측정 가능한 기록을 위해 이용된다.

사례 6-1

Setting: Home Care

Name: Maureen Smith **D.O.B.:** 5/12/48 **Date of Eval.:** 7/3/09

Health Condition

A 61 y.o. woman c̄ L-sided cerebral hemorrhage 5/14/09 with resulting R-sided hemiparesis; discharged from Rehab Center on 7/1/09 where she spent 4 wk after acute care stay at Community Hospital.

ACTIVITIES

Standardized Tests:
Barthel Index: 25/100, Motor Assessment Scale: 16/54

Bed Mobility:
Pt. rolls to R I'ly; rolls to L c̄ min A to bring R leg over. Needs mod A to position self in bed c̄ use of trapeze.

Sitting Ability:
On bed: Bed needs to be positioned so pt.'s feet are flat on floor. Able to sit for 10 min independently (limited due to reported fatigue). Unable to reach >1″ outside arm's length in all directions. *In wheelchair:* Can sit in W/C for up to 30 min; begins to lean to R side and cannot straighten self s̄ A.

Standing Ability:
Requires mod A to stand for 20 sec c̄ R AFO.

Transfer W/C↔Bed:
Uses SB to transfer from bed to W/C (toward the L side only) and back with min A to set up SB and begin initial movement on board. Completes task in approx. 1 min.

Mobility:
Pt. uses W/C as primary means of mobility in home. Can propel W/C with one-arm drive in home except into bathroom (too narrow). Outside mobility limited to propulsion on level surfaces for 5 min, c̄ HR ↑ to 110 bpm. Requires A to negotiate curbs, ramps, and uneven terrain.

Feeding:
Pt. needs A to set up plate, utensils, and cup but can eat with spoon or fork with L hand. Uses modified scoop-plate to get food onto utensil. Needs A to cut foods. Can drink using a light cup or with a straw. Self-care, grooming, and bathroom transfers: Refer to OT eval.

사례 6-2

Setting: Outpatient

Name: Rich Green **D.O.B.:** 8/2/45 **Date of Eval.:** 6/15/09

Health Condition:

Pt. is a 63 y.o. male carpenter s/p R rotator cuff repair on 4/2/09 p̄ fall from ladder (8-wk postop).

Activities

TRANSPORTATION:
Pt. able to drive up to 45 min at a time. Pt. reports pain ↑ from 2/10 at rest to 5/10 while driving >15 min. Reports needing to frequently rest R arm.

AMBULATION:
No limitations in amb. when not carrying items. Pt. is able to carry up to 3 lb item in R hand while walking for up to 1 min before reports of fatigue.

HOUSEHOLD ACTIVITIES:
Pt. is able to reach 2nd shelf (26″ above waist) in cupboard with only minimal elevation of shoulder, with pain rating of 2/10. Able to ascend/descend full flight of stairs (12 stairs) carrying only up to 5 lb (e.g., tray, laundry basket) with both hands s̄ ↑ in pain.

DRESSING:
Able to don a button-down shirt or pullover shirt I within 30 sec.

사례 6-3

Setting: Inpatient Acute Rehabilitation

Name: Kareem Patel **D.O.B.:** 3/23/35 **Date of Eval.:** 6/21/09

REASON FOR REFERRAL

Current Condition
Pt. is s/p AAA repair, 10 days postop.

ACTIVITIES

FIM Ambulation Score: 5

Ambulation:
Pt. walks within room unassisted. Requires supervision for ambulation outside room for fatigue monitoring.

Results of 6-Minute Walk Test:

Distance walked:
150 ft; surface: indoor/level/tile; **device:** rolling walker; bracing: none;

사례 6-3

Setting: Inpatient Acute Rehabilitation—cont'd

Name: Kareem Patel **D.O.B.:** 3/23/35 **Date of Eval.:** 6/21/09

assistance: CG; **supplemental oxygen used:** 2 L/m NC

BORG RATING OF PERCEIVED FATIGUE/EXERTION: 11

POSTTEST:

HR 70 bpm; BP 142/70 mm Hg; RR 24 breaths/min; O_2 saturation 91%

STAIRS:

Able to ascend/descend 6 steps c̄ CG, step to step with 1 hand on railing. HR post: 96 bpm; BP 140/82.

ADLs:

Pt. is I in all ADLs. Able to stand for up to 2 min at a time for daily care routine (brushing teeth, combing hair, shaving); takes 2 breaks in a 5-min period. IADL score 10/16.

연습문제 6-1

활동에 대한 문서작성에서 오류를 파악하여 빈칸에 더 적절한 문장으로 다시 작성하시오.

문장	문장 다시 쓰기
예시 불량한 앉기 균형을 보인다.	환자는 오른쪽으로 넘어지기 전에 두 발을 바닥에 대고 10초간 침상에 앉아있을 수 있다. 다시 기립자세를 하기 위해서는 도움이 필요하다.
❶ 50발자국 걷는다.	
❷ 가끔 보조를 통해 숟가락으로 먹을 수 있다.	
❸ 환자는 장거리 이동을 위해 휠체어를 이용하는 것이 제한적이다.	
❹ 몇 개의 계단을 오를 수 있다.	
❺ 볼을 던지지만 받을 수 없다.	
❻ 평탄하지 않은 지면을 걷는다.	
❼ 환자는 걷기 위한 동기부여가 없다.	
❽ 상의를 입는 것이 어렵다.	
❾ 느리게 걷는다.	
❿ 환자는 운전을 하지 못한다.	
⓫ 서 있는 동안 통증을 호소한다.	
⓬ 보조하에 옮겨가기를 한다.	
⓭ 환자는 다양한 크기의 상자를 들 수 있다.	
⓮ 환자는 낮은 의자에서 일어날 수 있다.	
⓯ 환자는 직장에서 장시간 앉아있기가 힘들다.	

연습문제 6-2

다음의 문장들은 병원상황에서 초기 평가보고서에 쓰인 내용이다. 만약 활동영역에 해당하지 않은 경우 N/A(적절하지 않음)로 표기하고 활동영역에 포함되는 경우 〈글상자 6-2〉에 있는 세부항목처럼(예, 옮겨가기, 이동하기) 빈칸에 표기를 하시오.

예시 환자는 옮겨가기를 위해 약간의 도움을 받으면서 침실용 변기를 사용할 수 있다. 용변보기

1. 환자는 감독하에 병원 복도에서 100발자국을 걷는다. 심장박동수는 120회까지 올라간다. ______
2. 환자는 하루 중 2/3를 앉아 있으면서 호흡곤란 없이 5분 이내에 면도와 양치질 같은 아침 활동들을 매일 수행한다. ______
3. 환자는 22초에 난간을 이용하여 한 발씩 10계단을 오르내린다. ______
4. 양쪽 무릎 폄근 근력이 4/5이다. ______
5. 환자는 20년 전부터 인슐린 비의존성 당뇨가 있다. ______
6. 환자는 감독하에 침상에서 휠체어로 옮겨가기를 수행한다. ______
7. 20분까지 병실에서 약간 보조하에 서 있을 수 있다; 피로로 제한이 있음(심장박동수 102회). ______
8. 오른쪽 무릎관절 수동관절가동범위가 110°. ______
9. 환자는 보조하에 6인치와 8인치 턱을 오르내린다. ______
10. 환자는 수술 전에 일상생활동작을 수행했다. ______
11. 상의를 독립적으로 입을 수 있다; 앉은 위치에서 하의를 입고 신발과 양말을 신는 데 중등 정도의 보조가 필요하다. ______
12. 보조하에 누운 위치에서 침상 가장자리로 앉을 수 있다. ______
13. 환자는 2파운드 이상의 그릇 나르기 또는 스토브 요리가 필요하지 않은 간단한 요리준비를 할 수 있다. ______

연습문제 6-3

다음의 직업을 위해 활동영역에 기록할 기능적 동작들을 작성하시오. 단, 환자의 개인적 삶의 역할에 합당한 활동이어야 한다.

❶ 버스기사

❷ 가정주부

❸ 대학생

❹ 행정보조

❺ 프로야구선수

7장 신체 구조와 기능에서 상해에 대한 문서작성

Documenting Impairments in Body Structure and Function

❖ 학습목표

이 장을 읽고 다음의 사항을 할 수 있어야 한다.

1. 신체 구조와 기능에서 상해를 정의한다.
2. 문서작성 목적의 범주에 따라 상해를 적절히 구분한다.
3. 적절한 용어와 약어를 사용하여 간결하게 상해를 기록한다.

1. 상해의 정의와 범주

ICF 모형에 따르면, 신체구조는 기관(organ), 사지(limb), 이들의 요소에 대한 해부학적인 부분으로 정의되어 있다. 신체기능은 신체의 생리학적 기능(정신적 기능 포함)이다〈그림 7-1〉. 따라서 상해(impairment)는 신체구조 또는 기능에서 심각한 이탈 또는 상실 같은 문제이다.

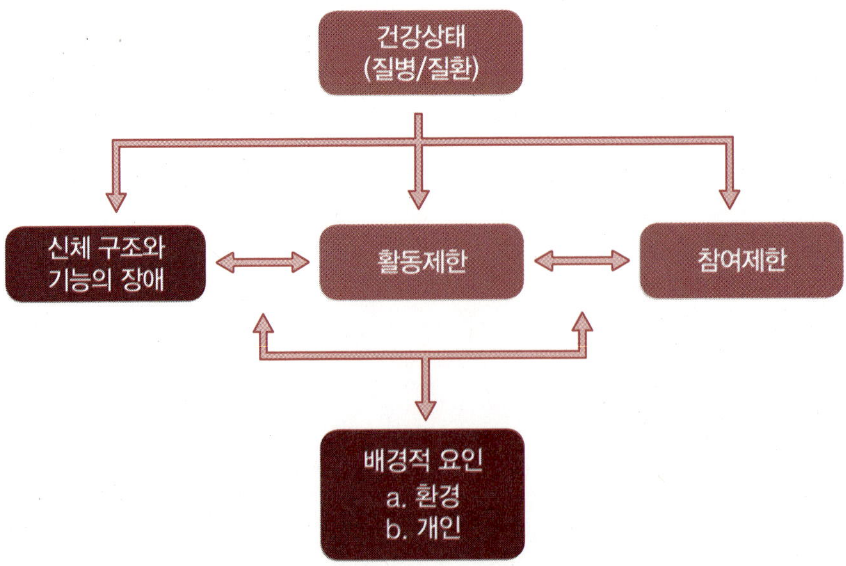

그림 7-1 이 장은 ICF 기반 신체 구조와 기능과 관련된 문서작성에 대해 다룰 것이다.

글상자 7-1

신체구조와 기능에서 상해에 대한 문서작성의 요소

다음의 지침은 측정하고 기록해야 할 활동들을 결정하는 데 사용된다.

- 유산소 능력/지구력
- 인체계측학적 특성
- 각성, 집중력, 인지
- 순환(동맥, 정맥, 림프)
- 뇌신경과 말초신경 통합성
- 인간공학 및 신체역학
- 보행, 이동움직임, 균형
- 피부계 통합성
- 관절통합성과 운동성
- 운동기능(운동조절과 운동학습)
- 근육수행력(근력, 파워, 지구력 포함)
- 신경운동발달과 감각 통합성
- 통증
- 자세
- 관절가동범위
- 반사통합성
- 감각통합성
- 환기와 호흡/가스교환

물리치료사는 근육뼈대, 신경, 심장호흡, 피부계와 관련된 구조를 포함한 폭넓은 신체구조의 기능을 평가한다. 이러한 계통을 평가함에 있어, 치료사는 환자의 활동제한 또는 참여제한에 영향을 미치는 상해의 특성과 범위를 확인하려 노력한다. 특정 환자에 대한 평가를 위해 치료사가 선택한 신체 구조와 기능은 환자의 활동제한과 기본적인 건강상태에 기초를 두어야 한다. 모든 가능한 상해에 대한 포괄적인 고려는 이 장의 범위를 넘어선 것이지만, 평가되는 상해에 대한 문서작성에서 핵심적인 측면(O'Sullivan & Schmitz, 2006 참조)만 다루겠다.

미국 물리치료 치료행위 지침(APTA, 2001)은 물리치료사에 의해 일반적으로 수행되는 검사와 측정 목록을 제시하고 있다. 24개 영역 중 18개 요소들이 상해에 대한 검사와 측정이다〈글상자 7-1〉. 6장에서 강조한 것처럼, 지침은 상해와 활동제한에 따라 검사와 측정을 체계화하지 않고 있다. 이에 대한 구분은 힘들 수 있고, 분명한 구분보다는 연속적인 개념으로 인식되고 있다(〈그림 6-2〉 참조).

상해를 분류할 때, 평가보고서 또는 경과노트에 상해기록을 체계화하는 주제어를 만드는 것이 유용하다. 지침은 물리치료에서 사용되는 검사와 측정에 대한 범주를 제공하고 있다. 이러한 주제어는 문서작성의 목적을 위해 사용하고 평가영역을 체계화하기 위한 합리적인 접근을 가능케 한다. 그러나 상해는 환자의 의학적 상태, 기관, 치료사의 경향에 따라 다양한 방법으로 범주화될 수 있다(이 장 끝부분의 예 참조).

2. 계통관찰

물리치료사는 환자의 활동제한과 그의 기본적인 건강상태에 근거하여 상해를 결정한다. 그러나 물리치료사는 기본적인 사정절차를 수행하고 이를 기록해야 한다. 이를 계통관찰(system review)이라 부른다.

계통관찰은 "환자의 심장호흡, 피부, 신경근육, 근육뼈대계의 해부학적 · 생리학적 상태 및 의사소통 능력, 감정, 인지, 언어, 학습스타일에 대한 간략한 검진"이다(APTA, 2001). 여기에는 의사소통 기술, 인지능력, 학습양식에 영향을 주는 요인이 포함된다. 또한 계통관찰에는 전형적으로 혈압과 심장박동수를 포함한 각 환자에 대한 심장혈관 선별검사와 관절가동범위 및 근력에 대한 선별검진이 포함된다. 선별검사를 통한 계통관찰 정보를 기록하는 것은 중요한데, 환자 상태의 특성에 따라 달라진다. 선별검사의 결과는 이 영역에 대해 좀 더 자세한 정밀검진이 필요한지를 아는 데 중요하다.

예를 들어, 만일 어깨 통증으로 노인이 의뢰되었다면, 다음의 계통관찰을 수행하는 것이 중요할 것이다: 혈압/심장박동수(심장혈관), 의사소통과 인지(의사소통 능력). 또한 피부사정, 상지뿐만 아니라 하지의 관절가동범위와 근력(근육뼈대), 감각변화 또는 반사(신경근육) 같은 신경학적 징후들이 일반적인 선별검사로서 평가되어야 한다.

3장과 이 장 끝 부분에 있는 사례는 환자에 따른 계통관찰 기록을 보여주는 것이다.

3. 상해에 대한 문서작성의 전략

(1) 어떤 상해에 대해 문서작성을 해야 하는지 선정하기

일반적인 접근법은 환자의 현재 상태와 관련되고 진단과 중재계획을 개발하기 위해 필요한 결과를 평가하고 보고하는 것이다. 만일 환자에게 특정 의학적 상태 때문에 상해가 발생할 위험이 있다면, 상해 유무를 문서로 기록해야 한다. 예를 들어, 말초혈관질병과 관련이 있는 심한 당뇨가 있는 환자인 경우, 조직괴사가 이러한 환자에게 발생할 위험이 높기 때문에 발가락의 피부 상태를 확인해야 한다.

(2) 상해에 대한 문서작성의 특이성

진단 또는 평가 목적을 위해 정량화되고 객관적인 상해 측정 자료가 제시되어야 한다. 치료사는 막연하고 애매한 용어를 피하면서 명료하고 정밀하게 상해를 기록해야 한다. 약간(minimal), 중간(moderate), 그리고 최대(maximal), 또는 우수(good), 양호(fair), 그리고 불량(poor) 같은 용어는 상해를 묘사하는 데 유용하지 않고 측정 가능하고 정량화될 수 있는 방법을 사용해야 한다. 〈사례 7-1〉~〈사례 7-3〉은 간결하게 평가된 사정을 기록한 예이다.

(3) 정상 소견에 대한 문서작성

신체구조와 기능에 대한 사정은 비록 소견이 음성(예, 정상)이더라도, 치료사가 수행한 모든 검사와 측정의 결과를 포함시켜야 한다. 정상 소견에 대한 문서작성은 의학적 진단과 다르거나 일치해도 기록을 해야 한다. 예를 들어, 만일 어깨 통증이 있는 환자에서 목과 어깨에서의 근력과 관절가동범위가 정상이더라도 문서로 작성하는 것은 중요하다.

때때로 치료사는 "정상" 또는 "전형적인" 소견을 나타내기 위해 두 가지 형태의 일반적인 용어, 정상 범위 내(within normal limits, WNL) 또는 기능적 범위 내(within functional limits, WFL)를 사용한다. 하지만 '기능적인 범위 내'란 용어에 대한 정의가 애매하고, 해석이 사람마다 다를 수 있기 때문에 빠른 선별검진의 결과를 묘사하는 경우를 제외하고 사용하지 않는 편이 낫다.

4. 표준화된 검사와 측정

물리치료에서 사용되는 많은 상해 관련 측정은 정량적이어야 한다. 치료사는 신뢰성과 타당성이 확보된 상해 관련 측정을 신중하게 선택해야 한다. 흔히 사용되는 표준화된 검사와 측정의 예는 〈표 7-1〉에 제시되어 있다.

표 7-1 상해에 대한 표준화된 사정

측정	대상	목적
Berg Balance Scale (Berg 등, 1992)	신경학적 문제, 노인, 균형에 문제가 있는 사람	눈감고 서기, 한 발로 서기, 돌기 같은 14가지의 균형능력을 측정

Cincinnati Knee Rating System(symptoms) (Barber-Westin 등, 1984)	무릎 기능에 이상이 있는 환자	통증, 부종, 힘 빠짐을 포함한 무릎 통증과 관련된 증상을 6점 척도로 측정
Constant Murley Score (Constant & Murley, 1987)	어깨 기능에 이상이 있는 환자	100점 척도; 35점은 환자가 보고하는 기능과 통증; 65점은 근력과 관절가동범위
Fugl-Meyer (Fugl-Meyer 등, 1975)	뇌졸중	뇌졸중 회복에 대한 Brunnstrom(1996)의 단계에 기초; 3점 척도로 구성; 운동기능, 감각, 통증, 관절가동범위가 포함
Glasgow Coma Scale (Jenntt & Teasdale, 1977)	뇌손상	세 가지 범주(눈 뜨기, 언어, 운동)에서 인지 인식과 각성에 대한 척도
Mini-Mental State (Folstein 등, 1975)	인지결핍 또는 치매가 있는 사람	기억, 회상, 언어를 포함한 인지 관련 여러 범주를 평가
NIH-Stroke Scale (Goldstein 등, 1989)	뇌졸중	신경학적 결과와 회복 정도를 사정하기 위해 사용되는 임상평가도구. 의식, 운동기능, 언어를 평가
Rate of Perceived Exertion (Borg & Linderholm, 1970)	심장호흡계 문제가 있는 사람	15점 척도로 환자 자신이 느끼는 힘듦 정도를 측정
Sports physical performance battery (Guralnik 등, 1994)	일반인, 노인 환자	5회 의자에서 일어서고 앉는 데 걸리는 시간, 8발자국 걷는 데 걸리는 시간, 발 일렬로 서기, 모아서기 같은 환자의 능력을 검진하여 균형, 보행, 근력, 지구력을 평가
Tinetti Gait and Balance (Tinetti, 1986)	신경학적 문제, 노인, 균형에 문제가 있는 사람	낙상 위험이 있는 노인을 선별하기 위해 개발됨. 8가지 과제를 통한 균형능력, 보행관련 요소를 측정. 0~2점으로 평가

5. 근력과 관절가동범위에 대한 문서작성

(1) 근력에 대한 문서작성

근력검사와 관절가동범위(range of motion, ROM) 측정은 물리치료사가 상해를 측정하기 위해 가장 일반적으로 수행하는 것이다. 두 검사는 각각 측정 각도와 근력등급을 기록한다. 비록 관절가동범위는 신뢰성이 있지만(Mayerson & Milano, 1984), 도수근력검사는 신뢰성이 떨어져(Frese 등, 1987; Escolar 등, 2001) 근력약화를 선별하기 위해 사용되는 것에 의문이 있어왔다(Bohannon, 2005). 이러한 제한에도 불구하고 도수근력검사는 근력을 측정하기 위해 지속적으로 사용되고 있다(〈사례 7-1〉 참조). 손잡이가 있는 동력측정기(handheld dynamometer) 또는 등속성 장비 같은 장비는 신뢰할 만하고 정량적인 측정치를 제공할 수 있다.

앉은 위치에서 서기검사(sit-to-stand test; Csuka & McCarty, 1985)와 기능적 뛰뛰기검사(functional hop test; Booher 등, 1993) 같은 기능적 근력검사 역시 근력과 관련된 유용한 정보를 제공할 수 있다(Davies 등, 1996). 경우에 따라서 기능적 근력 또는 운동조절이 더욱 적절한 정보를 제공한다(〈사례 7-2〉 참조).

(2) 관절가동범위에 대한 문서작성

각도로 관절가동범위를 보고하는 것은 모호함을 유발하기 쉽다. 예를 들어, 다음의 문장을 생각해보자: 무릎 폄-굽힘 관절가동범위(knee extension-flexion ROM)는 10°~150°이다.

이 경우 굽힘 범위의 끝은 명확하지만, 폄 범위의 끝은 모호하다. 이것이 무릎을 완전히 펼 수 없다는 것인지(무릎 굽힘 구축 10°) 무릎이 일반적인 상태보다 10° 넘게 펴지는 것인지 애매하다.

이 모호함은 하나의 각도로서 굽힘-폄을 기록하는 데에서 발생한다. 이렇게 기록하는 것도 받아들일 수 있지만(Reese & Bandy, 2002 참조), 모호함을 피하기 위해 각각의 움직임을 분리하여 기록하는 것이 가장 좋은 방법이다.

무릎 굽힘 0°~150°
무릎 폄 0°~10°

위와 같이 기록하는 것이 애매함을 피하는 방법이다. 만일 무릎 굽힘 10° 구축이 있는 경우라면 아래와 같이 표현한다.

무릎 굽힘: 10°–150°

무릎 폄: –10°

관절가동범위는 항상 범위로 표현한다는 것을 주의해야 한다(예, 0°–150°). 하지만 정상 범위에 미치지 못하는 경우는 하나의 측정치만(–값) 기록한다(〈사례 7–1〉과 〈사례 7–2〉를 참조).

두 번째 문제는 표현된 가동범위가 능동(active)인지 수동(passive)인지 혼돈이 있다는 것이다. 일반적으로 특별한 표시가 없으면 수동 관절가동범위를 의미한다. 만약 능동인 경우는 '능동'이라고 표기해야 한다.

(3) 표와 점검표 사용하기

표와 점검표는 많은 자료를 관리하는 데 유용하다. 이러한 양식은 초기 평가보고서에 부록으로 첨부되어 있다. 이 방법은 작성하기에 성가신 관절가동범위 또는 도수근력검사 같은 측정을 기록하는 데 유용하다(부록 D 참조). 적절한 소견이 초기 평가노트에 기록되는데, 이를 통해 읽는 사람은 한눈에 정보를 얻을 수 있게 된다.

만일 이러한 양식을 사용한다면, 치료사의 허락 없이 다른 사람이 평가내용을 수정하지 않도록 빈칸 없이 기록해야 한다. 또한 빈칸으로 남아있으면 읽는 사람은 이에 대한 이유를 알 수 없게 된다. 따라서 치료사는 다음의 중의 하나를 기록하는 것이 필요하다.

① 검사결과, 검진소견, 또는 임상적 의견

② N/T(not tested; 검사하지 않음)는 이 항목이 검사되지 않음을 의미한다. 노트에 이 표기는 검사되지 않았거나 나중에 검사할 경우에 사용된다(예, N/T 시간 제약으로 검사하지 않음–11/09/11에 검사할 예정).

③ N/A(not applicable; 적용되지 않음)는 검사 이 환자에게 적절하지 않은 경우에 사용되는 것이다. 치료사는 왜 적용되지 않는지를 작성해야 한다(예, N/A–현재 이 환자는 인공호흡기를 착용하고 있고 의식이 없음; 침대 밖으로 이동할 수 없음).

6. 통증에 대한 문서작성

통증은 임상현장에서 치료사들이 가장 흔히 접하는 문제이다. "환자는 오른쪽 어깨에 통증이 있다고 말한다."라고 단순하게 기록하는 것은 충분하지 않다. 이보다는 통증 증상을 세세하고 완벽하게 기록해야 한다. Bickley와 Hoekelman(1999)은 7가지의 지침을 제시하였다. 이를 기준으로 아래와 같이 통증 증상을 기록해야 한다.

① **위치(location)**: 어디가 아픈가? 방사가 있는가? 위치가 명확한가 아니면 정확한 위치를 모르겠는가? 해부학적 용어 또는 그림을 이용하여 통증의 위치와 정도를 표시한다. 대부분의 병원에서는 신체도면(앞과 뒤)을 이용하여 통증의 위치를 표기한다. 환자가 신체도면에 직접 표기하는 것이 가장 좋다(부록 D 참조).

② **질(quality)**: 느낌이 어떤가? 통증감각의 속성은 매우 다양하다. 예를 들어, 날카롭거나(sharp), 타는 듯(burning), 찌르는 듯(stabbing), 쑤시는 듯(aching), 또는 두근거리는(throbbing) 느낌이 있을 수 있다. 따라서 환자에게 통증을 물어보고 환자 자신의 표현으로 통증을 기록하는 것이 좋다.

③ **심각성(severity)**: 얼마나 아픈가? 통증감각의 강도는 숫자척도(0, 통증 없음 ; 10 가장 아픔) 또는 시각유추척도(visual analog scale, VAS)를 이용하여 평가 하는 경우가 많다(부록 D 참조).

④ **시기(timing)**: 언제 통증이 시작되었는가? 언제 어떻게 발생했는가? 점점 나빠지는가 아니면 나아지는가?

⑤ **악화 또는 완화 요인**: 움직임이나 활동 또는 휴식에 의해 통증이 어떤 영향을 받는가?

⑥ **통증이 발생하는 상황**: 통증을 유발하는 특정 환경, 개인적 활동, 감정 상태, 또는 기타 상황이 있는가?

⑦ **관련된 증상**: 통증 시 다른 증상이 있는가?

> 예시: 환자는 걷는 동안(편안한 보행에서 3/10) 오른쪽 무릎(무릎뼈 가운데)에 날카롭고 찌르는 듯한 통증을 호소한다. 통증은 빨리 걸으면 증가하는데, 달리기 시 가장 심하고(8/10) 휴식 시 없어진다. 3개월 전에 통증이 시작되었다. 점점 심해지고 있으며 현재 통증 때문에 운동과 여가 스포츠 참여가 힘들다.

초기 평가에 대한 문서작성을 위해, 위의 5가지 사항은 항상 기록해야 한다. 그러나 때에 따라 모든 특성을 기록해야 하는 것은 아니다. 예를 들어, 상황과 관련 증상이 환자에 따라 명확하지 않을 수 있으므로 반드시 문서로 작성해야 하는 것은 아니다. 경과노트 또는 치료노트를 작성할 때 특히 변화가 없다면 치료사가 이것들을 기록하는 것은 번거로울 수 있다. 치료노트인 경우, 만일 다른 통증의 특성이 그대로이면, 시각유추척도 또는 숫자척도만을 기록할 수도 있다.

아동과 언어가 다른 환자인 경우 통증의 형태와 강도를 알아보는 것은 어렵다. 이 경우, 흔히 얼굴표정으로 측정하고 기록하게 된다. Wong-Baker의 얼굴 통증 척도는 신뢰성과 타당성이 있는 것으로 보고되었다(Wong & Baker, 1988; 부록 D 참조).

요약

- ▶ 상해-중심 내용은 검사와 측정 주제 아래에 작성한다.
- ▶ 치료사는 환자의 현재 상태와 관련된 주요 신체계통에 대한 계통관찰 내용을 기록해야 한다.
- ▶ 상해에 대한 문서작성 시 모든 검사와 측정에 대해 기록해야 하지만, 특히 관찰된 활동제한 또는 참여제한을 초점으로 작성해야 한다.
- ▶ 가능하다면, 상해에 대한 내용은 정량적으로 작성해야 한다. 표준화된 검사와 측정을 이용하는 것은 신뢰할 만한 방법이다.

사례 7-1

Setting: Outpatient

Name: Jose Rodriguez **D.O.B.:** 12/29/86 **Date of Eval.:** 2/25/09

CURRENT CONDITION:
22 y.o. male college student c̄ medical diagnosis of R partial ACL tear 2/22/09.

IMPAIRMENTS

SYSTEMS REVIEW:
Skin intact. No evidence of cardiovascular problems; HR 60; BP 120/78. Cognition and communication intact.

Measure	Left	Right
PROM		
Knee ext	0~10 °	–5 °
Knee flex	0~145 °	5~120 °
Strength (manual muscle tests)		
Knee ext	5/5	4/5
Knee flex	5/5	4/5
Reflex integrity		
Patellar tendon	2+	2+
Achilles tendon	2+	2+
Special tests		
	–Lachman	+Lachman (grade 2 with firm end point)
	–Pivot shift	+Pivot shift (grade I)
Anthropometric characteristics		
Inferior pole of patella	34.0cm	35.0cm
Superior pole of patella	35.0cm	36.0cm
3 cm proximal to superior pole of patella	36.5cm	37.5cm
15 cm proximal to superior pole of patella	43.0cm	42.5cm

INTEGUMENTARY:
Moderate color and tenderness along the anteromedial joint line as well as MCL and medial meniscus.

PAIN:
Pain 3/10 at rest; throbbing, aching pain midpatellar region. 7/10 while ↑↓ stairs and doing any twisting motion; described as jabbing pain midpatellar region.

CINCINNATI KNEE RATING SYSTEM (SYMPTOMS):
24/40

사례 7-2

Setting: Nursing Home

Name: Marjorie Jones **D.O.B.:** 5/12/27 **Date of Eval.:** 7/3/09

CURRENT CONDITION:
Pt. is an 82 y.o. female dx PD c̄ history of multiple falls.

IMPAIRMENTS

SYSTEMS REVIEW:
HR 68 bpm; RR 15 breaths/min; BP 120/78 mm Hg.

INTEGUMENTARY:
+2 Pitting edema noted in both lower legs and feet.

POSTURE:
Forward head, thoracic kyphosis, posterior pelvic tilt, and flexion at B hips and knees in standing.

ROM:
Limited PROM as follows: B hip extension –10°; B hip flexion 10~100°; –10°; B knee extension –10°; R shoulder flexion 0~160°, ER 0~45°, abduction 0~140°; L shoulder flexion 0~140°, ER 0~40°, abduction 0~120°.

MUSCLE TONE:
Moderate rigidity (cogwheel) evident in PROM ×4 extremities, all directions.

MOTOR CONTROL:
Able to move all 4 extremities against minimal resistance. Rapid alternating movements of UEs are slowed. Resting tremor B hands; does not interfere c̄ hand fx.

SENSATION:
Intact to light touch B UEs and LEs.

GAIT/LOCOMOTION*:
25 sec. 10 m walk gait speed: 1.2 ft/sec. Tinetti Gait†*:* 5/12. Walks without an assistive device for short distances on floor (approximately 100 ft to go to nurses' station or recreation room). Pt. exhibits a shuffling gait with foot flat initial contact; takes small steps, and has a fast cadence (140 steps/min). She also has a narrow step width c̄ R foot occasionally crossing midline. Pt. demonstrates occasional freezing episodes while ambulating in room. Hips and knees are flexed, and there is no visible trunk rotation and only slight arm swing.

BALANCE
Tinetti Balance: 9/16; pt. had particular difficulty with turning and attempting to rise.

---

* Includes assessment of gait impairments and activity level measurements (e.g., walking speed distance).

† The complete scoring sheet for the Tinetti Gait and Balance tests would be included as part of the documentation, typically attached to the evaluation report.

사례 7-3

*Setting: Hospital Inpatient**

Name: Gareth Jones **D.O.B.:** 6/12/38 **Date of Eval.:** 8/2/09

CURRENT CONDITION:
Pt. is a 71 y.o. male c̄ dx PD c̄ h/o frequent acute exacerbations.

Impairments

SYSTEMS REVIEW:
ROM no limitations noted. B UE and LE; pt. is communicative and alert and oriented ×3. HR 130 bpm; RR 20 breaths/min; BP 148/88 mm Hg.

VENTILATION/RESPIRATION:
Dyspnea, wheeze, productive cough (mucopurulent sputum); chest pain left side. Use of accessory muscles of inspiration, hyperinflated chest, Hoover's sign, peripheral cyanosis, raised jugular venous pressure, pursed-lip breathing.

PALPATION:
Limited thoracic expansion, decreased movement noted at the left lower zone, vocal fremitus on left.

PERCUSSION:
Hyperresonant ++ all zones although ↓ resonance (dull) left base.

AUSCULTATION:
Fine crackles and wheeze all zones, c/o plural rub left base.

TEST RESULTS:
Spirometry: FEV_1<40%. Arterial blood gases: pH 7.28, PaO_2 8 kPa, PCO_2 7.5 kPa, HCO_3^- 32 mmol/L, base excess +4 (F_iO_2 0.28). Chest radiograph: hyperinflated thorax, flattended diaphragm, consolidation/ pleural effusion left base.

INTEGUMENTARY:
Peripheral pitting edema noted in B LEs BK.

AEROBIC CAPACITY:
Unable to stand due to breathlessness.

* Note that in this example some different headings than those recommended by the Guide to Physical Therapist Practice are used. Therapists should choose headings that best fit the clinical setting in which they are working.

연습문제 7-1

다음의 문장은 평가보고서에서 상해 부분을 기록한 것이다. 빈칸에 적절한 상해 범주를 기입하시오. 〈글상자 7-1〉을 참조하시오.

상해문장	상해범주
❶ 오른쪽 팔꿈치관절 수동적 굽힘 0~60°	________
❷ 걸음걸이의 차이를 보이면서 걷고, 오른쪽 다리의 체중지지 시간이 증가	________
❸ 양쪽 무릎 밑의 감각이 온전함, 10/10 반응	________
❹ 간이 정신상태검사 점수 19/30 (인지사정)	________
❺ 양쪽 상지 능동관절가동범위 – 제한 없음.	________
❻ 오른쪽 얼굴신경 온전함.	________
❼ 왼쪽 무릎 둘레: 10″; 오른쪽 무릎 둘레: 9.25″	________
❽ 10분 앉아있는 동안 허리 통증 정도 5/10, 쑤시고/두근거리는 통증으로 표현	________
❾ 양쪽 하지와 몸통 피부 정상	________
❿ Berg 균형척도 점수 = 31/56, 낙상 고위험을 의미	________
⓫ 통증성(antalgic) 보행을 보임.	________
⓬ 양쪽 무릎힘줄반사 2+	________
⓭ 청진 시 양쪽 폐 영역 정상	________
⓮ 앉은 위치에서 유발폐활량 측정 최대 부피=1,750mL	________
⓯ 환자는 머리가 전방으로 이동되고 허리가 편평함.	________
⓰ 환자는 정신이 온전하고 지남력이 있음(사람과 장소).	________
⓱ 1.0m/s로 5분 걷는 동안 심장박동수가 110회까지 상승	________
⓲ 왼쪽 발목 고유감각이 손상, 2/8 반응	________
⓳ 오른쪽 악력이 15kg	________
⓴ 눈 움직임, 부드러운 추적, 시야가 정상 (뇌신경 2, 3, 4, 6번)	________

연습문제 7-2

상해에 대한 문장에서 오류를 확인하고 빈칸에 적절한 표현으로 다시 기록하시오. 이 장 끝에 있는 사례를 참조한다.

문장	문장 다시 쓰기
예시 불량한 앉기 균형을 보인다.	환자는 균형상실 없이 10초를 초과하여 설 수 없다.
❶ 감각손상이 있다.	
❷ 관절가동범위가 중등 정도 제한이 있다.	
❸ 환자는 몹시 괴로운 통증을 호소한다.	
❹ 환자는 왼쪽 다리에 부종이 있다.	
❺ 계단을 올라갈 때 환자는 심장박동수가 상당히 올라간다.	
❻ 환자의 반사는 항진되어 있다.	
❼ 환자는 무슨 일이 있는지 알지 못한다.	
❽ 환자는 비정상적인 보행 형태를 보인다.	
❾ 환자는 지구력이 불량하다.	
❿ 환자는 왼쪽 무릎 통증이 있는 채로 걷는다.	

8장 사정에 대한 문서작성: 요약과 진단

Documenting the Assessment: Summary and Diagnosis

❖ 학습목표

이 장을 읽고 다음의 사항을 할 수 있어야 한다.

1. 진단을 확립하고 문서를 작성하는 데 있어 물리치료사의 역할을 기술한다.
2. 평가보고서에서 사정 부분의 특징을 기술한다.
3. 각각의 상황에 따라 적절히 사정을 작성한다.

이 장에서는 물리치료사에 의한 초기 평가 중 사정 부분을 다루겠다. 사정(assessment)은 초기 평가에서 중추적인 부분이다. 물리치료사는 치료되어야 하는 주요 문제와 이들 문제에 대한 가능한 원인을 결정하기 위해 이전 부분에서 제시된 정보를 종합한다. 초기 평가에서 사정은 목표를 제안하고 이러한 목표를 달성하기 위한 계획을 수립하는 영역이다.

사정 부분에는 세 가지 목적이 있다: (1) 환자에 대한 임상 판단과 평가 요약 제공하기, (2) 의뢰된 사람에 대한 진단 확진하기, (3) 물리치료 중재의 필요성 정당화하기.

물리치료사에 의한 진단 개념은 물리치료와 의학 연속성 측면에서 중요하다. 따라서 이 장에서는 진단에 대해 설명을 하고 물리치료사에 의한 진단원리를 다룰 것이다. 이 장 끝 부분에 있는 사례는 사정 부분에 대한 문서작성의 예를 보여주는 것이다.

1. 물리치료사에 의한 진단

(1) 진단의 정의

진단(diagnosis)이란 용어는 과정과 과정의 결과를 말하는 것이다. 일반적으로, 과정으로서 진단은 원인 또는 상태의 속성, 상황, 또는 문제를 조사하고 분석하는 것이다. 결과로서의 진단은 분석을 통한 결론에 해당하는 것으로, 문제의 원인이나 속성을 규명하는 분류표시를 부여하는 것이다. 자동차 정비사는 차의 이상을 진단할 수 있고 전기기사는 컴퓨터 관련 문제를 진단할 수 있다. 의학에서, 진단은 징후와 증상을 통해 질병을 확인하는 것이다. 의학에서 진단적 분류표시는 종종 병리현상 또는 환자의 증상과 징후의 기본적인 원인일 것 같은 질병과정을 확인하는 것이다.

물리치료에서 진단은 진단이란 용어가 의사에 의해 사용되는 것이라고 일부 사람들이 믿고 있기 때문에 논쟁이 되어왔다. 사실, 일부 사람들은 물리치료사들이 환자의 상태에 대한 올바른 진단과 현대 의학에서 사용되는 무수한 검사들을 처방하고 해석하는 훈련을 받지 않았다고 주장한다. 그러나 이러한 측면은 진단에 대한 엄격한 정의(병리상태의 속성과 위치를 결정하는 행위)에 기초한 것이다. 만일 좀 더 넓은 의미(문제의 원인을 결정하기 위해 의사가 아닌 어떤 전문가에 의해 진행되는 행위)로 해석한다면, 환자가 직면하고 있는 문제의 원인을 결정하기 위해 물리치료사가 행하는 행위의 과정으로 사용될 수 있다.

진단 – 과정

귀납적 방법

- 귀납 논리 – 특정 사실 또는 사례를 통해 일반적인 원리를 유도하는 과정
- 치료사는 특정 징후와 증상으로 진단을 추정

가설 – 연역적 방법

- 연역적 논리 – 일반적 원리에서부터 특정 사례를 추정, 이전의 전제로부터 결론을 유추
- 가설 – 임의 해석, 주장 또는 조사를 위해 진실이라 여겨지는 결론, 추정
- 가설의 설정 – 임의 진단
- 현재 있어야 하는 특정 증상과 징후를 결정하기 위해 연역법을 사용
- 연역적 징후와 증상이 실제 있는지를 알아보기 위해 검사를 시행

유형 인식 방법

- 관련 기억 – 다른 환자로부터 얻은 경험과 지식을 학습: 진단적 분류표시, 관련 징후와 증상에 대한 정신적 데이터베이스
- 특정 징후와 증상의 유형을 관련 기억의 유형과 비교

그림 8-1 진단을 위한 다양한 방법들

글상자 8-1

진단과 관련된 미국물리치료사협회의 제언

물리치료사는 각 환자/의뢰인을 위한 진단을 확립해야 한다. 환자/의뢰인 관리 결정 이전에, 치료사는 물리치료가 필요한 상태인지를 결정하기 위해 진단과정을 거쳐야 한다.

진단은 문제 또는 증후군과 관련된 흔한 증상과 징후를 분류하거나 상해, 기능적 제한, 또는 장애의 범주에 따라 분류하는 것이다. 이는 진단과정의 결과로서 결정되는 것으로, 환자/의뢰인 검진 동안 수집한 정보에 대한 평가를 통해 이루어진다. 진단의 목적은 환자/의뢰인을 위해 가장 적절한 중재전략을 결정하는 지침으로 이용하기 위함이다. 진단과정 동안 구분 또는 분류를 하지 못하더라도, 중재는 증상을 줄이고 상해, 기능적 제한, 또는 장애를 개선하는 방향으로 진행해야 한다.

진단과정에는 관련된 병력 수집하기, 계통 관찰하기, 특정 검사와 측정이 포함되고 다른 전문가에 의해 수행되고 해석되는 검사의 처방이 포함될 수 있다. 진단과정에서 물리치료사의 책무는 모든 관련 자료를 조직화하고 해석하는 것이다.

진단과정을 수행함에 있어, 물리치료사는 다른 전문가로부터 추가적인 정보가 필요할 수 있다. 또한, 진단과정이 진행됨에 따라 다른 전문가와 공유해야 할 정보를 얻을 수 있다. 환자/의뢰인이 이미 진단을 받고 의뢰되었다면, 물리치료사는 진단과 일치하는 임상소견을 결정해야 한다. 만일 진단과정에서 물리치료사의 지식, 경험, 또는 전문성을 넘어선 소견이 보인다면, 다른 적절한 건강전문가에게 의뢰해야 한다.

(2) 진단과정

진단이란 용어는 모든 물리치료사들이 참여하는 과정을 말한다. 환자에게 도움이 될지를 결정하기 위해 물리적이고 주관적인 소견을 평가하는 행위이고, 만일 도움이 된다면 어떤 치료가 적절한지를 결정하는 행위이다. 진단과정에는 병력, 징후, 증상, 검진, 검사를 통해 얻은 정보에 기초한 임상적 의사결정이 포함된다. 다른 진단 방법들도 있는데, 간략히 〈그림 8-1〉에 제시하였다(참고문헌 참조).

미국 물리치료사협회인 경우는 1984년 '물리치료사가 진단의 권리가 있음을 인식하는 것이 필요하다'에서 2007년 '각 환자를 위해 진단이 필요하다'라는 입장을 발표하였다〈글상자 8-1〉. 그러나 각 주의 법에 따라 물리치료 범위 내에서 진단 또는 분류를 해야 한다.

따라서 환자가 의사에 의해 이미 진단을 받았더라도 물리치료사는 진단과정에 참여할 책무가 있다. 우선 물리치료사는 환자가 물리치료 중재에 합당한지를 결정해야 한다. 부적절한 의학적 상태를 배제함으로써 환자의 상태가 물리치료에 적절하다라는 결정을 하는 과정을 통해, 치료사는 병리상태의 속성과 심각성에 대한 진단적 결정을 하게 된다. 즉 환자의 상태가 암, 심장경색, 콩팥의 감염 등에 의해 병리상태가 발생한 것이 아니라는 결정을 확인한 후 현재 환자의 병리상태의 속성을 조사하게 된다(이를 선별과정이라 하기도 한다). 따라서 물리치료사는 비록 실질적인 진단적 분류를 결정할 수 없더라도 진단적 결정을 하기 위해 노력해야 한다. 또한, 환자가 중재에 반응하지 않을 때 환자에 대한 재사정과정을 통해 원래 진단에 대해 다시 생각해보게 하거나 중재를 수정해야만 하는 정보를 얻을 수 있을 것이다.

(3) 진단분류

비록 진단과정의 중요성에 대해 물리치료사들 사이 폭넓은 의견일치를 보이지만, 진단체계에 대한 의문이 있다. 일부 사람들은 의학적 진단과 다르게 물리치료 진단을 확립해야 한다고 주장한다. 하지만 여기에는 약간의 혼란이 존재한다. 다른 건강전문가들처럼, 진단분류는 환자 상태의 원인이라 여겨지는 기본적인 병리과정 또는 질병을 확인하는 과정으로 물리치료사에 의해 사용되어야 한다. 간혹 어떤 질병에 대한 특정 원인이 밝혀지지 않은 경우가 있다. 이 경우 진단분류에서는 서술적으로 기술해야 한단(예, 증후군). 종종 진단분류는 병리적 특이성이 부족하기 때문에, Sackett와 Hayness(2002)는 “목표 질환”으로 진단분류를 고려하는 것을 제안하였다. 즉, 해부학적 · 생리학적 · 생화학적 · 심리적 이상 측면에서 진단분류를 고려하는 것을 주장하였다. 비록 일반적으로 의뢰 의사가 진단분류를 결정하지만, 감별진단(differential diagnosis)으로 물리치료사가 진단분류를 재확인해야 하는 경우가 있다.

공통된 진단분류를 사용하는 것은 혼란을 방지하기 위한 이유 이외에도 다른 중요한 측면이 있다. 가장 중요한 것은 의사와 다른 의뢰전문가들이 물리치료에 의뢰하는 것이 적절한지를 인식해야 한다는 것이다. 만일 물리치료에서 다른 형태의 분류체계를 사용한다면 의사들은 이를 인식하지 못할 것이다. 같은 이유로 진단

근육뼈대 ⟷	신경근육 ⟷	심장혈관 호흡 ⟷	피부
광물제거 예방 자세 손상 근육수행력 손상 결합조직 손상 국소 염증 척추질병 골절 관절대치술 뼈/조직 수술 절단	낙상: 예방 신경근육발달 손상 비진행성 중추신경계 – 선천적 비진행성 중추신경계 – 성인 진행성 중추신경계 말초신경손상 급성/만성 여러신경병증 비진행성 척수손상 혼수	심폐질병 예방 상태악화 기도청결 손상 심혈관 펌프 손상 환기펌프 손상 호흡기능 상실 – 성인 호흡기능 상실 – 신생아 림프손상	피부질환 예방 얇은층 피부질환 예방 부분층 흉터 전층 흉터 뼈, 근막, 근육 손상

그림 8-2 미국 물리치료사 치료행위 지침에 의한 우선적 치료행위 유형, 2001.

(예, ICD-9 또는 ICD-10 코드)과 관련된 건강보험과 데이터베이스에서도 혼란이 발생할 수 있다.

비록 의사와 물리치료사의 진단이 대부분 다르지만, 진단절차는 유사하다. 예를 들어, 물리치료사는 전형적으로 물리치료 중재를 위해 적절하지 않은 암, 심장질병 같은 심각한 상태를 제외하기 위해 일반적인 선별검사(미국 물리치료사협회 지침에서는 계통관찰로 표현)를 거친다. 때때로 물리치료 연속성 측면에서 이러한 경우가 의뢰되기도 한다. 만일 이러한 병리적 상태가 발견된다면, 자세한 검사를 위해 관련 전문가에게 의뢰해야 한다. 이러한 상태가 있는지 없는지 확신할 수 없더라도 치료사는 적어도 이러한 병리적 상태의 가능성을 고려해야 한다. 따라서 감별진단 과정에서 사용하는 특수 검사와 측정은 평가에 자세히 기록해야 한다. 그리고 법적인 권한 내에서 이루어진 물리치료사의 소견에 근거하여 의학적 진단이 변경되어야 한다면 사정 부분에 기록해야 한다.

(4) 물리치료 진단체계

이전에 언급되었듯이, 물리치료 진단 개념은 의학적 진단이 직접적으로 물리치료 중재를 하는 데 도움이 안 된다는 믿음에서 시작되었다. 이러한 측면에서, 진단과정에는 기능이상의 분류가 포함되어 있다. 일반적인 ICF 용어로는 신체구조와 기능을 의미하는 상해수준이 있다. 그러나 비록 현재 연구들이 활동수준 위주로 진단체계를 만들고 있지만(Scheets 등, 1999; Delitto와 Synder-Mackler, 1995), 물리치료사들은 아직 일반적으로 분류체계에 동의하지 않고 있다. 현재 물리치료사를 위한 표준화된 분류체계는 2~3개가 있다.

① **미국 물리치료사 치료지침 2부**: 우선적 치료행위 유형 지침〈그림 8-2〉. 이는 물리치료사에 의해 만들어진 진단이다. 치료행위 유형에는 여러 형태의 ICD-9 진단이 포함되어 있다. 상해와 관련 건강상태에 따라 분류되어 있다.
예: 중추신경계의 진행성 질병과 관련된 운동기능과 감각통합성 손상
이것이 소개된 후, 임상에서 널리 수용되지 않고 있는 실정이다. 아마도 특이성이 부족하기 때문일 것이다. 각 치료행위 유형 내, 사용되는 검사와 측정 및 중재들이 표시되어 있다. 따라서 환자를 이 유형으로 분류하는 것은 치료계획과 임상의사결정에 도움이 거의 되지 않는다.

② **분류체계**: 물리치료사는 움직임 기능이상에 대한 적절한 진단을 개발하도록 훈련을 받은 사람이다. 많은 연구자들이 현재 뇌졸중(Scheets 등, 2007), 허리 통증 기능이상(Delitto 등, 1995; George & Delitto, 2005; Van Dillen 등, 1998), 목 통증(Fritz & Brennan, 2007) 같은 다양한 환자들을 대상으로 분류체계를 개발해왔다. 이러한 분류체계의 주요 목적은 핵심 병력과 검진을 통해 하위집단을 구분하는 것이고, 상태에 따라 하위집단이 받는 중재형태가 명확히 구분된다. 하위집단의 분류는 건강상태가 아니라 상해와 활동수준에서 소견조합으로 이루어진다.
진단에서 분류의 가장 중요한 역할은 원인을 결정하는 것이다. 대부분의 경우, 특히 근육뼈대의 문제인 경우 치료사들은 질환의 원인이 되는 움직임 또는 자세이상을 결정하거나 질환의 결과를 결정해야 한다. 현재 많은 분류체계들은 이러한 구분을 중요시한다. 다른 분류체계도는 질환에 가장 잘 반응하는 치료유형에 따라 구분하는 것이 있다.
분류체계는 아직도 상대적으로 새로운 연구영역이지만 이것이 임상의사결정에 미치는 영향은 크다. 이러한 측면에서, 개발된 분류체계가 적절한지에 대한 추후 연구를 지속해야 할 것이다.

③ **무력화체계**: Guccione(1991)은 Nagi 모형에 근거하여 상해와 기능적 제한의 상대적 관계에 초점을 두고 물리치료사에 의한 진단을 개발하였다. ICF의 틀과 용어를 채택함으로서 좀 더 세계적인 분류체계로서 역할을 하고 있다. ICF 틀 내에서 진단분류는 단지 두 수준(상해와 활동)만을 고려하는 것이 아니라 모든 수준(건강상태, 신체 구조와 기능, 활동과 참여)과 개인적 · 환경적 요인 사이의 관련성을 고려하고 있다. 권장되는 모형이지만 아직 개발해야 할 상황들이 존재한다(Norton, 2007).

(5) 진단에 대한 문서작성

물리치료사에 의한 진단을 어떻게 기술할 것인가? 물리치료사에 의한 진단과정을 요약하는 것으로 여기면 쉬울 것이다. 세 가지 측면에서 진단을 기술하는 것이 권장된다.

① **감별진단**: 건강상태 또는 목표 질환; 밝혀내야 하거나 의심되는 것

② **분류**: 만일 가능하다면, 원인, 움직임 상해, 또는 다른 계통의 문제를 세부적으로 분류하는 것이 필요하다.

③ **활동제한과 참여제한의 관련성**: 만약 치료되지 않는다면, 어떻게 건강상태가 환자의 능력과 역할에 영향을 미치는지를 기술한다.

〈표 8-1〉은 진단기술에 대한 예로서 감별진단이 제시되어야 한다. 대부분의 경우, 손상조직의 형태와 위치에 대해 세부적인 분류를 하고 있다. 특히 원인에 대해서는 세부적인 분류를 하고 있다. 건강상태와 활동 및 참여의 관련성은 명확하게 진술되어야 한다. 이 부분이 물리치료사에 의한 임상 의사결정의 핵심이다.

표 8-1 물리치료사에 의한 진단의 예

의사에 의한 진단	물리치료사에 의한 진단	조언
1. 급성 폐렴성 폐공기증으로 인한 만성폐쇄성폐질병	**급성**: 기침능력 손상으로 인해 감염과 폐의 체액이 축적될 가능성이 있는 가래에 대한 부적절한 기도청결	급성기인 경우 일차 병리상태의 원인을 악화시킬 수 있는 이차 합병증 방지가 주요 문제이다. 만성인 경우 주요 문제는 기능이

1. 급성 폐렴성 폐공기증으로 인한 만성폐쇄성폐질병	만성: 날숨조절 손상으로 인해 상지 기능적 활동 동안 지구력 저하	고 상해수준에서의 원인이다.
2. 오른쪽 무릎의 안쪽초승달 찢김	급성: 오른쪽 무릎의 부종, 통증, 관절가동범위 제한으로 인한 근육위축과 치유 장기화 만성: 오른쪽 무릎의 통증, 관절가동범위 제한, 근력약화로 인한 걷기와 계단 오르기의 어려움	급성인 경우 정형물리치료 측면에서 속성을 기술한다. 회복 초기 단계인 경우, 문제는 이차 합병증을 방지하고 치유를 촉진할 수 있는가 또는 어떻게 해로운 것 없이 손상 이전 상태로 복귀할 수 있는가이다.
3. 뼈관절염으로 인한 오른쪽 하지 관절대치술 후 상태	급성: 부적절한 가동술로 인해 합병증이 있고, 걷기와 옮겨가기 기술이 떨어지고 전반적인 근력약화 만성: 긴 시간 관절가동범위 제한과 근력약화; 지구력 저하와 걷는 기술 저하로 인한 습관적인 Trendelburg 보행이상	급성인 경우, 즉각적인 문제는 어떻게 이차 합병증을 방지하고 어떻게 환자를 움직이게 하는가이다. 또한 진단에는 가정에서의 참여문제를 다루어야 한다.
4. 왼쪽 대뇌동맥 뇌졸중	근력결핍이 있는 왼쪽 뇌졸중으로 인한 운동성과 서기 균형 손상	치료사의 견해로서 활동제한(운동성과 서기 균형 손상)에 영향을 미치는 일차 상해(근력결핍)를 확인한다.
5. 오른쪽 어깨 통증, 위가시근 힘줄염 가능성 있음	오른쪽 위가시근힘줄염을 유발하는 원인에 대한 의학적 진단이 좀 더 세분화되어야 한다. 통증, 근력약화, 가동범위 제한, 연발음으로 인한 수면과 팔들기 활동의 제한	이 경우, 의학적 진단이 비특이적이다. 의학적 진단이 좀 더 구체적이어야 한다.

6. L4-5 원반탈출로 인한 허리통증	엉덩관절 저운동성과 L4-5 과운동성이 있음; 허리 굽힘은 악화 요인임; 근육경련과 통증으로 오래 앉아 있을 수 없고 작업능력을 저해함. 치료-중심 분류: 폄 증후군	이 경우, 물리치료 검진을 통해 진단을 더욱 구체화해야 한다. 치료-중심 분류체계는 치료목적을 위해 환자를 분류하는 데 이용된다(George & Delitto, 2005).

진단 개발 절차

1. 참여(또는 잠재적인 장애)

- 왜 환자가 물리치료실 왔는가? 또는 왜 의뢰되었는가?
- 의학적 진단은 무엇인가?
- 환자가 요구하는 것, 역할, 직업, 삶의 목표가 무엇인가?
  현재의 건강상태가 이러한 것을 방해하는가? 또는 방해할 가능성이 있는가?

장애 또는 잠재적 장애 확인

2. 활동제한

- 환자의 현재와 이전의 기능 상태는 어떠한가?
- 장애를 예방하고 극복하기 위해 환자가 수행하기를 원하는 중요한 기능적 활동은 무엇인가?

기능적 문제 -중요한 기능 활동 확인

3. 신체 구조와 기능의 상해

- 왜 환자는 원하는 기능적 활동을 할 수 없는가?
- 기능적 제한의 원인은 무엇인가?
- 기능적 제한에 영향을 미치는 상해는 무엇인가?

기능적 문제와 관련 요소를 확인

4. 건강상태

- 의학적 진단이 더 세분화될 수 있는가?
- 치유 또는 회복단계는?
- 이차 상해가 발생할 가능성이 있는가?
- 다른 전문가에게 의뢰되어야 하는가?

의학적 진단, 회복 단계, 예방 필요성을 확인

그림 8-3 장애 모형의 모든 수준에서 문제분석이 포함된 물리치료 진단을 개발하는 절차

2. 사정 부분

(1) 사정의 구성

이 장에서 다루는 진단에 대한 폭넓은 토론이 필요하다. 왜냐하면 환자 문제에 대한 진단을 제시하는 것이 초기 평가 중 사정 부분이기 때문이다. 사실, 사정 부분은 임상적 의사결정과정의 결과를 제시하는 곳이다. 만일 초기 평가 중 앞부분이 잘 작성되었다면 사정 부분을 작성하는 것은 어렵지 않다. 〈그림 8-3〉은 임상적 의사결정과정을 보여주는 것이고, 이 과정을 통해 사정의 핵심요소를 확인할 수 있다.

사정을 요약진술처럼 체계화하는 것은 유용한 방법이다. 진단에 따라 핵심 문제를 드러내고 환자의 전반적인 예후 또는 물리치료를 통해 얻을 수 있는 이점에 대한 진술이 필요하다. 이렇게 해야 하는 중요한 이유 중 하나는 평가를 읽는 일부 전문가들은 바로 사정 부분을 보기 때문이다. 또한 보험회사 또는 다른 기관으로 문서를 보낼 때 요약진술을 첨부하는 것은 유용하다. 이러한 이유 때문에 이 부분에서는 약어 사용을 자제하고 명확하게 진술해야 한다.

요약 진술로 할 때, 사정 부분은 다음의 세 가지 요소를 포함시켜야 한다.

사정의 세 가지 요소

1. 요약 진술
   도입문장은 환자에 대해 간략히 진술하고 배경정보를 요약한다.
2. 진단
   먼저, 감별진단 또는 더욱 세분화된 분류와 함께 건강상태를 기술한다. 근거에 기초하여 의뢰진단에 대한 대안적 진단을 제시할 수도 있다. 마지막으로, 주요 상해로 인한 활동제한과 이로 인한 참여제한 또는 잠재적인 참여제한을 기술한다.
3. 물리치료를 통한 이점
   물리치료를 통해 얻을 수 있는 이점과 왜 치료가 합당한지 또는 부적절한지를 요약하여 진술한다.

만약 물리치료 검진을 통해 관련된 정보가 드러났다면 사정 부분은 건강상태의 속성과 위치에 대해 구체적으로 제시하기 좋은 곳이다. 회복 또는 치유 단계는 거의 항상 전반적인 사정과 관련이 있다. 또한 물리치료사는 근본적인 건강상태의 결과로 발생할 수 있는 이차적인 상해들을 인식하고 있어야 한다. 이러한 이차 상해들은 건강상태를 악화시키거나 새로운 문제를 유발할 수 있다. 이러한 위험을 사정 부분에 기술해야 한다.

또한 사정 부분은 중재의 의학적 필요성을 요약하는 역할을 한다. 만일 물리치료 중재를 위한 의학적 필요성이 있다면, 물리치료를 통해 이점이 있다는 표현보다 환자는 물리치료서비스가 필요하다는 표현으로 문서를 작성하는 것이 좋다. 이 장의 사례에서 보는 것 같이, 사정 부분에는 의학적 필요성이 제시되어 있다.

3. 사정에 대한 문서작성 시 발생하는 일반적인 오류

사정 부분 작성 시 발생하는 일반적인 오류는 대개 막연한 진술 때문이다. 예를 들어:

환자는 근력과 가동범위가 떨어지고, 이로 인해 일상생활동작에 제한이 있다.

여기에서 문제는 좀 막역한 점이다. 이 문장은 약 90% 환자에게 적용될 수 있는 것이다. 다음과 같이 더욱 명확하게 진술해야 한다.

무릎과 엉덩 폄근의 약화와 엉덩관절 폄 제한으로, 환자는 침상움직임과 옮겨가기를 독립적으로 수행하는 것에 제한을 보인다.

더 흔한 오류의 예는:

환자는 재활에 좋은(good) 대상자이다.

환자는 재활에 적절하지 않은(bad) 대상자이다.

이 두 문장은 도움이 되지 않는다. '좋은' 또는 '적절하지 않은'의 의미는 무엇인가? 이들 문장은 단순히 임의적으로 환자를 구분한 것이다. 더 좋은 문장은 재활치료과정을 통해 해결할 수 있는 기능적 제한을 객관적으로 묘사하는 것이다. 예를 들어:

환자는 가정에서 옮겨가기와 자기-관리 기술을 독립적으로 수행하기 위해 6~8회 근력강화와 기능적 훈련을 받아야 한다.

이 문장은 환자가 물리치료를 통해 효과를 얻을 수 있기 때문에 재활에 좋은 대상자임을 의미하는 것이다.

만약 재활치료로 효과를 얻을 수 없다면 다음과 같이 진술하는 것이 좋다.

환자는 더 이상 보행속도가 향상되지 않는다. 따라서 치료를 통해 이 기능에서의 호전을 기대할 수 없다.

요약

- ▶ 초기 평가에서 사정은 평가를 통해 얻은 소견을 요약하는 것이고 진단을 제시하는 부분이다.
- ▶ 물리치료 진단과정에는 세 가지 요소가 있다: (1) 건강상태 또는 목표 질병 확인 (2) 원인, 움직임 체계 또는 치료-중심 반응에 대한 분류 (3) 건강상태, 상해, 활동제한 참여제한뿐만 아니라 개인적 · 환경적 요인 사이의 기본적이 관련성을 결정
- ▶ 진단 이외에, 사정 부분은 요약진술, 최종 진단, 핵심문제, 그리고 환자의 요구에 대한 일반적인 진술로 구성된다.

사례 8-1

Documenting Assessment
Setting: Inpatient Rehabilitation

Name: Jose Martinez **D.O.B.:** 8/31/85 **Date of Eval.:** 10/5/09

CURRENT CONDITION:
6 wk s/p TBI 2° to MVA

ASSESSMENT

Pt. is a 24 y.o. male 6 wk s/p TBI and has residual cognitive and motor impairments. Pt. is impulsive, confused, and becomes agitated easily. His memory deficits limit his cognitive abilities as well and learning new tasks is difficult. These cognitive impairments, in conjunction with L-sided weakness and spasticity, have led to limitations in pt.'s ability to safely and independently perform tasks related to bed mobility, self-care, transfers, and wheelchair mobility. Pt. also presents with impaired proactive and reactive standing balance, which is the primary factor limiting his ambulation ability at this time. Before injury, the patient was a full-time student, living with his family, and he enjoyed active leisure activities. His residual cognitive and motor limitations have led to safety concerns and lack of independence in functional abilities and significant limitations in social, personal, and occupational life roles. Pt. requires intensive 1: 1 6 days/wk b.i.d. physical therapy to address the above-stated impairments and activity limitations in light of his cognitive and behavioral impairments.

사례 8-2

Documenting Assessment
Setting: Inpatient Acute Care

Name: Jessie Goldstein **D.O.B.:** 2/3/47 **Date of Eval.:** 5/31/09

CURRENT CONDITION:
s/p radical hysterectomy 5/29/02 2° to cervical CA

ASSESSMENT

Pt. is a 62 y.o. woman s/p radical hysterectomy 2° to cervical CA. Incision site is healing well, but pt. reports significant pain and discomfort in abdominal area. Pt. has limitations in trunk mobility and abdominal strength 2° to surgery. These impairments are limiting pt.'s independence in bed mobility, transfers, and ambulation as well as overall comfort in a sitting and supine position. Pt. requires short-duration physical therapy to improve overall strength and endurance, education regarding appropriate mobility and pain management techniques, and instruction in home program to facilitate recovery.

사례 8-3

Documenting Assessment
Setting: Health/Wellness Center

Name: Emily Ko **D.O.B.:** 9/1/24 **Date of Eval.:** 12/2/09

CURRENT CONDITION:

Pt. is 85 y.o. female self-referred for Falls Risk Assessment; hx of 2 falls in past month

ASSESSMENT

Pt. is an 85 y.o. female referred for a falls risk assessment. Pt. presents with deconditioning, generalized weakness, and poor proactive balance. In addition, pt.'s scores on Berg Balance Scale and Timed Up and Go are indicative of high risk for falls. Pt. is at risk for declining independence and limitations in functional activities and is at significant risk for falls during dynamic activities such as reaching, walking, or turning. Pt. requires PT intervention to address these specific impairments and functional limitations and to receive education about fall risk prevention.

연습문제 8-1

다음의 각 사례는 치료사가 작성한 노트이다. 지침을 참조하여, (1) 요약진술, (2) 진단, (3) 물리치료 적용 가능성을 포함한 사정을 다시 작성하시오. 임상적으로 정확한 사정을 위해 다른 진단분류를 진술할 수도 있다. 필요하다면 이 장의 사례부분을 참조하여 작성한다.

사례정보	사정
사례 1 외래환자 59세 남성, 뼈관절염으로 3주전 엉덩관절대치술을 받은 상태; 통증이나 부종은 거의 없음; 절개 부분은 잘 치유됨. **참여** 영업대표, 차로 이동, 수술 후 일을 할 수 없음. **활동제한** 차로 옮겨 타는 데 보조가 필요함, 보행기를 이용하여 한 번에 30미터 정도를 느리게 걸음, 계단이용 시 보조가 필요함. **상해** 오른쪽 엉덩 굽힘근, 벌림근, 폄근의 약화; 수술 전 통증성 보행으로 인한 습관적인 보행이상. 오른쪽 엉덩 굽힘과 벌림 제한.	
사례 2 외래환자 43세 여성, 3년 전 다발경화증 진단, 최근 악화되었다가 회복 **참여** 회사 서기로 근무; 통근을 위해 버스와 기차 이용; 지팡이 사용을 거부; 통근 시 낙상 두려움이 있고 시간이 오래 걸림. **활동제한** 계단 오르내리기 시 도움 필요; 느리게 걸음; 분비는 장소에서 걸음이 더욱 어려움. **상해** 약간의 근력약화; 서기균형이 쉽게 무너짐	
사례 3 입원환자 48세 여성이 심한 배 통증, 구토와 설사를 동반한 식욕 감소를 호소하면서 급성기 병원에 입원. 과거 병력으로 말기 간 질병; 4년 전 간 이식, 말기 콩팥 질병으로 주 2회 혈액투석; 고혈압과 4달 동안 엉치압박궤양 발생 **활동제한** 휠체어로 이동. 이동과 옮겨가기를 위해 중등 이상의 보조 필요	

상해 머리 부분을 6° 올리고 있는 누운 자세. 하지 근력 2+/5, 상지근력 3−/5. 상처 3.7×3.4cm, 2–3cm 침식; 85%의 노란 가피; 15% 육아조직

사례 4 외래환자

39세 여성, 목 삠 진단. 6주 전에 증상 발현

참여 공인회계사, 증상으로 8~10시간의 업무를 볼 수 없음. 대부분의 시간은 컴퓨터와 전화하기로 보냄

활동제한 밤잠을 위해 가끔 진통제 복용. 통증으로 통화를 할 수 없음. 통증 때문에 2시간 이상 컴퓨터 작업을 할 수 없음

상해 목 척추앞굽음증 감소과 가슴 척추뒤굽음증 증가된 상태로 앉은 자세. 목 척추에서 오른쪽 굽힘과 회전이 제한. C5와 C6에서 왼쪽으로 굽혀지고 돌아간 상태. 근력약화 – 양쪽 아래 등세모근 3/5, 양쪽 중간 등세모근/마름모근 4/5, 목 폄근 3+/5. 휴식 시 통증 3/10, 2시간 근무 후 6/10. 두근거리는 통증과 가끔 쑤시는 통증을 호소

사례 5 입원재활, 화상센터

23세 여대생, 오른쪽 앞쪽 허벅지, 앞쪽 하퇴, 발등에 전층 화상, 전체 표피면적의 11%. 5일 전 화상 가피제거와 피부이식을 위한 수술을 한 상태

참여 매주 테니스를 즐김. 대학원생; 2명의 룸메이트와 함께 아파트 거주, 1층에서 생활

활동제한 19.5초 내에 6미터를 독립적으로 이동, 한발씩 걸음; Tinetti 보행사정 7/12. 지지 없이 독립적으로 서기; 독립적으로 안전하게 옮겨가기

상해 전체 표피면적의 11%, 오른쪽 앞쪽 허벅지, 앞쪽 하퇴, 발등에 전층 화상; 치유/수술 후 흉터 가능성. 휴식 시 오른쪽 하퇴 통증 4/10, 움직임 시 6/10. 오른쪽 무릎 폄/굽힘 0~90°; 오른쪽 발목뒤굽힘 5°, 발바닥굽힘 20°. 오른쪽 하지에서 부종 보임

9장

목표에 대한 문서작성

Documenting Goals

❖ 학습목표

이 장을 읽고 다음의 사항을 할 수 있어야 한다.

1. 참여, 활동, 상해수준에서 목표 진술의 중요성을 설명한다.
2. 장기-목표와 단기-목표의 차이를 구분한다.
3. 기능적 목표를 잘 진술하기 위한 필수 요소를 이해한다.
4. 잘 작성되지 않은 목표를 확인하고 다시 수정한다.
5. 보고서 작성을 위해 참여, 활동, 상해 목표를 적절히 기록한다.

이 장은 초기 평가 중 목표 부분에 대한 것이다. 예상되는 목표와 기대되는 결과를 확립하는 것은 환자에 대한 관리계획을 확립하는 중요한 과정 중 일부이고, 물리치료 문서작성의 기초가 된다. 물리치료행위 지침(APTA, 2001)은 예상되는 목적과 기대되는 결과를 정의하고 있다.

환자/의뢰인 관리의 결과는 관리계획을 수행함에 따라 기대되는 상해, 기능적 제한과 장애, 건강, 안녕과 적합성의 변화를 의미한다. 또한 위험 감소, 예방, 사회자원의 영향과 환자/의뢰인의 만족이 포함되어야 한다. 예상되는 목표와 기대되는 결과는 측정 가능하고 시간적 제한이 있어야 한다.

환자와 협력하여 물리치료사는 기대되는 결과(expected outcome)를 측정할 수 있게 목표(goal)를 설정해야 한다. 따라서 목표라는 용어는 이 과정을 기록하기 위해 이 책에서 사용되는 것이다. 이러한 목표에 대한 문서작성을 통해, 치료사는 환자의 특정 문제에 대한 자신의 지식을 활용하고, 예후를 명백하게 하며, 환자의 요구에 맞는 중재계획을 개발해야 한다.

기대되는 결과를 설정하는 과정에서 세 가지 측면이 중요하다. 첫째, 목표 설정에 있어 예후(prognosis)에 대한 전문가적 판단(기능적 회복 같은)을 해야 한다. 사실 예후는 미래를 예측하는 것이므로 수준 높은 기술, 지식, 경험이 필요하다. 그럼에도 불구하고, 예후를 설정함에 있어 경험이 요구된다는 가정을 해서는 안 된다. 근거-중심 치료의 가장 유익한 측면 중 하나가 예후에 대한 정보 접근성을 높인다는 것이다.

둘째, 목표를 설정하는 것은 치료사와 환자 및 보호자, 그리고 치료팀원 사이의 협력이 필요하다. Randall과 McEwen(2000)은 이 점에 대해 적절한 방법을 개발하였다. 이들은 이 책에서 제시되고 있는 것과 비슷한 목표 작성을 위한 방법을 제안하였다. 환자-중심(patient-centered)이란 용어는 환자가 성취하기를 원하는 것을 중심으로 치료를 계획하기 때문에 특히 유용하다. 이들의 제언처럼, "환자-중심 목표를 설정하기 위해서는 치료사가 최상이라고 여기는 것이 아니라, 목표가 환자가 원하는 결과와 관련이 있어야 한다." (Randall & McEwen, 2000).

셋째, 목표는 치료과정의 지침이 되어야 한다. 만일 재활을 여행에 비유한다면, 목표는 환자와 치료사가 도달하기를 원하는 목적지가 된다. 지침으로 목표가 효과적으로 작용하기 위해 치료회기마다뿐만 아니라 환자의 가정프로그램과도 관련이 있어야 한다. 따라서 목표는 초기 평가 시 간단하게 작성해서는 안 된다; 매 치료 및 경과 노트에서 다루어야 한다. SOAP 노트 양식을 이용하여 이것을 수행하는 방법은 11장에 제시되어 있다. 〈사례 9-1〉~〈사례 9-3〉에는 다양한 상황에서 초기 평가보고서에 목표를 작성한 예가 제시되어 있다.

1. 전통적 접근법: 단기-목표와 장기-목표

목표를 작성하는 전통적인 방법은 장기-목표와 단기-목표로 구분하는 것이다. 이러한 구분은 기본적으로 재활의 시간경과에 따른 것이다. 예를 들어, 전형적인 장기-목표는 다음과 같다.

환자는 1개월 내에 보조 장비 없이 실외에서 100m까지 독립적으로 걸을 수 있을 것이다.

단기-목표는 장기-목표와 관련되어 있는데, 다음과 같다.

환자는 1주일 내에 신체적 보조를 받으면서 네발지팡이를 이용하여 실내에서 20m를 걸을 수 있을 것이다.

따라서 단기-목표의 개념은 장기-목표를 달성하기 위한 중간 단계이다. 이러한 접근법은 특히 치료가 긴 시간 동안 지속적으로 이루어지는 경우 유용하다(〈사례 9-1〉 참조). 그러나 건강관리체계 및 보험체계가 변함에 따라, 환자는 긴 기간 동안 물리치료를 받을 수 없다. 다만 아동인 경우 학교-기반으로 장기간 동안 치료를 받을 수 있다. 이러 경우는 전통적인 접근법으로 목표가 작성될 수 있다(13장 참조).

2. 세 가지 수준에서 목표 작성하기

비록 경우에 따라 단기-목표가 중간 단계로서 복잡한 재활과정의 틀로서 도움이 되지만, 이 책에서는 세 가지 다른 수준에서 기대되는 결과를 치료사가 확립하는 방법을 더욱 선호한다: 참여 목표, 활동 목표, 상해 목표.

(1) 참여 목표

참여 목표(participation goal)는 환자가 참여하기를 원하는 특정 역할 측면에서 기대되는 결과이다. 이러한 목표는 "큰 그림"을 제시한다 – 물리치료 중재의 전반적인 목적이 무엇인가? 환자를 위한 참여 목표는 직장복귀가 될 수도 있고, 경우에 따라 아이관리가 목표가 될 수 있다.

(2) 활동(또는 기능) 목표

활동 목표(activity goal)는 원하는 역할에 참여하기 위해 필요한 기술 측면에서 기대되는 결과이다. 활동 목표는 특정 목표에서 핵심 요소이고 빠뜨려서는 절대 안 된다. 예를 들어, 활동 목표는 침대에서 욕실까지 걷기, 셔츠 입기, 또는 컵으로 마시기일 수 있다. 중요한 부분이기 때문에, 이 장에서는 활동 목표에 더 많은 초점을 둘 것이다.

(3) 상해 목표(선택)

상해 목표(impairment goal)는 기능적 제한에 영향을 미치는 신체 구조 또는 기능에서 특정 상해 측면의 기대되는 결과이다. 비록 이 책에서 강조되는 것은 활동 제한 또는 기능에 대한 목표를 작성하는 것이지만, 경우에 따라 하나 이상의 치료 목표가 상해 감소 또는 제거에 포함될 수 있다. 이런 경우 결과가 관찰될 수 있도록 상해 목표설정이 명확해야 한다. 예를 들어, 상해 목표가 넙다리근 근력 4/5까지 향상, 무릎관절가동범위 110°까지 증가, 또는 보행 동안 발걸음 대칭성 증진일 수 있다. 또한 상해 목표는 활동 목표를 달성하기 위한 방법인 벤치마킹으로 사용되는 단기-목표로 사용될 수 있다. 이러한 목표는 특히 뇌졸중 또는 척수손상 직후 심각한 활동제한이 있는 환자에게 중요하다. 근력 같은 상해의 변화는 환자 상태의 호전을 즉시 보여주는 일일 수 있으므로 환자의 경과지표로 더욱 적절할 수 있다. 따라서 상해의 호전을 위한 치료 목적은 결국 기능적 활동의 호전으로 이어져야 한다.

3. 상해와 활동 목표의 관련성

상해 목표는 항상 활동 목표와 연결되어 있어야 한다. 이 관계는 사정 부분에 명확히 기술되어야 한다. 때때로 치료사는 목표를 작성할 때 상해 목표를 활동 목표에 연결한다. 예를 들어, "환자는 앉은 위치에서 일어서기 위해 무릎 굽힘 관절범위를 85°에서 95°까지 증가시킬 것이다." (앉은 위치에서 일어서기 위해 93° 무릎 굽힘이 필요하다; Laubenthal, 1972).

비록 이것은 권장되는 수용할 만한 전략이지만, 큰 책장에 닿기 같은 행위를 수행하기 위해서는 좀 더 간결하고 명확해야 한다. 어깨 관절 굽힘 증가는 활동제한에 영향을 미치는 요인에 따라 중요한 상해/단기-목표거나 아닐 수 있다. 이러한 목표가 유용하지 않은 기본적인 이유는 전형적으로 활동제한이 하나 이상의 상해에 영향을 받기 때문이다. 이전의 예에서 환자는 어깨관절 굽힘의 감소뿐만 아니라 근력 결핍에 의해 발생할 수 있다. 즉 환자는 관절가동범위가 향상되더라도 근력이 좋아지지 않으면 큰 책장에 닿기가 불가능할 것이다. 따라서 관찰된 제한과 상해 사이의 복잡한 관계에 대한 토의는 사정 부분에서 다루는 것이 더욱 적절하다.

요약하면, 치료의 초점은 항상 의미 있는 활동을 성취하는 것이고, 상해 목표는 활동 목표를 성취하기 위한 단계이어야 한다.

4. 잘 작성된 기능적 목표의 원칙

목표작성을 능숙하게 하는 것은 상당히 어렵다. 치료사는 쉽게 함정에 빠지는 희생자가 될 수 있다. 따라서 함정의 형태를 인식하고 목표의 기본적인 특성을 이해함으로써 목표작성의 방법을 학습할 수 있다.

(1) 목표는 과정이 아니라 결과이다.

목표의 가장 중요한 특성은 이들이 과정이 아니라 결과라는 것이다. 또한 이 특성은 특히 학생들이 쉽게 잊어버리는 것 중 하나이다. 목표는 치료사가 아니라 환자가 해야 하는 어떤 것이다. 목표는 과정이 아니라 최종 상태를 진술하는 것이다. 다음은 잘못된 목표작성이다:

환자는 엉덩관절대치술 후 적절한 주의 사항에 대해 교육받을 것이다.

이것은 목표가 아니라 목표를 달성하기 위한 계획이다. 목표는 환자에게 주의사항을 알게 하는 것으로, 다음과 같은 내용이 목표에 포함되어 있어야 한다.

환자는 엉덩관절대치술 주의 사항을 적절히 말할 수 있을 것이다.

좀 더 구체적인 목표는 다음과 같다.

환자는 침상 움직임, 앉기와 옮겨가기 과제 동안 엉덩관절 대치술의 주의사항을 적절히 말할 수 있을 것이다.

(2) 목표는 구체적이어야 한다.

목표를 작성할 때 가장 힘든 측면 중 하나가 구체적인 용어로 표현하는 것이다. 다음의 문장은 이러한 면을 보여주는 것이다.

환자는 팔 뻗기 움직임 동안 향상된 조절능력을 보일 것이다.

이 문장은 일반적이고 추상적인 것이다. "팔 뻗기 움직임 동안 조절"이 무엇을 의미하는가? 이상적으로, 목표는 개인이 수행해야 할 행동 또는 기능적 과제 용어로 기술되어야 하고 구체적인 결과가 포함되어야 한다.

환자는 ... 동안 컵을 잡기 위해 팔을 뻗을 수 있을 것이다.

흔히 목표가 유용성이 없는 일반적인 용어로 쓰지는 경향이 있다. 예를 들어, 다음은 잘못 작성된 예이다.

독립적 이동(ind. ambulation)
독립적 일상생활동작(ind. ADL)
상지의 기능적 근력(functional strength in UEs)

이러한 목표는 구체적인 과제 또는 활동을 측정하기 위해서 피해야 한다.

(3) 목표는 측정 가능하고 검사할 수 있어야 한다.

목표는 측정과 검사를 수행할 수 있게 명확하게 기록되어야 한다. 다음의 목표는 측정이나 검사가 불가능하다.

좋은 앉기 균형(good sitting balance)

이 목표의 문제 중 하나는 어떻게 앉기 균형이 검사될 수 있는지가 명확하지 않다는 것이다. 특히 좋은(good), 양호(fair), 불량한(poor)이란 용어는 각 사람마다 기준이 다르기 때문에 권장되지 않는다. 더 나은 방법은 다음과 같다.

환자는 1분 동안 침상 가장자리에 지지 없이 앉을 수 있다.

위와 같은 목표는 목표 자체 내에 검사방법이 포함되어 있다. 다음 단계로 치료를 진행해야 할지를 결정하기 위해 목표 내에 검사방법이 포함되어 있는 것이 중요하다.

(4) 목표는 예측 가능해야 한다.

치료사는 목표설정 시 예측을 해야 한다. 목표는 현재 환자가 수행하지 못하지만 미래에 수행할 수 있는 어떤 행위를 진술하는 것이다. 예측은 가능해야 하고 동시에 도전적이어야 한다. 또한 치료사는 목표를 달성하는 데 걸리는 시간을 설정해야 한다. 이전에 언급하였듯이, 임상 경험이 없는 학생들은 이 점이 특히 힘들다. 이 문제를 해결하는 데 도움이 되는 두 가지 제언이 있다. 첫째, 특정 기능적 과제를 수행하는 데 걸리는 시간에 대한 이전의 문헌을 참고하는 것이 좋은 방법이다. 둘째, 목표는 돌에 새겨지는 것이 아니다. 재활이 진행됨에 따라, 현재 환자의 상태에 맞추어 목표를 다시 작성할 수 있다.

따라서 목표설정은 정확할 필요는 없다. 왜냐하면 목표는 평균적인 임상연구에 기초한 것이지만 사람마다 차이가 있기 때문이다. 일반적으로 목표는 기대치보다 약간 높게 설정하는 것이 좋다. 만일 목표가 달성되지 못하더라도 보통으로 설정된 목표보다 더 나쁜 결과를 보이지 않을 것이다.

(5) 목표는 치료사와 환자 및 보호자와 협력하여 결정해야 한다.

환자와 환자의 가족 및 간병인과 협력하는 것은 목표에 대한 기본적인 방향을 결정하는 가장 좋은 방법이지만 가장 잘 지켜지지 않는 사항이기도 하다. 치료사는 초기 평가 시 목표를 설정하지만, 이때 환자가 참여하지 못하는 경우가 있기 때문에 치료사는 환자에게 중요할 것이라 여겨지는 것을 목표로 설정하게 된다. 재활과정에서 환자가 참여하지 못하면, 목표에 대해 듣지 못할 것이고 일반적인 목표가 설정될 것이다. 만일 목표가 2분 내에 50m를 걷는 것이라면, 환자와 협의하에 결정되어야 한다. 환자가 목표를 인식하고 있다면, 목표성취가 더욱 쉬워질 것이다.

5. 목표작성의 공식

목표는 특수 구조가 있는데, 목표 작성법을 배우기 위해서는 먼저 이 구조를 적용하는 방법을 배워야 한다. 5가지 요소가 있다.

기능적 목표의 필수요소

Actor(행위자)
- 누가 활동을 수행하는가?
- 일반적으로 환자, 가끔 환자가족 또는 간병인
- 예, "환자는… 할 것이다." 또는 "환자의 아내는… 할 것이다."

Behavior(행위)
- 활동에 대한 설명(이해할 수 있는 단어 사용)
- 예, "…걸을 것이다." 또는 "…옷을 입을 수 있을 것이다."

Condition(상황)
- 행위가 수행되는 상황
- 수행에 관련된 모든 요소가 포함되어야 함(예, 보조장치, 환경)
- 예, "…네발지팡이를 이용해 병원 복도에서…"

Degree(정도)
- 수행력의 정량화
- 정량화의 예: 반복횟수, 성공률, 보조수준, 시간, 거리 등
- 예, "…10회 중 8회 성공…" 또는 "…4분 내에…"

Expected time(기대시간)
- 목표달성을 위해 걸리는 시간
- 날, 주, 달, 또는 방문횟수
- 예, "…2주 내에…" 또는 "…3번 치료 후…"

그림 9-1 목표작성의 필수 요소

1. 누가 목표를 성취해야 하는가(행위자, Actor)
2. 수행해야 할 행위(행위, Behavior)
3. 행동이 수행되는 상황(상황, Condition)
4. 수행력의 정량화(정도, Degree)
5. 목표가 성취되는 시간(기대시간, Expected time)

이러한 요소와 예는 〈그림 9-1〉에 제시되어 있다. 이 양식은 Kettenbach(2003)에 의해 개발된 것이다.

〈그림 9-1〉에 있는 5가지 요소는 흔히 활동 목표를 작성할 때 적용된다. 이들 중 일부는 상해 또는 장애 목표를 설정할 때 적절하지 않을 수 있다. 그럼에도 불구하고 활동 목표를 작성할 때는 이들 요소들이 포함된다. 따라서 활동 목표 작성 시 공식은 다음과 같다.

$$목표 = A + B + C + D + E$$

이 공식을 이용하여 다음과 같이 목표를 작성할 수 있다.

홍길동 환자(행위자)는 보행기(상황)를 이용해 걸을 수 있을 것이고(행위) 1주일 내(기대시간) 2분 동안 50m(정도)를 약간 보조하(정도)에 걷을 수 있을 것이다.

이 목표는 아래와 같이 요소에 대한 약간의 수정으로 다음과 같이 설정될 수 있다.

홍길동 환자(행위자)는 보행기(상황)를 이용해 걸을 수 있을 것이고(행위) 2주일 내(기대시간) 2분 동안 10m(정도)를 약간 보조하(정도)에 걷을 수 있을 것이다.

또는

홍길동 환자(행위자)는 지팡이(상황)를 이용해 걸을 수 있을 것이고(행위) 1주일 내(기대시간) 2분 동안 50m(정도)를 약간 보조하(정도)에 걷을 수 있을 것이다.

따라서 목표는 5가지 요소를 혼합하여 다양하게 설정될 수 있다. 이 접근법은 두 가지 이점이 있다. 첫째, 필수요소를 빠뜨리지 않고 목표를 적절히 작성할 수 있다. 둘째, 목표가 행위자와 수행해야 할 행위에 초점을 두고 있기 때문에 기능적이다.

6. 환자-중심 목표 작성의 예술: 공식을 뛰어넘기

만일 좋은 문서작성이 예술이라고 말하면, 목표를 작성하는 것은 예술성을 표현하는 것일 것이다. 치료사는 공식을 뛰어넘어야 하고 환자와 협의하여 목표를 창조해야 한다. 창의적인 목표를 설정하기 위한 핵심은 환자-중심(patient-centered) 목표를 설정하는 것이다. 환자-중심 목표는 환자에게 의미 있는 특정 활동을 기술하는 것이다. 첫 번째 단계는 일반적인 목표로 시작하는 것이다.

환자는 1주일 내에 평지에서 보행기를 가지고 약간의 보조 하에 2분 동안 20m를 걸을 수 있을 것이다.

위의 목표를 좀 더 환자-중심으로 기술하면

환자는 1주일 내에 부엌에서 욕실까지 보행기를 가지고 그의 아내의 보조 하에 2분 동안 20m를 걸을 수 있을 것이다.

이는 간단한 수정으로 좀 더 환자에게 의미 있는 목표가 된다. 또 다른 예는,

환자는 1주일 이내에 스스로 먹을 수 있을 것이다.

위의 목표를 다시 환자-중심으로 수정하면

환자는 1주일 이내에 오른손으로 숟가락을 이용하여 접시에 있는 시리얼을 스스로 먹을 수 있을 것이다.

환자와 관련이 있는 것 이외에 환자-중심 목표는 본질적으로 더욱 검사와 측정을 할 수 있어야 한다.

Randall과 McEwen(2000)은 환자-중심 목표를 작성해야 하는 주요 이유가 "자신과 관련된 활동에 초점을 둔 중재와 목표를 통해 사람들은 더 많은 효과를 얻을 수 있다."라고 제언한다. 이 말의 핵심은 환자 자신에게 의미 있는 목표에 대해 환자와 토의하는 것이다. 따라서 목표는 가능한 한 구체적으로 진술되어야 한다.

7. 목표를 위해 기대되는 시간 결정하기

목표를 위한 적절한 기대시간을 결정하는 것은 특히 어렵다. 물리치료사는 어떻게 건강상태, 병력, 그리고 다른 요인들이 영향을 받고 환자가 목표를 얼마나 빨리 달성할 것인가를 예측하는 것에 대해 교육을 받아야 한다. 비록 기대시간을 결정하는 것이 매우 주관적이지만, 물리치료사는 가장 합리적인 기대시간을 결정하기 위해 연구논문과 자신의 경험 및 판단을 이용해야 한다.

기대되는 시간은 일반적으로 일주일 이내에 이루어지는 것에 대한 것이다. 급성기 상황 같이 치료시간이 짧은 경우는 며칠 단위로 기대시간을 작성한다. 또한 기대시간은 물리치료 횟수 단위로 작성되기도 한다(예, 환자는 6회 치료를 받고 약간의 도움하에 50m를 걷을 수 있을 것이다).

8. 측정할 목표 선택하기: 우선권과 벤치마킹

활동에 대한 문서작성처럼, 측정할 목표를 선택하는 것은 힘든 일이다. 그러나 때로는 상대적으로 간단한 일일 수 있다. 만일 환자의 기본적인 기능적 문제가 걷는 동안의 통증과 관련이 있다면, 활동 목표의 초점은 걷는 것일 것이다. 그러나 때때로 선택할 수 있는 다양한 목표가 있을 수 있다. 이러한 경우, 적절한 목표를 선택하기 위해 이행될 수 있는 두 가지 전략이 있을 수 있다: 우선권과 벤치마킹.

(1) 우선적 목표

예를 들어, 모든 일상생활동작에서 최대 도움이 필요한 급성 질병 환자를 생각해 보자. 이 경우, 치료사는 첫째 목표로서 복도에서 걷기를 선택할 수 없다. 먼저 치료사는 환자, 보호자와의 협의를 통해 환자 요구에 대해 우선권을 정해야 한다. 이 경우, 침상움직임과 앉은 위치로 가기 같은 것이 더욱 적절한 초기 목표가 될 수 있다.

(2) 벤치마킹

이전에 언급하였듯이, 벤치마크 활동은 물리치료 중재의 결과로써 호전을 보여주는 지표이다. 따라서 치료사는 벤치마크 목표를 선정해야 하는데, 환자와 환자의 학습 상태에 따라 달라질 것이다. 옮겨가기 같은 간단한 과제는 초기 재활에서 가장 유용한 과제이지만, 쇼핑하기 또는 음식 준비하기 같은 복잡한 과제는 재활 후기에 적절하다.

9. 참여와 상해 목표 작성하기

이 장에서는 대부분의 내용이 활동 목표 작성에 대한 것이었다. 여기에서는 물리치료사가 참여 목표와 상해 목표를 작성할 때 고려해야 할 사항을 다루겠다.

(1) 참여 목표

일반적으로, 참여 목표는 활동 목표처럼 작성되어야 한다. 차이는 참여가 좀 더 전반적인 측면에서 다루어지지만(예, 직장, 가정, 여가에서의 참여), 활동은 특정 과제 또는 기술을 수행하는 것에 초점을 두고 있다. 다음의 문장들은 참여 목표의 예이다.

예 1: 홍길동(A)은 1주일 이내에(E) 모든 직무를 수행하기 위해(D) 버스 기사로서(C) 직장으로 복귀할 것이다(B).

예 2: 홍길동(A)은 2달 이내에(E) 주간 도우미 없이(D) 집에서 두 자녀를(C) 돌볼 수 있을 것이다(B).

예 3: 홍길동(A)은 6주 이내에(E) 매일(D) 교회봉사(C)를 위해 참석할 것이다(B).

참여 목표인 경우, 활동에 대한 상황이 일반적으로 명확하다. 참여 목표들은 구체적인 활동 목표가 뒤따른다. 하지만 활동 목표를 통해 항상 참여 목표를 달성하는 것은 아니다. 참여 목표는 여러 달 동안 성취될 수 없는 목표일 수 있다. 이는 〈사례 9-1〉에 잘 나타나 있다. 이 경우, 환자는 두 가지 목표의 물리치료를 받을 것이다-치료 직후 달성되는 목표로서, 몇 주 동안 지속되지만, 또 다른 목표는 골절 치유가 일어난 후 달성되는 목표이다. 일반적으로 참여 목표는 환자의 장기 기능 목표로 작성된다.

(2) 상해 목표

상해 목표는 평가보고서에 선택적으로 포함시킬 수 있다. 치료 동안 다루어야 하는 경우에는 상해 목표가 포함되어야 한다. 임상에서는 이를 치료 목표(therapy goal)이라 부른다. 이전에 언급하였듯이, 단기-목표는 상해에 초점을 두고 장기-목표는 기능적 활동에 초점을 둔다.

상해 목표는 활동 목표와 관련이 있어야 한다. 이들의 관계는 초기 평가보고서에 명확하게 작성되어 있어야 한다. 상해 목표의 예는 다음과 같다.

왼쪽 무릎 굽힘의 수동적 관절가동범위(C)는 3주 이내에(E) 110°까지(D) 증가할 것이다(B).

이 경우, 왼쪽 무릎의 관절가동범위 증가가 왜 중요한지를 서술해야 한다(예, 관절가동범위 문제로 어떤 활동이 제한되는가?).

위에 있는 목표는 잘 작성된 목표이다. 상태(C)는 왼쪽 무릎 굽힘 가동범위이고, 정도(D)는 측정되는 관절가동범위이다. 상해 목표에서는 행위자(A)가 생략되기도 하는데, 이는 이것이 환자와 관련이 있다고 가정되기 때문이다. 더 나아가, "환자는 오른쪽 무릎의 가동범위를 증가시킬 것이다."라는 목표로 환자가 관절가동범위를 높이기 위해 무엇인가를 해야 하는 것으로 보일 수 있다. 따라서 상해 목표는 종종 행위자 없이 작성된다. 다음의 예이다.

예 1: 오른쪽 어깨 굽힘 근력(C)이 3주 이내에(E) 4/5까지(D) 증가할 것이다(B).
예 2: 오른쪽 어깨 통증이(C) 1주 이내에(E) 2/10까지(D) 감소할 것이다(B).

상해 목표를 작성할 때 흔한 오류는 정도(D)를 구체적으로 작성하지 않는 경우이다. 예를 들어,

오른쪽 위팔두갈래근 근력 ↑
왼쪽 발목 통증 ↓

이러한 목표는 측정에 대해 구체적으로 작성하지 않았기 때문에 잘 작성된 문장이 아니다. 첫 번째 예에서, 환자의 근력이 약간 증가하여도, 목표가 달성된 것이다. 이는 위팔두갈래근 근력 향상을 위해서 지속적인 물리치료의 필요성을 정당화하는 데 적합하지 않다.

요약

- 참여 목표, 활동 목표, 상해 목표는 구별되어야 한다.
- 잘 작성된 목표는 기본적인 특징이 있다. 과정이 아니라 결과에 초점을 두고 있다. 추상적이지 않고 구체적이며 측정 가능해야 한다. 또한 환자와 치료사의 협의에 의해 예측 가능해야 한다.
- 목표에는 5가지 필수 요소가 있다: 행위자, 행동, 상태, 정도, 기대시간.
- 비록 이러한 요소들이 목표작성을 위해 필요하지만, 치료사는 이 틀을 넘어 환자-중심의 창의적인 목표를 설정해야 한다; 즉, 환자에 의미 있는 환경과 활동으로 작성해야 한다.

사례 9-1

Documenting Goals
Setting: Home care

Name: Martin Jones **D.O.B.:** 5/7/54 **Date of Eval.:** 5/10/09

CURRENT CONDITION:
55 y.o. male, hx of diabetes, s/p B transtibial amputation (left: 4 yr ago; right, 4 wk ago)

Participation Goal

Pt. will live in apartment I'ly and will return to duties as cantor in temple within 3 mo.

Long-Term Activity Goals

1. Pt. will walk through all rooms inside apartment I'ly c̄ walker and B prostheses within 8 wk.
2. Pt. will walk 3 blocks home ↔ temple c̄ crutches and B prostheses c̄ supervision of housekeeper or friend in 20 min within 12 wk.

Short-Term Activity Goals

1. Pt. will don shrinker to R residual limb c̄ ↔ correct technique whenever OOB within 2 days.
2. Pt. will demonstrate proper performance of LE preprosthetic strengthening exercises within 2 days.
3. Pt. will stand at edge of bed c̄ CG of therapist c̄ walker and L prosthesis for up to 5 min within 2 days.
4. Pt. will transfer independently bed ↔ W/C and W/C ↔ bathroom c̄ only L prosthesis within 1 wk.
5. Pt. will walk with walker from bedroom ↔ kitchen I'ly c̄ walker and L prosthesis in 2 min within 3 wk.

Impairment Goals

1. Circumferential measurement of R distal limb will decrease by ¾″ within 4 wk for permanent prosthesis fitting.

사례 9-2

Documenting Goals
Setting: Acute Care Hospital

Name: Mario Nieto **D.O.B.:** 10/14/33 **Date of Eval.:** 11/5/09

CURRENT CONDITION:
76 y.o. male s/p R THR 1 day ago 2° degenerative joint disease; PWB R LE.

Activity Goals

1. Pt. will demonstrate proper THR precautions during transfers and dressing 3/3 trials within 1 day.
2. Pt will transfer bed ↔ chair with armrests 3/4 trials within 2 days.
3. Pt. will walk independently with walker up to 100 ft in 3 min indoors on level carpeted and tiled surfaces within 3 days.
4. Pt. will walk up and down one flight of stairs with single handrail c̄ contact guarding within 3 days.

사례 9-3

Documenting Goals
Setting: Outpatient

Name: Keisha Brown **D.O.B.:** 1/9/93 **Date of Eval.:** 2/12/09

CURRENT CONDITION:
16 y.o. female s/p fx R distal tibia and fx R proximal humerus 1 wk ago 2° to MVA; NWB R LE.

Participation Goal

Pt. will attend regular classroom in high school and participate in all activities, including extracurricular sports, within 4 mo.

Activity Goals

1. Pt. will demonstrate proper performance of home program of active exercises within 3 days.
2. Pt. will transfer wheelchair ↔ car c̄ stand-pilot transfer c̄ min A of father or mother within 2 wk.
3. Pt. will use motorized wheelchair independently in school hallways, elevators, and outside paved areas, while effectively avoiding obstacles and keeping up with peers within 2 wk.

Impairment Goal

1. Pt will tolerate R leg in dependent position for 30 min within 1 wk.

연습문제 9-1

각각의 목표가 어떤 목표(참여, 활동, 또는 상해)인지 확인하시오. 오른쪽 작성된 목표에서 빠진 요소들을 작성하시오(A = 행위자; B = 행위; C = 상태; D = 정도; E = 기대시간). 그리고 빈칸에 빠진 부분을 추가하여 다시 목표를 작성하시오.

예 환자는 신체 접촉과 보행기를 이용하여 4분 동안 30미터를 걸을 수 있을 것이다. **형태 :** 활동

다시 작성 환자는(A) 5일 이내에(E) 신체 접촉하에(D) 보행기를 이용하여(C) 4분 동안(D) 30미터를(D) 평지에서(C) 걸을 수 있을 것이다(B). **빠진 요소 :** C, E

❶ 2주 이내에 독립적인 옮겨가기 **형태 :**
빠진 요소 :

❷ 환자는 3주 이내에 일상생활동작에서 기능적이 될 것이다. **형태 :**
빠진 요소 :

❸ 3개월 이내에 직장으로 복귀 **형태 :**
빠진 요소 :

❹ 양쪽 넙다리근력 5/5까지 증가 **형태 :**
빠진 요소 :

❺ 환자는 1분 이내에 한 계단을 오르내릴 수 있을 것이다. **형태 :**
빠진 요소 :

❻ 환자는 오른쪽 엉덩관절 가동범위가 증가할 것이다. **형태 :**
빠진 요소 :

❼ 환자는 학교로 복귀할 것이다. **형태 :**
빠진 요소 :

❽ 환자는 자신의 방에서 치료실까지 갈 수 있을 것이다. **형태 :**
빠진 요소 :

연습문제 9-2

활동 목표에 대한 다음의 문장에서 오류를 확인하고 빈칸에 적절하게 다시 작성하시오.

문장	문장 다시 쓰기
예시 옮겨가기가 향상될 것이다.	환자는 1주일 이내에 약간의 보조하에 침상에서 휠체어로 옮겨가기를 할 수 있을 것이다.
❶ 환자는 통증이 줄어들 것이다.	
❷ 환자는 3주 이내에 보행기에서 지팡이로 점진적으로 나아질 것이다.	
❸ 2회 치료 이내에 엉덩관절에 대한 주의사항을 환자에게 교육한다.	
❹ 환자는 4주 이내에 정상적인 보행 형태를 보이면서 걸을 수 있을 것이다.	
❺ 2주 이내에 모든 일상생활동작 독립적	
❻ 환자는 3주 이내에 계단 오르내리기를 할 수 있을 것이다.	
❼ 환자는 팔 뻗기 시 통증이 없을 것이다.	
❽ 환자는 5분 동안 앉아 있을 수 있을 것이다.	
❾ 환자는 서기 균형이 좋아질 것이다.	
❿ 환자는 2주 이내에 앉은 위치에서 서기와 선 위치에서 앉기가 가능할 것이다.	

10장

관리계획에 대한 문서작성

Documenting the Plane of Care

❖ **학습목표**

이 장을 읽고 다음의 사항을 할 수 있어야 한다.

1. 관리계획에 대한 문서작성의 요소를 확인하고 기술한다.
2. 초기 평가의 요소로서 관리계획을 적절히 작성한다.
3. 동의서 작성의 중요성을 토의한다.

관리계획에 대한 문서작성은 활동 목표를 성취하기 위해 사용되는 물리치료 방법과 기술을 자세히 언급하는 것이다. 이 부분에는 목표가 완성될때까지 물리치료 계획을 작성하고 중재방법을 기록한다.

관리계획 문서작성에서 물리치료사는 일반적으로 물리치료 빈도와 기간, 재평가 날짜를 작성한다. 그리고 우선순위에 따라 중재를 기술한다. 미국 물리치료사 지침(2001)에 따라 세 가지 영역으로 중재를 분류하는 것은 이 부분을 작성하는 데 도움이 된다〈그림 10-1〉. 세 가지 영역은 (1) 협의/소통, (2) 환자관련 지도, (3) 중재이다. 필요하지 않을 수 있지만, 이러한 분류는 물리치료사가 세 가지 영역을 빠뜨리지 않고 절차적 중재를 기술할 수 있게 하기 때문에 유용하다.

1. 관리계획의 요소

관리계획에 대한 문서작성을 하기 전에, 물리치료사는 먼저 권장되는 치료 빈도와 기간을 확인해야 한다. 예를 들어,

환자는 6주 동안 주 2회, 1일 30분간 치료를 받아야 할 것이다.

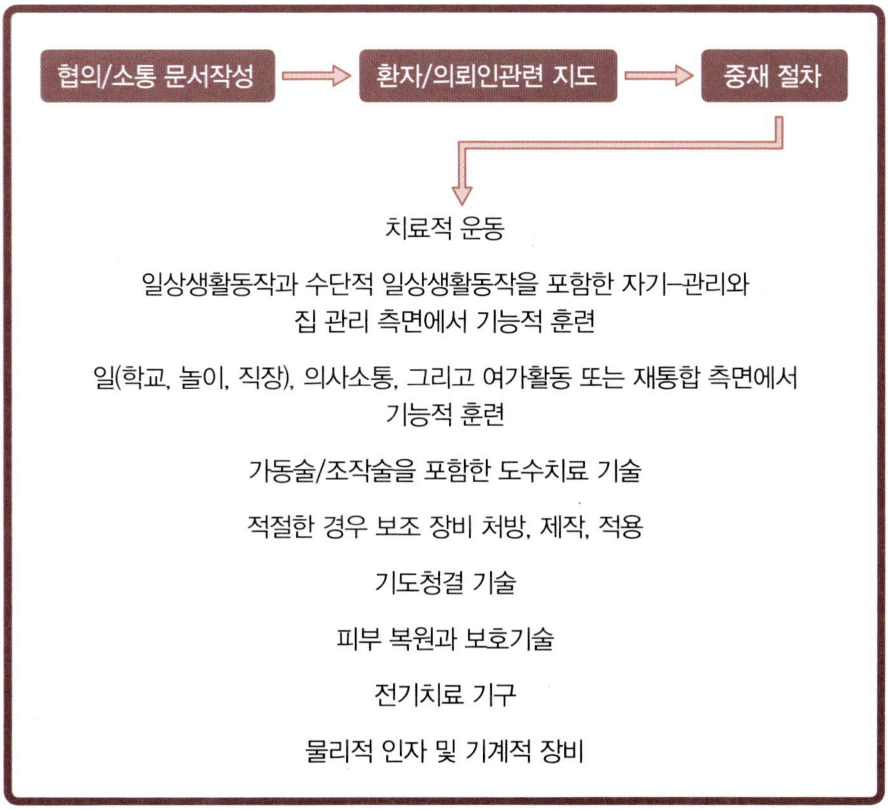

그림 10-1 물리치료 중재의 세 가지 요소

(1) 협의/소통

치료사는 환자 관리에 관련된 사람, 환자, 가족과 협의를 거쳐 문서작성을 해야 한다. 관련된 사람에는 물리치료 보조사, 교사, 간병인, 또는 다른 전문가가 포함될 수 있다.

진단과 관리계획은 평가를 위해 만나는 환자와 환자 가족 및 물리치료보조사와 토의해야 한다.

또한 초기 평가보고서에 치료사는 물리치료와 관련 있는 기대되는 협의와 의사소통의 계획을 기록해야 한다.

환자의 가족은 환자의 능동적인 참여를 이끌면서 환자의 안전을 높이기 위해 움직이거나 서서 하는 활동 동안 적절한 보호방법에 대해 교육을 받을 것이다.

(2) 환자관련 지도

모든 물리치료 중재에는 환자관련 지도 또는 교육이 포함되어야 한다. 이 부분에는 지도에 대한 일반적인 묘사가 포함되어야 한다. 예를 들어, 치료사는 다음의 예를 기록해야 한다.

환자는 상처관리에 대한 교육을 받을 것이다.

비록 평가보고서에 지도에 관한 세밀한 내용을 기록할 필요는 없지만, 지도와 관련된 물건을 기록하는 것은 도움이 된다. 또 다른 예는,

환자는 침상에서 적절한 위치에 대해 교육을 받을 것이다.

이 문장인 경우 "적절한 위치"가 무엇을 의미하는지 또는 왜 이 환자에게 위치가 중요한지에 대한 충분한 정보를 제공하지 않아 논쟁될 수 있다. 대안적인 기록은 다음과 같다.

환자는 허리정렬을 유지하고 수면 동안 편안함을 유지하기 위해 다리 사이에 베개를 넣고 옆으로 눕는 위치에 대해 교육받을 것이다.

(3) 중재

관리계획의 중재 부분에는 치료적 운동부터 기도 청결을 위한 자기-관리 훈련까지 다양한 중재가 포함된다(〈그림 10-1〉 참조). 먼저, 중재에 대한 문서작성은 논리적이고 체계적으로 작성되어야 한다. 예를 들어, 만일 계단 오르기와 이것의 효율성이 활동 목표로 정해졌다면, 중재에는 계단 오르기 훈련에 대해 논리적으로 자세히 기록해야 한다(〈사례 10-1〉과 〈사례 10-2〉 참조). 그러나 때때로 물리치료 중재를 위한 판단이 명확하지 않을 수 있다. 예를 들어, 전기치료는 근육재훈련과 부종 감소 등의 다양한 목적으로 적용될 수 있다. 특정 주제를 사용하는 목적이 명확하지 않을 때, 선택된 중재의 이유를 간략히 기술하는 것이 필요하다. 예를 들어,

근육재교육을 위해 왼쪽 넙다리근에 NMES 적용
조직치유를 촉진하기 위해 몸쪽 손목폄근에 US 적용

물리치료 보고서의 다른 부분처럼, 중재에 대한 문서작성은 자세히 기술되어야 한다. 예를 들어, 간단히 "보행훈련"이라 표기하는 것은 너무 막연하다. 중재에 대해 좀 더 자세히 기술해야 한다-실외에서 보행 안정성 또는 지구력, 속도, 또는 보

행패턴 효율성 증진을 위한 보행훈련. 반대로 너무 자세히 기술하게 되면 치료사의 시간낭비가 발생하고 복잡해진다. 예를 들어, 만일 넙다리근과 넙다리뒤근의 점진적 저항운동이 중재방법이라면, 반복횟수, 세트, 자세, 또는 운동 형태를 기록할 필요는 없다. 비슷하게, 초기 평가에서 전기치료를 적용할 계획이라면 관련 변수를 자세히 기록할 필요가 없다. 이러한 정보는 치료노트 작성에서 다루면 된다.

치료사는 물리치료 업무범위 내의 중재에 대해서만 기록해야 한다. 즉, 다른 전문가에 의해 실시되는 중재는 기록하지 않아도 된다. 다만 이러한 정보는 의뢰사유 부분 또는 협의/소통 부분에 기록하면 될 것이다.

2. 중재 작성하기

관리계획에 대한 문서작성에서 중요한 요소는 제3자(예, 보험회사)에게 환자를 위해 전문적인 물리치료사가 중재를 제공해야 함을 보여주는 것이다. 따라서 관리계획에 기술된 중재는 물리치료 직무범위 내에 있는 중재이어야 한다.

치료사는 다음과 비슷한 기록이 포함된 경우 물리치료서비스의 필요하다는 것을 보여줘야 한다.

다양한 바닥에서 걷기 훈련하기

이 문장인 경우 왜 물리치료서비스가 필요한지를 명확하게 보여주지 못한다. 이보다 "보행훈련"이란 표현이 유용하다. 치료사의 숙련된 중재가 필요하다는 것을 보여주어야 한다. 예를 들어,

안정성 극대화와 효과적으로 발 처짐을 방지하기 위한 보행훈련

3. 정보 동의서 작성하기

과거의 동의서는 보증을 위한 것이었지만, 현재의 동의서는 제공된 정보에 대해 동의를 얻는 것이다. 동의서 작성은 두 가지 이점이 있다. 하나는 차후에 발생할 분란의 여지에 대한 근거로서 정보동의를 받는 것이고, 두 번째는 치료 시작 전 치료사가 마지막 단계에서 이루어져야 할 사항을 상기하는 것이다.

정보동의는 환자(또는 가족)가 정해진 양식에 서명하거나 초기 평가 맨 밑에 있는 정보동의에 서명함으로서 작성될 수 있다. 정해진 양식이 없다면, 다음의 문장

을 관리계획 끝 부분에 삽입해야 하다.

평가에 대한 소견은 ○○○환자와 토의하였고 위의 관리계획에 대해 동의한다.

만일 환자가 정보동의를 할 사항이 아니라면 여기에 대해 책임을 질 수 있는 다른 사람에게 동의를 얻어야 한다.

마지막으로, 정보동의의 개념은 환자 또는 책임자가 추천되는 관리계획(전부 또는 일부)에 동의하지 않을 권리가 있음을 의미하는 것이다. 만일 이러한 일이 발생하면, 관리계획에 대해 자세히 토의하고 거부 이유에 대해 간략히 요약하여 기록해야 한다.

요약

- ▶ 치료사는 기능적 결과보고서를 통해 환자의 활동제한과 상해를 자세히 기록해야 한다. 특정 목표를 이끌어 낸 논리적 이유와 이를 성취하기 위한 관리계획을 자세히 작성한다.
- ▶ 관리계획은 일반적으로 물리치료 보고서의 맨 마지막 부분에 있다. 이는 모든 측면에서 정보를 종합하는 것이다.
- ▶ 관리계획에는 세 가지 중재가 있다: 협의/소통, 환자관련 지도, 중재.
- ▶ 초기 평가보고서의 관리계획은 짧고 간결해야 하지만, 물리치료서비스의 필요성을 정당화하기 위한 정보는 충분히 자세히 기록해야 한다.
- ▶ 관리계획 작성 후, 정보동의서를 받아야 한다.

사례 10-1

Documenting Plan of Care
Setting: Outpatient Cardiac Rehabilitation

Name: Jason Press **D.O.B.:** 3/15/53 **Date of Eval.:** 9/10/09

CURRENT CONDITION:
s/p percutaneous transluminal coronary angioplasty 8/27/09

PLAN OF CARE

Pt. will be seen for PT 3×/wk for cardiac rehabilitation, 45-min sessions.
Coordination/Communication
Review cardiac guidelines with patient and wife; discuss strategies for exercising at home. Review Rate of Perceived Exertion (RPE) scale and warning signs.

Patient-Related Instruction

Pt. will be instructed in HEP to include progressive walking routine and use of heart rate monitor and home blood pressure monitor. Discussed lifestyle modifications (activity level; weight loss).

Interventions

- Phase II cardiac rehabilitation including monitored activity (treadmill walking, stationary bike, and UE ergometry), performed at 70% of maximal heart rate and <11-13 RPE, HR no greater than 30 bpm above resting.
- Warm-up and cool-down prior to aerobic activity, with emphasis on total body flexibility routine.
- Introduction to UE strength training with handheld weights (2 kg to start).

사례 10-2

Documenting Plan of Care
Setting: Acute Care Hospital

Name: Joseph Jacobs **D.O.B.:** 6/17/39 **Date of Eval.:** 11/1/09

CURRENT CONDITION:
1 day s/p right total hip replacement.

PLAN OF CARE

Pt. will receive PT 2×/day, 30-min session; anticipated D/C 11/4/09.

Coordination/Communication

F/u with hospital SW re: d/c plan and necessary adaptive equipment—raised toilet seat, tub bench, walker.

Patient-Related Instruction

Pt. instructed in total hip precautions and exercises (hip isometrics, ankle pumps, glut sets, quad sets) preoperatively on 10/20/09 (handout given). Will continue reviewing precautions and exercises each session. Exercises to be performed 3×/day.
Interventions

- AROM exercises B LEs—progression from ankle pumps, glut sets, and quad sets to active knee flexion/extension, hip flexion, abduction, and extension following THR precautions.
- Bed mobility and transfer trng while maintaining hip precautions, maximizing independence.
- Balance training in standing to improve standing tolerance during functional activities.
- Gait training for short distances (10~20 ft) with standard walker, progressively increasing distance and decreasing VCs for safety and foot placement.
- Elevation trng: curbs and stairs to promote independence and safety.

사례 10-3

Documenting Plan of Care
Setting: Outpatient

Name: Brian Jones **D.O.B.:** 9/23/92 **Date of Eval.:** 10/15/09

CURRENT CONDITION:
1 wk s/p R ACL reconstruction

PLAN OF CARE

Pt. will be seen for PT 3 days/wk for 4 wk, 45-min sessions. Re-eval in 2 wk.

Coordination/Communication

Consult with athletic trainer at school who will be working with Brian within 2 wk. Follow-up phone call in 5 days with MD to coordinate progression of exercise program.

Patient-Related Instruction

Brian will be instructed in the following:

- PROM exercises for knee flexion and extension for use both in the clinic and at home
- Proper use of CPM machine for passive knee ROM
- Use of ice and elevation to reduce swelling and pain
- Patellofemoral self-mobilization to increase joint mobility
- Isometric quad sets
- Instruction in safe use of crutches in all environments

Intervention

- US and soft tissue massage to improve circulation and decrease LE edema
- NMES to R quads for muscle reeducation
- AROM and progressive resistive strengthening exercises to increase strength of R quadriceps, hamstrings, and gastroc/soleus
- Gait trng to improve safety and endurance during ambulation, including uneven surfaces, ramps, and stairs
- Balance activities in standing to improve RLE stability
- Progressive trng, once appropriate, on stationary bike, NordicTrack, and treadmill to increase cardiovascular and muscular endurance
- Plyometric trng in preparation for return to sport

연습문제 10-1

각 문장에서 관리계획의 요소를 확인하시오: 협의/소통(CC), 환자관련 지도(PI), 중재(I), 또는 관련 없음(NP).

1. 환자는 오른쪽 손목과 팔꿈치에 대한 자가-스트레칭을 지도받을 것이다. ________
2. 과거병력은 고혈압이다. ________
3. 발목-발 보조기를 위한 평가를 위해 보조기사에게 의뢰 ________
4. 욕실에서 균형과 협응에 대한 기능적 훈련 ________
5. 서기와 보행능력 향상을 위한 쪼그려 앉기, 발판 오르내리기, 장애물 통과하기 같은 오른쪽 하지의 근력강화 운동 ________
6. 환자는 6인치 높이의 장애물을 피해 걸을 수 있을 것이다. ________
7. 휠체어 사용을 포함하여 장거리 이동에 대해 환자와 토의 ________
8. 오른쪽 엉덩벌림근의 근력을 4/5까지 올릴 것이다. ________
9. 안정성, 속도, 이동거리를 향상시키기 위해 옮겨가기와 실내외 보행 동안 적절한 보조 장비 사용 ________
10. 뇌졸중 환자의 상지 기능을 높이기 위해 비디오 모델 전략을 사용할 것이다. ________
11. 지구력과 속도를 높이기 위해 가정 걷기 프로그램에 대해 교육할 것이다; 4주 동안 처음에 10분에서 점진적으로 20분까지 늘림 ________
12. 상지 물렁조직 마사지에 대해 환자의 아내에게 교육 ________

연습문제 10-2

관리계획 문서에서 오류를 확인하고 이를 다시 작성하시오.

문장	문장 다시 쓰기
예시 보행훈련	보행대칭성과 속도를 높이기 위해 손 또는 언어적 피드백을 제공하면서 가정 내에서 보행훈련
❶ 걷기 연습	
❷ 온습포 적용	
❸ 환자는 욕실에서 3미터를 걸을 수 있을 것이다.	
❹ 환자는 근력강화운동을 받을 것이다.	
❺ 모든 간호사와 협의 관리	
❻ 업무환경 사정	
❼ 환자는 오른쪽 넙다리뒤근 근력이 향상될 것이다.	
❽ 균형훈련	
❾ 환자는 오른쪽 무릎에서 10cm 위 그리고 약간 안쪽에 있는 넙다리근에 1MHz, 1.0W/cm^{2}로 초음파를 적용받을 것이다; 초음파 머리는 천천히 원을 그리면서 10분간 적용될 것이다.	
❿ 필요 시 환자는 진통제를 복용할 것이다.	
⓫ 집 평가	
⓬ 오른쪽 발목 부종 감소	
⓭ 환자 관리를 위한 가족 교육	
⓮ 압력-제거 기술 연습	
⓯ 앞쪽 정강근에 전기자극	

11장 개정판 SOAP 양식을 이용한 치료노트와 경과노트

Treatment Note and Progress Note Using Modified SOAP Format

❖ **학습목표**

이 장을 읽고 다음의 사항을 할 수 있어야 한다.

1. 치료노트의 핵심 요소를 확인하고 기술한다.
2. 경과노트의 핵심 요소를 확인하고 기술한다.
3. 개정판 SOAP 양식을 이용하여 치료노트와 경과노트의 요소들을 적절히 작성한다.

치료노트와 경과노트는 물리치료 문서작성의 핵심 요소이다. 사실, 많은 치료사들이 이러한 노트를 작성하기 위해 많은 시간을 보내고 있다. 이 책은 기본적으로 초기 평가에 초점을 두고 있지만, 치료노트와 경과노트 등의 모든 요소들은 초기 평가의 필수적인 요소이다. 이전 장에서 다룬 모든 개념이 여기에서도 적용된다.

비록 노트에 대한 공식적인 지침은 없지만, 체계성 없이 사용되고 있다. SOAP 양식은 가장 많이 사용되고 의료관련 전문가에게 잘 알려진 양식이다(2장 참조). SOAP 양식은 상대적으로 작성하기 쉽고 치료노트를 빠르게 작성할 수 있게 한다. 이 장에서는 개정판 SOAP 양식을 이용하여 치료노트와 경과노트를 작성하는 양식을 제시할 것이다.

1. 개정판 SOAP 양식

SOAP는 주관적(subjective, S), 객관적(objective, O), 사정(assessment, A), 계획(plane, P)의 약어이다. 2장에서 이에 대해 간략히 기술했다. 여기에서는 치료노트와 경과노트 작성을 틀로서 제시하고 있다. 그러나 원판 SOAP는 현재 의료전문가들이 이용하지 않고 있는 편이다. SOAP 양식은 임상적 의사결정을 위해 통합적인 접근보다 순서적인 접근을 하기 위해 설계되었고 문제-중심 의학적 기록과 관

글상자 11-1

노트 작성 시 시간절약 방법

- 환자의 차트 맨 위 쉽게 보이도록 환자의 목표를 붙여놓는다.
- 중재와 결과에 대한 문서작성을 위해 가능한 한 표와 흐름도를 이용한다(〈사례11-5〉 참조).
- 검사와 측정을 작성할 때, 환자의 상태 변화에 초점을 둔다.
- 가능한 한 전자문서를 이용한다. 비록 근무하는 기관에서 전자문서를 사용하지 않더라도 자신의 문서 템플릿을 이용하여 작성한다.

련이 있어 현재는 기본적으로 사용되는 양식이 아니다. 그러나 일부 개정된 SOAP 양식은 효율적인 재활을 위한 기초적인 틀을 제공하고 있다.

이 장에 있는 그림과 표는 임상적 의사결정, 의료보험을 위한 기준과 맞는 핵심 요소에 대한 개요를 보여주는 것이다. 치료노트는 다양한 목적이 있기 때문에, 치료사가 지나치게 길게 작성하는 경향이 있다. 〈글상자 11-1〉은 간략한 문서작성법을 보여주는 것이다. 더 나아가, 이 장의 끝 부분에 있는 사례들은 다양한 상황에 따라 노트를 어떻게 수정할 수 있는가를 보여주는 것이다.

2. 치료노트

치료노트는 환자를 담당하고 있는 치료사에 의해 작성된다(〈사례 11-1〉~〈사례 11-3〉 참조). 비록 치료에 대한 문서작성은 각 기관의 양식에 따라 작성되는 편이다. 치료노트 네 가지의 목적을 가지고 작성해야 한다.

① **법적인 문서작성**: 치료노트는 어떤 치료가 적용되고 왜 하는지에 대한 법적인 기록을 제공하는 것이다. 이러한 이유로, 수행된 중재와 이에 대한 환자의 반응을 작성하는 것은 중요하다.

② **의료수가 지불**: 의료수가 지불자는 서비스의 근거로서 치료노트를 요구한다. 의료수가 코드에 따라 적용된 중재를 기록해야 한다.

③ **기능적 결과와 임상적 의사결정 증진**: 기능적 결과에 초점을 두고 치료노트를 작성하는 것은 환자의 목표에 치료사가 집중하도록 하는 데 도움이 된다. 치료사는 치료노트를 통해 환자의 경과와 목표에 대한 재평가시기를 확인할 수 있고 관리계획의 수정을 고려할 수 있다.

④ 부재 시 다른 치료사를 위한 기록으로: 치료사가 없는 경우, 다른 치료사가 중재를 대신할 수 있게 문서로 작성하는 것이 중요하다.

(1) 치료노트 작성을 위한 틀

치료노트 작성을 위한 틀에는 목표(G), 주관적(S), 객관적(O), 사정(A), 계획(P)이 포함된다〈그림 11-1〉.

① 목표

기능적 결과 측면에서, 치료노트는 다루어야 할 특정 목표에 초점을 두어야 한다. 따라서 목표는 치료사가 쉽게 보일 수 있도록 치료노트에 작성되어 있어야 한다. SOAP 양식 초반부에 추가적으로 목표를 진술해두는 방법이 좋다.

흔한 오류

목표가 빠져 있다. 목표 재진술은 치료사가 기능적 결과를 중심으로 중재를 유지하는 데 중요하다.

② 주관적(S)

치료노트에서 주관적 부분인 경우, 치료사는 중재에 대한 환자의 주관적 반응을

글상자 11-2

치료노트와 경과노트에서 통증에 대한 문서작성

초기 평가인 경우, 위치, 질, 심각성, 악화 및 완화 요인을 포함한 자세한 묘사가 추천된다. 통증이 발생하는 상황과 관련된 특징을 포함시킬 수 있다.

치료노트와 경과노트인 경우, 통증 요소 중 의미 있는 변화에 대해서 기록한다. 통증 강도 완화(예, 환자는 통증이 2/10으로 감소되었다고 말하였다.) 또는 질(예, 타는 듯한 통증에서 쑤시는 통증으로 변하였다)의 변화는 환자가 호전됨을 알려주는 지표가 될 수 있다. 경과 또는 치료노트에서는 초기 평가처럼 자세히 통증에 대해 기록할 필요는 없다. 이보다는 환자의 변화를 중점으로 기록해야 한다.

통증에 대한 환자의 표현(기본적으로 주관적임)은 치료노트 또는 경과노트의 주관적 정보 부분에 기록된다. 그러나 객관적인 부분에 작성될 수 있는데, "환자는 통증의 증가 없이 무릎 펴고 다리 들기를 10회 반복하였다." 이러한 기록은 객관적인 정보에 기록한다. 이 문장은 수행된 중재에 초점이 있기 때문이다.

작성하고 참여 또는 활동제한에서의 변화를 기록한다. 이 부분에는 환자, 환자가족, 또는 간병인이 진술한 것을 기록한다. 이 부분의 목적은 상해(예, 통증), 활동(예, 걷는 능력), 또는 참여(예, 업무 능력)와 관련된 자신의 상태에 대한 인식을 자세히 기록하는 것이다. 〈글상자 11-2〉는 치료노트에 통증에 대한 문서작성의 예를 보여주는 것이다.

이 부분에는 치료사에 의한 관찰정보가 포함되지 않는다. 주관적 정보에 대한 문서작성은 재활 측면에서 환자의 경과와 기능 또는 삶의 질에서 변화와 관련된 정보를 다루어야 한다. 환자의 현재 상태와 관련이 없는 정보는 포함시키지 말아야 한다.

흔한 오류

문서작성은 애매하지 않아야 한다(예, 환자의 통증이 점점 좋아지고 있다). 이러한 문장은 좀 더 구체적으로 작성되어야 한다:

환자는 걷는 동안 엉덩이 통증이 6/10에서 4/10으로 호전되었다고 하였다.

또한 '환자는 지난번 물리치료를 좋아하지 않았다'라고 치료사는 작성해서 안 된다. 이 문장보다는 '환자는 이전 치료결과에 만족하지 않았고 보행능력이 좀 더 향상되기를 원한다.'라고 작성하는 것이 좋다.

이러한 문장이 환자의 관심을 좀 더 구체적으로 반영한 것이다.

③ 객관적(O)

객관적 정보의 초점은 두 가지이다: (1) 특히 환자의 목표 성취와 관련된 검사와 측정의 결과에 대한 문서작성(상태 업그레이드), (2) 수행된 중재를 상세히 제공(처방). 〈사례 11-1〉~〈사례 11-3〉 참조). 상태 업그레이드는 관찰하거나 수행한 검진 소견(예, 관절가동범위, 보행속도)을 기록하는 것이다. 중재에 대한 문서작성(처방)은 위치, 빈도, 강도, 시간, 또는 반복횟수 같은 수행된 중재절차를 기록하는 것이다. 이 정보 중 일부는 표 또는 흐름도를 이용하여 기록할 수 있다. 그러나 문서작성 시 중재의 전문성과 환자와 치료사 사이의 상호작용을 명확히 드러내도록 해야 한다.

흔한 오류

중재가 충분히 상세히 기록되지 않은 경우. 치료사는 일반적으로 치료노트에 수행된 중재에 대해 "전기자극" 또는 "운동치료"라고 기록하는 경향이 있다. 이보다는 다음과 같이 상세히 작성해야 한다.

개정판 SOAP 양식을 이용한 치료노트 작성의 틀	
목표	환자의 목표 나열하기
S – 주관적	• 중재에 대한 환자의 주관적인 반응(부작용 포함) • 참여 또는 활동제한 변화에 대한 환자의 표현
O – 객관적	• 상태 업그레이드–활동제한 또는 상해와 관련된 환자 상태의 변화로서, 객관적이고 측정할 수 있는 것 • 중재(처방)–관련 전문가, 가족, 환자에 대한 교육/의사소통을 포함한 수행된 중재의 개요. 빈도, 강도, 시간, 및 적용된 장치를 기록
A – 사정	• 환자관련 지도를 포함한 환자의 목표가 작성된 경위를 기록 • 중재의 강도 또는 빈도를 수정하게 하는 요인과 기대 목표를 위한 진행 과정을 토의 • 필요 시 새로운 목표 제시 또는 목표 수정
P – 계획	• 차후의 중재계획 • 치료회기 사이 환자가 해야할 행위를 기록(예, 가정프로그램, 다른 검사/중재)

그림 11–1 개정판 SOAP 노트를 이용한 치료노트 작성의 틀

앉은 위치에서 전 범위의 무릎 펴기 운동, 30파운드 사용, 8회 반복×3, 엎드린 위치에서 전범위의 무릎 굽히기 운동, 20파운드 사용, 10회 반복×3.

④ 사정(A)

사정 부분에서, 치료사는 환자 목표의 전개 정도(환자관련 지도 포함)를 기록하고, 중재의 강도 또는 빈도를 수정하게 만든 요인에 대해 토의하고, 기대 목표를 향한 전개상황을 기록해야 한다. 치료사는 기본적으로 환자의 경과를 요약해야 하고 경과에 영향을 미치는 요인에 대해 토의해야 한다. 또한 목표 수정이나 새로운 목표가 생긴 경우 여기에 기록을 해야 한다.

흔한 오류

사정이 너무 막연하고 의미가 없다. "환자는 처방된 운동을 잘 견딘다." 또는 "환자는 호전되고 있다." 같은 막연한 표현은 피해야 한다. 이러한 표현은 중재의 효과를 거의 드러내지 못한다. 이보다는 다음의 표현이 더 좋다.

"환자는 자신의 운동프로그램을 수행하는 인내력이 호전되어 왔으며, 작업 시 앉

아있을 수 있는 시간이 증가하고 있다고 말하였다."

⑤ 계획(P)

치료노트의 마지막 부분이 계획이다. 차후의 중재절차에 대해 문서로 작성하는 부분으로, 중재전략의 변화를 기록한다.

흔한 오류

차후 계획이 작성되지 않음. 때에 따라 적절할 수 있지만, "처방된 운동 계속" 같은 기록은 환자의 경과를 돕기 위해서 치료사가 어떤 계획을 가지고 있는지에 대한 정보를 주지 못한다. 다음의 예가 더 적절하다.

쪼그리기 운동 반복을 20회까지 증가

3. 치료노트 관련 법적인 문제

치료노트는 법적인 목적으로도 중요하다. 만일 문제가 발생하면, 치료노트가 꼼꼼히 조사될 것이다. 따라서 치료사는 매일 적절한 시기에 효과적으로 작성해야 한다. 엉성하게 작성된 문서는 소송 시 불리한 증거로 작용할 수 있다(Lewis, 2002).

치료노트의 중요한 지침은 다음과 같다.

① **시기적절함**: 오류를 최소화하고 상황을 정확히 기입할 수 있도록 치료사는 치료 후 가능한 한 빨리 치료노트를 작성해야 한다.

② **의사결정의 논리**: 전체적인 흐름은 논리적이어야 한다. 사정, 목표, 중재에 대한 치료사의 결정은 자료에 의해 뒷받침되어야 한다.

③ **환자/의뢰인의 행동**: 빠지거나 취소된 경우 환자의 의료기록에 작성해야 한다. 예를 들어, 환자는 오후 1:30에 방문하기로 한 것을 오전 9:00에 취소한다고 전화하였다. 환자는 어제 드는 작업을 너무 많이 하여 왼쪽 어깨가 아프다고 하였다. 다음 방문은 2일 후이다. 이 기록은 예약이 취소된 시간, 취소된 이유, 이후의 예약에 대한 정보를 자세히 보여주는 것이다. 치료사가 제시한 지시사항이나 권고사항을 환자가 순응하지 않을 경우 이를 객관적으로 기록해야 한다.

④ **이전 및 현재의 치료**: 치료사는 현재 진행 중인 중재와 이전에 받은 치료를 기록해야 한다. 예를 들어, 환자는 허리 통증을 줄이기 위해 2주 전부터 침을 맞고 있다.

개정판 SOAP 양식을 이용한 경과노트 작성의 틀	
목표	환자의 목표 나열하기
S – 주관적	• 중재에 대한 환자의 주관적인 반응(부작용 포함) • 참여 또는 활동제한 변화에 대한 환자의 표현
O – 객관적	• 상태 업그레이드–활동제한 또는 상해와 관련된 환자 상태의 변화로서, 객관적이고 측정할 수 있는 것 • 중재(처방)–관련 전문가, 가족, 환자에 대한 교육/의사소통을 포함한 수행된 중재의 개요. 빈도, 강도, 시간, 및 적용된 장치를 기록. 목표를 달성하기 위해 숙련된 중재(**skilled intervention**)가 필요함을 제시.
A – 사정	• 환자관련 지도를 포함한 환자의 목표가 작성된 경위를 기록 • 중재의 강도 또는 빈도를 수정하게 하는 요인과 기대 목표를 위한 경과를 토의 • 지속적인 치료의 정당성을 제시(의학적 필요성, **medical necessity**) • 필요 시 새로운 목표 제시 또는 목표 수정
P – 계획	• 차후의 중재계획 • 치료회기 사이 환자가 해야할 행위를 기록(예, 가정프로그램, 다른 검사/중재)

그림 11-2 개정판 SOAP 노트를 이용한 경과노트 작성의 틀

⑤ **의사소통**: 환자와 재활프로그램과 관련된 대화(말 또는 문서)를 문서로 작성해야 한다. 즉, 이름, 시간, 주제에 대해 기록해야 한다. 예를 들어, 환자는 왼쪽 발목에 통증이 증가하는 것에 대해 정형외과 의사와 통화를 하였다. 의사는 즉시 물리치료를 중단하고 재평가를 받자고 제안하였다.

⑥ **동의와 의뢰**: 초기 평가 시 동의서를 받아야 한다. 만약 중재 내용이 바뀐다면 치료노트에 동의 여부를 기록해야 한다.

⑦ **부작용**: 부작용이 발생 시 소속기관의 지침에 따라 문서로 작성해야 한다. 전형적으로 사고보고서를 작성한다.

4. 경과노트

경과노트는 환자의 최근 상태에 대해 기록하는 것이다; 이 노트는 재검진을 통해 작성되기도 한다(〈사례 11-4〉~〈사례 11-6〉 참조). 경과노트는 치료회기에 따라 작성되므로, 환자의 경과에 대한 요약인 셈이다. 경과노트는 초기 평가와 비슷한 양식으로 작성하는데, 이 장 맨 앞에서 제시된 기능적 결과를 중심으로 작성한다. 그러나 SOAP 양식을 이용해도 된다.

〈그림 11-2〉는 SOAP 양식에 기초하여 경과노트에 있는 각 부분의 핵심을 보여주는 것이다. 중재 전과 중재 후 환자의 기능적 수행력을 쉽게 비교할 수 있다. 치료사는 재평가 시기에 이루어진 중재를 기록해야 하고, 이를 통해 지속적인 치료의 정당성을 제시할 수 있어야 한다.

요약

- ▶ 치료노트와 경과노트는 개정판 SOAP 양식을 이용하여 기능적 결과에 초점을 두고 체계적으로 작성해야 한다.
- ▶ 모든 치료사는 문서작성을 해야 하고, 문서에는 목표를 위한 치료와 경과과정이 기술되어 있어야 한다.
- ▶ 치료노트는 중요한 법적기록이다. 치료사는 환자의 현재 상태와 물리치료와 관련된 사항을 주의 깊게 기록해야 한다.
- ▶ 경과노트는 최근 환자 상태에 대해 기록하는 것이다. 목표를 향한 경과과정이 토의되어야 하고 지속적인 치료의 정당성을 나타낼 수 있어야 한다.

사례 11-1

Treatment Note
Setting: Outpatient

Name: Emily Rodriguez **D.O.B.:** 2/3/77 **Date of Eval.:** 1/5/09

CURRENT CONDITION:
31 y.o. female 12 wk postpartum c̄ onset of stress incontinence p̄ vaginal delivery of first child.

Goal:
Decrease urine losses from 2× daily to 1×/wk.

S:
Pt. reports urinary losses of 1 tablespoon have decreased to 1×/day over past 3 days. Occurs primarily when coughing or during physical activities, such as lifting baskets of laundry, running, and jumping. Pt. continues to wear 2 panty-liners daily as continued precaution to protect clothing.

O: Status update:
Biofeedback reassessment was completed in supine with noted improvement in EMG activity levels for pelvic muscle contractions. Fair strength of pelvic floor muscle contraction, held 5 sec ×7 reps.

Rx:
Pt. performed pelvic floor muscle contractions c̄ biofeedback program in the standing position. Pt. performed pelvic floor muscle contractions during a lunge to floor and back to standing, 3 reps each LE (practicing the movement for lifting a laundry basket). Practiced pelvic muscle contractions prior to a cough, 5 reps. Pt. ed: pelvic muscle contraction before cough or lifting heavy objects to prevent incontinence. Revised HEP to ↑ pelvic muscle contractions in sitting for 20 1-sec contractions; followed by 20 min of 10-sec contractions in sitting.

A:
Pt. reports decrease in urinary losses over past 3 days, which correlates with observed improvements in EMG activity levels for pelvic floor muscle contractions.

P:
Continue PT 1×/wk. Progress with pelvic muscle strength trng and muscle reeducation during functional tasks, with instruction in progressive HEP to improve pt.'s level of ADLs.

사례 11-2

Treatment Note
Setting: Inpatient

Name: Wally Narcessian **D.O.B.:** 3/7/37 **Date of Eval.:** 6/20/09 (10:26:00 AM)

CURRENT CONDITION:
COPD/pneumonia

Goals
1. Pt. will demonstrate productive cough in a seated position, 3/4 trials.
2. Pt. will ambulate 150 ft with supervision, no A device, on level indoor surfaces, within 45 sec (to enable in-home ambulation).

S:
Pt. reports not feeling well today, "I'm very tired."

O: Status update:
Auscultation findings: scattered rhonchi all lung fields.

Rx:
Chest PT was performed in sitting (ant and post). Techniques included percussion, vibration, and shaking. Pt. performed a weak combined abdominal and upper costal cough that was nonbronchospastic, congested, and nonproductive. The cough/huff was performed with verbal cues. Pectoral stretch/thoracic cage mobilizations performed in seated position. Pt. given towel roll placed in back of seat to open up ant chest wall. Strengthening exercises in standing—pt. performed hip flexion, extension, and abduction; knee flexion 10 reps ×1 set B. Pt. performs HEP with supervision (in evenings with wife). Pt. instructed to hold tissue over trach when speaking to prevent infection and explained importance of drinking enough water.

A:
Pt. continues to present with congestion and limitations in coughing productivity. Pt. has been compliant with evening exercise program, which has resulted in increased tol. to ther ex. regimen and an increase in LE strength. Amb. not attempted today 2 ° to pt. report of fatigue. Pt. should be able to tolerate short-distance amb. within next few days.

P:
Cont. current treatment plan including CPT; emphasize productive coughing techniques; increase strengthening exer reps to 15; attempt amb. again tomorrow.

사례 11-3

Treatment Note
Setting: Outpatient

Name: Julie Jones **D.O.B.:** 10/1/63 **Date of Eval.:** 6/20/09

CURRENT CONDITION:
chronic left shoulder capsulitis

Goal
1.To return to playing tennis, pain-free in 4 wk.

S:
Patient reports L shoulder pain localized over lateral brachial region when serving during a tennis game.

O:
Status update: Patient performs tennis "serving" techniques with tennis racket on the tennis courts outside the PT gym, and reports being able to successfully complete 7 serves before the onset of pain.

Rx:
US to L inferior anterior shoulder, 1 MHz/1.0 W/cm^2, continuous for 5 min with patient in supine and L UE supported with pillows in abduction and external rotation. Followed by shoulder joint mob, inferior glide grade 4. Strengthening exercises with yellow Theraband for int. rotation, ext. rotation, flex and ext of L shoulder. Pt. education: practice tennis serves and review proper motion and technique.

A:
Patient has been making slow gains in reducing L shoulder pain during her recreational activities of tennis. She has been able to increase the time of her tennis games from 20 min to 40 min as she is able to manage her pain more effectively.

P:
Continue c̄ US, joint mobs, and stretching to increase shoulder abduction. Pt. will be given HEP to increase ROM and function of L UE next session.

사례 11-4

Progress Note
Setting: Outpatient

Name: Linda Smith **D.O.B.:** 5/12/73 **Date of Eval.:** 8/01/09

CURRENT CONDITION:
Lumbosacral strain, 2-wk reevaluation

Goals
1. Change 3-month-old's diapers on changing table without pain.
2. Carry 3-month-old for 20 min pain-free.

S:
Pt. reports: "I am able to get out of bed without pain."

O: Status update:
Neutral pubic bone, ASIS and iliac crest levels B. R on L backward sacral torsion remains corrected. Strength of upper abdominals: 3+/5 and lower abdominals: 2/5. Pain rated as 2/10 with diaper changing and able to carry child in carrier for 15 min, 2/10 pain.

Rx:
Rx consists of iliosacral, sacroliliac, and lumbosacral adjustments; pt. education for proper standing posture and carrying techniques; instruction in LE and trunk-stretching routine.

A:
Pt. is exhibiting steady progress with trunk strength and endurance. This is needed for patient to achieve above-stated goals and to tolerate baby's continued weight gain.

P:
Continue current exercise regimen with progression of lumbar stabilization exercises as tolerated. Patient independent with HEP. Physical therapy sessions will continue 3 ×/wk for 2 more wk.

사례 11-5

Progress Note

Setting: Outpatient

Name: Melissa Chau **D.O.B.:** 12/26/83 **Date of Eval.:** 10/01/09

CURRENT CONDITION:

Patellofemoral dysfunction, 1 wk reevaluation

Goals

1. Ascend and descend 2 flights of stairs, pain-free.
2. Run on level surfaces 2 miles in 20 min, 2 ×/wk, pain-free.

S:

"My knee no longer hurts when I'm not walking." (rated as 0/10)

O:

Rx: See flow sheet.

Status update: Ambulation/stair climbing: Pt. able to walk ½ mile at comfortable speed (65 m/min). Able to ascend 2 flights of stairs pain-free. Pain rated as 4/10 (sharp pain) descending 1 flight of stairs. Running: Pt. has not yet engaged in running activity. Strength: L quadriceps: 4/5 L hamstrings: 5/5; R quads and hamstrings: 5/5. L unilateral stance time, static: 20 sec. R unilateral stance time, static: 60 sec.

A:

Pt. is exhibiting a steady improvement in eccentric control of L quadriceps when descending stairs, indicated by an increase in control of descent and a decrease in reported pain. Patellar taping techniques are being used to recruit L vastus medialis. Balance deficits are still apparent as indicated by limited unilateral stance time on the left. Steady progress is being made toward the goal of pain-free stairs negotiation. Continued strength and balance gains are necessary for patient to achieve the second goal related to running. Cross-training has been emphasized as well, with cycling being introduced to the pt.'s routine.

P:

Continue current exercise regimen, with progression in reps and weight as tolerated. Home program, which consists of SLRs, squats, step-ups, and patellar taping techniques, is to be completed daily. PT sessions will continue 2×/wk to include low-impact activities (e.g., jogging on trampoline). Eval. for orthotics next session.

EXERCISE FLOW SHEET

Modality/Procedure	9-27-09	9-28-09	10-1-09
Eval./treatment number	1	2	3

사례 11-5

***Progress Note**–cont'd*

Setting: Outpatient

Name: Melissa Chau **D.O.B.:** 12/26/83 **Date of Eval.:** 10/01/09

Evaluation	✓		
Patellar taping (L)		Medial glide	Medial glide
Patellar mobilizations (L)		Medial glide	Medial glide
Ice (at end of Rx)		10 min	10 min
EXERCISES			
Lateral step-ups		4 inch, 2 × 10	4 inch, 3 × 10
Chair squats		0# 3 × 10	0# 3 × 15
SLRs	0# 3 × 10	0# 3 × 15	1# 3 × 10
Left unilateral stance		L: 25 sec	L: 30 sec
Leg press		B: 80# L: 40# 3 × 10	B: 80# L: 40# 3 × 15
Stretching (ITB, quad/hamstrings/calf)	3 × 30 sec	3 × 30 sec	3 × 30 sec

사례 11-6

Progress Note

Setting: Outpatient Neurology Clinic

Name: Ralph Fisher **D.O.B.:** 12/19/63 **Date of Eval.:** 7/8/09

CURRENT CONDITION:

Huntington's disease (HD) × 11 yr; 1 mo reevaluation

Goals (12 wk)

1. Pt. will experience no falls during indoor or outdoor ambulation over 12-wk period.
2. Pt. will increase average outdoor walking speed on sidewalk with use of cane to 50 m/min, for distances >400 m.
3. Pt. will be independent in performing HEP.

S:

Pt. reports that his balance "is getting better" and that he has had no falls in past 4 wk (since initial evaluation). He reports that he is not yet comfortable using the cane for outdoor ambulation. He reports having some difficulty keeping up with walking and turning exercises on exercise videotape.

사례 11-6

Progress Note *– cont'd*

Setting: Outpatient Neurology Clinic

Name: Ralph Fisher **D.O.B.:** 12/19/63 **Date of Eval.:** 7/8/09

O: Rx:

Pt. has been seen 1×/wk for 4 wk to address balance impairments and ambulation difficulties related to HD. Intervention has consisted of (1) gait training on indoor and outdoor surfaces, including safety instruction and strategies to improve gait speed; (2) balance exercises and balance training in standing, emphasizing improving proactive balance; instruction in home program with exercise videotape (35 min in length)—exercises include ROM/flexibility, strengthening, and cardiovascular; discussion of home safety and recommendations made for grab bars in bathroom, removal of rugs, and supportive chair for mealtimes. **Status update:** Activities: Pt. is able to walk indoors s A device; avg. walking speed 42 m/min. Pt. ambulates outdoors on sidewalk with slower gait speed (35 m/min) and is very cautious. Pt. avoids stairs and uneven surfaces whenever possible due to fear of falling; these activities have not yet been assessed in therapy. Activities of Balance Confidence (indicative of balance confidence during various functional tasks) remains at 80% (100% = complete confidence). Continues to demonstrate LOB (to the R and posteriorly) during indoor and outdoor ambulation but has I recovery. Dystonia: Unchanged; mod. trunk dystonia resulting in posturing into extension and R lateral flexion. Chorea: unchanged; mod. chorea × 4 extremities. Balance: Berg Balance Scale score increased from 39 to 44; pt. improved in tandem stance, turning in place, and picking up object from floor. Single-limb stance unchanged; limited to <2 sec B.

A:

Pt. has demonstrated improvements in balance as measured by the Berg Balance Scale and has not had any falls in a 4-wk period. Pt. is able to perform HEP program independently with modifications. Pt. requires continued PT to address slow walking speed (Goal 2) and standing balance impairments, focusing on single-limb stance to continue to minimize falls risk (Goal 1).

P:

(1) Gait training indoors and outdoors to address safety, speed, and balance (proactive and reactive). (2) Balance training exercises, emphasizing single-limb stance activities. (3) Revision of home program to modify walking and turning activities so pt. can keep up with tape. (4) Cont. education re: use of straight cane during outdoor ambulation. (5) Evaluate stair climbing, curb negotiation, uneven surface ambulation, and initiate training for functional benefit, balance improvement, and strengthening.

연습문제 11-1

각각의 치료노트와 경과노트에서 주관적(S) 및 객관적(O) 정보를 확인하고 빈칸에 적절한 문장으로 다시 기술하시오.

문장	S 또는 O	다시 작성하기
예시 성관은 아무것도 할 수 없다고 말하였다.		성관은 왼쪽 팔꿈치의 통증으로 음악 강의를 그만두었고 교회에서 피아노 연주를 할 수 없다고 말하였다.
❶ 환자는 자신의 보행기를 이용하는 것을 싫어한다고 말한다.		
❷ 환자는 어색한 걸음을 보인다.		
❸ 무릎의 수동 관절가동범위는 점점 좋아지고 있다.		
❹ 환자는 매우 혼돈되어 있다.		
❺ 환자는 자신의 아들에 관심이 있다고 말한다.		
❻ 환자는 5분 걷기 후 피로를 호소한다.		
❼ 환자는 왼쪽 어깨의 통증을 호소한다.		
❽ 환자는 무릎 운동을 10회 반복 수행하였다.		

연습문제 11-2

다음의 각 문장은 SAOP 노트의 일부로서 작성된 것이다. 〈그림 11-1〉을 이용하여, SOAP 양식에 근거하여 각 문장을 분류하시오: G = 목표; S = 주관적; O = 객관적; A = 사정; P = 계획.

문장	G, S, O, 또는 P
❶ 다리 펴고 들기를 양쪽에서 10회 반복 수행하였다.	
❷ 환자는 어제 자신의 딸과 함께 우편물을 찾기 위해 걸었고 어떤 어지러움도 느끼지 않았다고 하였다.	
❸ 다음 치료에는 10분 동안 고정식 자전거 타기가 추가될 것이다.	
❹ 환자는 30초 이내에 호흡곤란 없이 침상에서 욕실까지 5미터를 걸었다.	
❺ 환자는 지난번 치료 이후 통증을 느꼈다고 말한다.	
❻ 환자는 점진적인 하지 근력강화 운동을 통해 목표를 달성하고 있다.	
❼ 오른쪽 발목에서 우묵부종이 나타남.	
❽ 환자는 낮 동안 책상에 앉아 있을 때 오른쪽 다리를 올린 위치에 유지하도록 지시를 받았다.	
❾ 환자는 2주 이내에 5회 시도 시 4회 침상에서 휠체어로 독립적으로 옮겨가기를 할 수 있을 것이다.	
❿ 환자는 직장으로 복귀하기가 두렵다고 말한다.	
⓫ 환자는 치료가 없는 날 매일 걷기 프로그램을 지속할 것이고, 다음 주까지 매일 20분까지 점진적으로 걷는 시간을 늘릴 것이다.	
⓬ 환자는 1주일 이내에 1분 동안 도움 없이 설 수 있을 것이다.	
⓭ 환자는 걷는 동안 허리 통증이 5/10, 책상에서 일하는 동안 통증이 8/10이라고 말하였다.	
⓮ 환자의 낙상 두려움이 분비는 장소 또는 실외에서 걷는 능력 향상을 제한하고 있다.	
⓯ 환자는 다음 주에 직장으로 복귀할 계획이라고 말한다.	

연습문제 11-3

당신은 외래재활센터에서 일차적으로 손을 침범한 류마티스성 관절염 환자를 담당하고 있다. 아래의 환자 정보를 이용하여 SOAP 노트 양식의 경과노트(2주를 기준으로)를 작성하시오.

MP는 손에 류마티스성 관절염을 진단받은 62세의 여성이다. MP는 손가락관절의 통증과 뻣뻣함을 호소하고 있으며, 이로 인해 요리도구를 잡기, 다른 집안일, 글쓰기가 힘들다. 객관적 검진결과, 몸쪽 손가락사이관절에 뻣뻣함이 있고 굽힘이 90°로 제한되어 있다. 또한 양쪽 손목손허리관절이 자쪽으로 휘어져 있다. 감각은 정상이고 열감 또는 부종은 없었다.

목표:

주관적 :

객관적 :

사정 :

계획 :

12장 부가적인 문서작성 양식: 특수 문서작성

Additional Documentation Formats: Specialized Documentation

❖ 학습목표

이 장을 읽고 다음의 사항을 할 수 있어야 한다.

1. 퇴원 요약의 핵심을 나열한다.
2. 장비 또는 장비구매를 위한 필요성의 정당화를 위해 제3자에게 전달될 서신의 필수 특성을 나열한다.
3. 지속적 서비스 요청 또는 거부를 위한 서신의 핵심 특성을 확인한다.
4. 환자교육 형태에 대한 문서작성을 위한 고려사항을 토의한다.

물리치료사는 다양한 양식의 문서를 작성한다. 이 책은 초기 평가뿐만 아니라 경과 및 치료노트에 초점을 두고 있다. 하지만 물리치료사는 퇴원 요약과 제3자에게 전달될 서신 같은 다양한 문서를 작성할 수 있다. 이 장은 특수 문서작성에 대해 논의하겠다.

1. 퇴원 요약

모든 치료가 종결된 후, 치료사는 퇴원 요약을 작성해야 한다. 미국 물리치료사 지침에는 "모든 물리치료 중재를 종결한 후 치료사는 퇴원 요약과 목표 지향적 경과를 요약하기 하기 위해 문서를 작성해야 한다."라고 되어있다. 퇴원 요약의 주요 목적은 퇴원 시기 환자의 상태를 작성하기 위함이다. 퇴원 요약에는 완벽한 재평가가 될 필요는 없다. 그러나 치료사는 작성된 목표와 관련된 참여, 활동, 상해에서 환자의 변화를 기록해야 한다.

다음은 퇴원 요약의 필수 요소이다.

- **환자묘사.** 환자의 진단과 배경에 대한 묘사가 있어야 하고 현재 관리계획에 대한 설명이 포함되어야 한다.

퇴원 요약

이름: Suzi Sears

생년월일: 5/20/50

날자: 9/26/09

Suzi Sears는 오래전에 다발경화증을 진단받았고 최근 악화되어 외래 물리치료실에서 7/24/08에 초기 평가를 받았다. Sears는 9주 동안 주 3회, 총 27회의 치료를 받았다. Sears는 하지 근력약화가 있고 앉기와 서기 균형, 옮겨가기와 침상움직임, 이동과 계단 이용 능력이 떨어진다.

Sears는 기능적 능력측면에서 다음의 사항이 호전되었다.

	초기 평가	마지막 평가
Kurtze EDSS	7.5 (몇 발자국 이상 뛰기 힘듦)	6.0 (100m 걷기 시 간헐적 보조)
MS impact scale-29 (범위 0-145)	98	65
서기 능력	보행기와 약간 보조하에 10초간 서기	독립적으로 보행기를 이용하여 5분간 서기
옮겨가기	보행기에서 휠체어로 중등 보조하에 옮겨가기	10초 이내에 보행기에서 휠체어로 독립적으로 옮겨가기
침상움직임	약간 보조하에 침상움직임 (구르기와 일어나 앉기)	독립적인 침상움직임
이동	피로 없이 약간 보조와 보행기를 이용해 5발자국 옮김; 심장박동수 78~104회	평지에서 보행기를 이용하여 감독 하에 100~150m 이동; 심장박동수 82~96회

Sears는 가정프로그램에 대한 내성을 점진적으로 늘려나가고 있었고 비디오 영상을 통해 유연성, 균형과 근력(프로그램 요약이 첨부됨) 운동을 30분간 독립적으로 수행하고 있다. Sears는 치료기간 동안 모든 목표를 달성하였고, 호전 상태에 만족하였다. Sears는 전신적인 피로와 근육경련으로 힘들어하고 있고, 피로와 근육경련을 관리에 대한 문서와 교육을 받았다.

Sears는 8/1/08에 상업용 휠체어를 위해 외래 물리치료실에서 상담을 받았다. 평가 당시 고장 난 스쿠터를 타고 있었다. 전동휠체어가 추천되었고 현재 이것을 기다리고 있는 중이다. 이 휠체어가 가정에서 Sears의 독립성과 안정성을 높이는 데 기여할 것이다.

현재 퇴원을 권고하고 있다. 유연성, 균형과 근력 향상을 위해 지속적으로 비디오 영상을 이용한 가정프로그램을 추천하였고, 4개월 후 재검진을 권장하였다.

고맙습니다.

Sandy Bower, PT, MS

신화병원 외래물리치료실

그림 12-1 외래병원 상황에서 퇴원 요약

- **물리치료 중재의 요약.** 얼마나 오래 동안 물리치료를 받았는지를 기록한다. 그리고 제공된 중재에 대한 간략한 요약을 제공한다.
- **현재 상태.** 현재 상태에 대해 요약한다. 상해에 대한 내용이 포함될 수 있지만 환자의 기능적 능력과 참여제한 위주로 작성되어야 한다.
- **목표.** 목표 성취여부를 제공해야한다. 만일 목표가 성취되지 않거나 부분적으로 성취되었다면, 간략히 이에 대한 설명이 필요하다.
- **추천.** 치료사는 이 시점에서 환자에게 추천되는 어떤 것을 나열해야 한다. 여기에는 가정-기반 지도와 추적 또는 재평가 지시가 포함될 수 있다. 만일 환자가 다른 기관으로 옮겨간다면, 지속적인 물리치료 또는 다른 서비스를 위한 추천사항을 제공해야 한다.

〈그림 12-1〉은 외래병원 상황에서 퇴원 요약의 예이다.

2. 장비 또는 서비스 정당화를 위해 제3자에게 전달될 서신

제3자를 위한 서신은 대개 물리치료사가 작성한다. 이러한 서신은 장비구매 또는 지속적 서비스의 정당화를 위해 필요하다. 이런 서신을 작성할 때, 읽는 사람이 의학용어에 익숙하지 않을 수 있으므로, 약어 또는 은어로 작성하는 것은 피한다. 치료사는 의학용어 사용을 주저하지 말아야 한다. 그러나 흔하지 않은 단어 또는 용어는 제한적으로 사용해야 한다.

(1) 장비구매

치료사는 환자에게 필요한 장비의 정당성을 작성할 수 있다. 특히 의료체계를 통해 제공할 수 있는 상업용 휠체어 같은 장비를 구매할 때 치료사는 제3자로부터 의

수신: ○○보험회사
경기도 성남시 256번지
관계자 분께,
저는 물리치료사 홍길동이고, 가정용 기립대의 의학적 필요성에 대해 서신을 작성하고 있습니다.

환자묘사

김수미는 62세 여성이고, 7/23/09에 의사 김철수에 의해 다발경화증으로 진단받아 신화병원에 입원한 환자입니다. 현재 의사 스미스가 치료를 하고 있습니다. 김수미는 1999년 완화–재발성 다발경화증으로 최초 진단받았습니다. 현재 완화–재발에서 진행성 다발경화증으로 변경되어 증상악화로 입원하고 있습니다. 과거병력에는 심장경색, 고혈압, 고콜레스테롤혈증, 시신경염, 류마티즘이 있습니다.

현재 김수미는 신화병원에서 다양한 재활치료를 받고 있습니다. 물리치료인 경우, 관절가동범위 운동, 치료적 운동, 기능적 움직임 훈련(옮겨가기, 침상운동성, 균형 등), 기능적 지구력 훈련, 휠체어 움직임 훈련을 받고 있습니다. 하지 관절가동범위를 유지하기 위해 온종일 양쪽 다리 보조기를 착용하고 있습니다. 이외에 30분간 기립대에서 서기 치료를 하고 있습니다.

현재 상태

상해

- 양쪽 하지 수동 관절가동범위 감소, 특히 엉덩 폄, 벌림, 발목발등쪽 굽힘이 제한
- 양쪽 하지 근육긴장도 증가로 인해 대소변 능력, 옮겨가기, 침상움직임이 떨어지고, 휠체어에서 앉기 균형 저하, 다리와 허리 통증 증가
- 실변 및 실금
- 양쪽 하지 체중지지 불능으로 인해 허리와 하지 뼈엉성증 위험 증가
- 피부는 온전하지만 휠체어에서 지내기 때문에 압박궤양 위험 증가
- 심장질병 병력으로 인한 기능적 지구력 감소

기능적 활동

- 감독하에 바닥에서 휠체어로 옮기는 기구 사용
- 약간 보조하에 미끄럼판을 이용하여 휠체어에서 침상으로 옮겨가기
- 중등도 이상의 보조하에 휠체어/침상에서 일어서기
- 중등도 이상의 보조하에 바퀴달린 보행기를 이용하여 선 위치에서 축이동을 통한 옮겨가기
- 이동: 김수미는 현재 보행이 불가능한 상태. 병원 환경 내에서 전동휠체어를 이용하여 독립적으로 이동

- 기립상태 내성: 30분 동안 적절한 활력징후를 보이면서 기립대에 설 수 있음

요구되는 장비

김수미에게는 가정에서 이용할 수 있는 기립대가 추천된다(자세한 사양은 첨부 내용 확인).

장비의 의학적 필요성

기립대는 다양한 계통(근육뼈대, 비뇨기계, 피부, 심혈관계, 소화계)에서 부동으로 인한 수많은 부작용을 방지하기 위해 사용된다. 특히 김수미의 경우, 이 치료는 근육긴장도 감소, 통증 감소, 하지 관절가동범위 증가, 기립 내성 증가, 호흡 상태 증진, 심혈관 상태 개선, 피부 욕창 방지, 뼈엉성증 방지를 포함한 다양한 이점이 있다. 김수미는 간병인의 보조와 바퀴달린 보행기를 이용하여 짧은 거리를 걸을 수 있다.

진행성 다발경화증이 있고 현재의 신체적 · 의학적 상태인 경우, 더 이상 보행이 불가능할 것이다. 기립판이 부착된 기립대는 가정에서 부동으로 인한 위험을 대처하기 위한 필수장비이다.

이 문제에 대해 고려하고 관심을 가져주셔서 감사합니다. 언제든지 의문사항이 있으면 연락을 주십시오.

고맙습니다.

홍길동, PT, MS
신화병원 물리치료실

그림 12-2 제3자에게 전달될 서신을 위해 필요한 특수 문서작성의 예

학적 필요성에 대한 서신을 요구받을 수 있다. 이러한 서신의 목적은 장비 필요성에 대한 의학적 정당성을 제공하는 것이다.

다음은 의학적 필요성에 대한 서식을 작성할 때 필요한 요소들이다.

- **환자묘사.** 환자의 진단과 배경에 대한 묘사가 있어야 하고 현재 관리계획에 대한 설명이 포함시켜야 한다.
- **현재 상태.** 현재 상태에 대해 요약한다. 상해에 대한 내용을 포함시킬 수 있지만 환자의 기능적 능력과 참여제한 위주로 작성해야 한다.
- **장비묘사.** 필요한 장비에 대한 상세한 묘사가 필요하다(그림 또는 기타 정보 제공). 만일 일반적인 것 이외에 특수한 사항이 필요하다면, 각 사항에 대해 명확하게 제시해야 한다.

- **장비의 의학적 필요성.** 서신에 가장 중요한 부분이다. 핵심은 의학적 필요성이다. 장비에 대한 의학적 필요성, 환자에게 주는 이점, 그리고 장비를 이용할 시 환자의 능력을 묘사해야 한다. 가능하다면, 환자에게 그 장비가 왜 필요한지를 문헌을 통해 근거로 제시하는 것이 필요하다. 또한 적절하다면, 대안적인 장비(예, 싼 장비)가 왜 환자에게 도움이 안 되는지를 작성한다. 비용 역시 상세히 기술한다. 예를 들어, 〈그림 12-2〉는 피부손상을 방지하고 뼈엉성증을 방지하는 데 도움이 되는 기립대에 대한 서신의 예이다.

응답: CBA 건강관리 회사
수신: 요양관리부서
관계자 분께,
주제: 김수미를 위한 추가적인 물리치료실 방문 요청
김수미는 왼쪽 발목골절 수술 후, 6/15/09에 물리치료 평가와 치료를 위해 의뢰되었습니다. 초기 평가에서 환자는 통증, 부종, 하지 가동범위 및 근력 감소를 보였고 옮겨가기와 이동에 제한이 있었습니다. 환자는 초음파치료, 신장/근력강화운동, 서기 균형 훈련, 보행훈련, 가정프로그램 및 주의사항에 대해 교육을 받았습니다. 다음은 환자의 경과과정입니다.

측정	초기 평가	현재 상태
활동		
Lower extremity functional scale(범위 0-80; 80=기능 제한 없음, 임상적 의미 있는 변화=9점)	35	48
이동	평지와 계단에서, 양쪽 겨드랑이 목발을 이용하고 왼쪽 발가락 체중지지 형태로 100m 이동	실내/실외에서, 지팡이를 이용하고 참을 수 있는 범위 내에서 체중지지하면서 2,500m 이동
옮겨가기	양쪽 겨드랑이 목발을 사용하고 왼쪽다리로 발가락 체중지지를 하면서 독립적으로 옮겨가기	지팡이를 사용하고 왼쪽다리로 참을 수 있는 범위 내에서 체중지지하면서 독립적으로 옮겨가기

상해		
통증	서기/이동 동안 왼쪽 발목 통증 8/10	서기/이동 동안 왼쪽 발목 통증 4/10
인체계측학적 측정 (8자)	왼쪽: 41cm 오른쪽: 35cm	왼쪽: 37.5cm 오른쪽: 35cm; 부종이 줄어듦
능동가동범위(왼쪽)	발바닥쪽 굽힘: 0−10°; 발등 굽힘: 0° 안쪽 번짐: 0−7°; 바깥 번짐: 0°	발바닥쪽 굽힘: 0−20°; 발등 굽힘: 0−5° 안쪽 번짐: 0−15°; 바깥 번짐: 0−7°
근력(왼쪽)	발바닥굽힘근: 2/5; 발등굽힘근: 2/5 뒤침: 2/5; 엎침: 2/5	발바닥굽힘근: 3+/5; 발등굽힘근: 4/5 뒤침: 4−/5; 엎침: 4−/5

비록 상당히 호전되었지만, 가정일과 소매업자로 일하기 위해서 아직 상해와 활동 제한이 있는 상태입니다. 현재까지, 환자의 통증과 불편함 때문에 도수치료를 적용하지 못하고 있는 실정입니다. 통증이 많이 감소하였고, 이 환자는 도수치료를 포함한 점진적인 치료프로그램으로 많은 효과를 얻을 수 있습니다. 현재 연구에 의하면*, 발목 골절 후 도수치료는 가동범위 운동과 가동술 증진에 효과가 있는 것으로 보고되고 있습니다. 즉, 가정과 직업을 회복하는 데 상당한 영향을 미칠 수 있습니다.

김수미는 아래의 목표를 달성하기 위해 4주 동안 주 2회(총 8회) 물리치료가 필요한 상태입니다.

1. 환자는 제한 없이 2주 내에 직장으로 복귀할 수 있을 것이다.
2. 환자는 4주 이내에 보조도구 없이 독립적으로 옮겨가기를 할 수 있을 것이다.
3. 환자는 4주 이내에 보조도구 없이 평지, 계단, 경사로를 이동할 수 있을 것이다.
4. 4주 이내에 집안일을 하는 데 통증이 2/10 미만으로 발생할 것이다.

이 문제에 대해 고려하고 관심을 가져주셔서 감사합니다. 언제든지 의문사항이 있으면 연락을 주십시오.

고맙습니다.
홍길동, PT, MS
신화병원 물리치료실

*lincw: Rehabilitation for ankle fracture in adults, Cochrance databasesyst Rew 16(3): 2008

그림 12-3 제3자에게 전달될 서신을 위해 필요한 특수 문서작성의 예

ABC 보험회사
수신: 김민수
기간: 2007.3~2008.7

관계자 분께,
이 서신은 위의 기간 동안 김민수 환자에 대한 물리치료와 지속적인 관리를 위한 의학적 필요성을 지지하기 위함입니다.

김민수는 7/10/08년부터 현재까지 허리융합수술 후 우리 기관에서 치료를 받고 있습니다. 수술 전 발생한 발목 처짐 때문에 환자의 경과는 천천히 호전되고 있습니다. 현재까지, 환자는 Jewitt TLSO 보조기를 착용하고 있으며 발목 처짐을 방지하기 위해 발목보조기와 지팡이를 사용하여 이동하고 있습니다.

수술 이전, 환자는 보조도구 없이 일상생활을 독립적으로 수행하였습니다. 현재, 환자는 수술 이전의 기능 상태로 회복하지 못하였고, 업무에 참여하는 데 어려움을 보이고 있습니다. 위의 기간 동안, 김민수는 능동 몸통 가동범위가 증가하였고, 왼쪽 하지 근력이 1/2에서 회복되었습니다. 기능적 검사 점수는 19/21에서 21/21로 향상되었습니다.

김민수는 자신에게 처방된 치료적 운동, 발목근육의 신경학적 동원훈련, 도수치료에 의해 호전되고 있습니다.

전문가로서 볼 때, 김민수 환자는 지속적인 물리치료를 통해, 보조도구 없이 지역사회 내에서 이동할 수 있을 것이고, 30분 이상 설 수 있을 것이며, 하지 근력이 향상될 것이라고 봅니다. 김민수 환자는 이전 기능 상태로 회복하기 위해 필요한 치료를 찾아왔으며, 자기부담으로 치료를 받고 있습니다.

환자에 대한 초기 및 재평가 소견, 경과 및 치료노트의 복사본이 첨부되어 있습니다. 만약 이 사항에 대해 의문이 있다면 언제든지 연락을 주십시오.

고맙습니다.
홍길동, PT, MS
지역병원 물리치료실

그림 12-4 치료비용 지불을 거부하는 보험회사에 보낼 서신을 위한 특수 문서작성의 예

(2) 지속적 서비스 요청 또는 거부

치료사는 추가적인 물리치료실 방문 승인요청 또는 승인요청 거부 후 서비스에 대한 비용을 위해 서신을 작성하는 경우가 있다. 이 경우, 치료사는 다음의 객관

적인 자료를 제시해야 한다. (1) 가능한 한 객관적이고 표준화된 검사와 측정을 이용한 치료 이후 경과, (2) 환자가 받는 치료적 중재의 개괄적 전문성 및 각 중재의 원리. 각각의 치료와 경과를 제시하기 위해 표 또는 그림을 이용하는 것도 좋은 방법이다. 〈그림 12-3〉은 추가적인 물리치료 방문을 위한 승인요청의 예이다. 〈그림 12-4〉는 치료 후 비용 지불 거부에 대한 서신의 예이다.

가능한 한 치료사는 특정 중재가 이 환자집단에 적절하다는 근거를 연구 또는 문헌을 통해 보험회사 또는 제3자에게 제공해야 한다(〈그림 12-3〉 참조). 관련 연구 논문 전체 또는 요약 목록을 첨부하여 제시할 수 있다.

치료사는 서신의 문장이 쉽게 작성되었는지, 문법이 맞는지, 철자가 틀렸는지를 꼼꼼히 확인해야 한다. 비록 이러한 사항은 모든 문서에 적용되지만, 특히 제3자에게 전달되는 문서인 경우 중요하다.

3. 환자교육 형태

환자교육 재료와 가정프로그램은 대부분의 핵심 물리치료 중재 중 하나이다. 예를 들어, 가정프로그램을 작성해 유인물로 환자에게 주는 경우, 환자의 교육수준, 언어능력, 학습형태를 고려하여 환자에게 제공되어야 한다(Scott, 2005). 가능한 그래프 또는 그림으로 정보를 제공하는 것이 유용하다.

정보를 제공할 때, 사진으로 운동방법을 제공하거나 전산화된 프로그램을 이용하는 것이 좋다. 환자에게 정보를 제공할 때 환자의 의학적 상태를 고려해야 하며 더불어 구두지시도 제공해야 한다.

요약

- 이 장은 제3자에게 전달될 서신, 퇴원요약, 환자교육 형태 등의 다양한 특수문서를 다루었다.
- 모든 문서는 간결해야 하고 환자의 기능증진과 관리계획에 초점을 두어야 한다.
- 비록 문서에 따라 양식과 내용이 변하지만, 기능적 결과를 중심으로 문서가 작성되는 것은 변하지 않는다.

13장

소아 분야에서 문서작성

Documentation in Pediatrics

❖ 학습목표

이 장을 읽고 다음의 사항을 할 수 있어야 한다.

1. 학교기반 물리치료와 조기 중재에 대한 법을 이해한다.
2. 학교기반 환경과 조기 중재에서 문서작성의 핵심 요소를 파악한다.
3. 최상의 표준 치료에 근거하여 소아를 위한 목표를 설정한다.

소아 환자란 출생에서부터 21세까지 해당하는 사람을 말한다. 아동과 가족에 대한 평가 기록은 중요하며, 많은 팀원들이 함께 협력해야 한다. 건강 관련 전문가부터 비전문가까지 팀원으로서 문서작성과 중재를 위해 협력 해야 한다.

1. 소아 평가의 목적

다른 환자집단에 대한 평가처럼, 소아를 담당하는 물리치료사는 전반적인 사정 전략을 결정하기 위한 일차적인 사정의 목적을 이해해야 한다. 2장에 제시된 것처럼 네 가지 목적이 있다: 묘사, 판별, 예측, 평가. 묘사(descriptive) 측정은 아동의 현재 기능상태, 문제, 그리고 필요성(예, 활동과 참여)을 묘사하는 것이다. 이는 치료사의 관찰과 검진 소견(예, 관절가동범위, 근육긴장도)에 대한 기록이다. 또한 묘사 측정은 치료사가 초기 평가 시 수행하는 표준화된 검사와 판별(예, 발달지연이 있는지?) 또는 예측(예, 장애가 발생할 위험이 있는지?)에 대한 기록문서와 연관이 있어야 한다. 마지막으로 시간경과에 따른 변화를 알아보기 위한 평가 측정은 시간에 따른 변화 또는 중재에 대한 참여도를 알아보는 데 유용하다.

소아환자를 위한 평가 보고서의 구조는 일반적인 물리치료 평가와 매우 비슷하다(의뢰이유, 참여, 활동과 상해, 사정, 목표, 관리계획). 그러나 소아환자에 대한 문

글상자 13-1

IDEA, C 부분

IDEA C 부분에는 다음의 아동에 대한 서비스를 정의하고 있다:

(1) 적절한 진단도구로 측정한 결과 인지발달, 신체발달, 의사소통발달, 사회 또는 감정발달, 그리고 적응 발달 영역에서 1개 이상의 영역에서 발달지연이 있는 아동;

(2) 신체 또는 정신상태에서 발달지연이 발생할 확률이 높다고 진단된 아동.

서작성 시 고려해야 하는 사항이 있다. 두 가지 시점을 중심으로 다루겠다: 조기 중재(출생에서부터 3세까지)와 학령기(3~21세).

2. 조기 중재

(1) IDEA(Individuals with Disabilities Education Act)

미국의 경우, 장애가 있는 유아(infants)와 아장아장 걷는 시기에 있는 아린 아동(toddler)은 장애교육법(IDEA 2004) C 부분에 정의되어 있으며, 가족을 중요시하고 있다. C 부분에 해당하는 1~3세 아동은 법에 따라 서비스를 제공받아야 한다〈글상자 13-1〉.

(2) 적격성 결정

미국의 경우, 물리치료를 포함한 서비스의 적격성은 조기 중재 프로그램(early intervention program, EIP)을 결정하는 데 있어 주별로 선정기준이 다르기 때문에 주에 따라 다르다. 물리치료 분야는 자연스러운 환경, 즉 가정 내에서 아동의 기능과 적응력을 높이기 위한 서비스와 관련이 있다. 비록 주별로 서비스 적격성에 대한 기준이 다르지만, 대부분의 주들이 서비스를 결정하기 위해 표준화된 검사를 이용한다.

예를 들어, 치료사는 %지연 또는 표준으로부터 이탈 정도에 대한 보고서를 작성해야 하는 경우가 있다. 예를 들어, 어떤 주는 아동이 33% 지연되거나 하나의 기능적 영역이 평균에서부터 2표준편차를 벗어난 경우 또는 25% 지연이 있거나 2개의 기능적 영역에서 평균에서부터 1.5표준편차를 벗어난 경우에 서비스를 받을 수 있

글상자 13-2

장애인 등에 대한 특수교육법

제15조 (특수교육대상자의 선정)

① 교육장 또는 교육감은 다음 각 호의 어느 하나에 해당하는 사람 중 특수교육을 필요로 하는 사람으로 진단 · 평가된 사람을 특수교육대상자로 선정한다.

1. 시각장애
2. 청각장애
3. 정신지체
4. 지체장애
5. 정서 · 행동장애
6. 자폐성 장애(이와 관련된 장애를 포함한다)
7. 의사소통장애
8. 학습장애
9. 건강장애
10. 발달지체
11. 그 밖에 대통령령으로 정하는 장애

② 교육장 또는 교육감이 제1항에 따라 특수교육대상자를 선정할 때에는 제16조 제1항에 따른 진단 · 평가결과를 기초로 하여 고등학교 과정은 교육감이 시 · 도특수교육운영위원회의 심사를 거쳐, 중학교 과정 이하의 각급학교는 교육장이 시 · 군 · 구특수교육운영위원회의 심사를 거쳐 이를 결정한다.

제16조 (특수교육대상자의 선정절차 및 교육지원 내용의 결정)

① 특수교육지원센터는 진단 · 평가가 회부된 후 30일 이내에 진단 · 평가를 시행하여야 한다.

② 특수교육지원센터는 제1항에 따른 진단 · 평가를 통하여 특수교육대상자로의 선정 여부 및 필요한 교육지원 내용에 대한 최종 의견을 작성하여 교육장 또는 교육감에게 보고하여야 한다.

③ 교육장 또는 교육감은 특수교육지원센터로부터 최종의견을 통지받은 때부터 2주일 이내에 특수교육대상자로의 선정 여부 및 제공할 교육지원 내용을 결정하여 부모 등 보호자에게 서면으로 통지하여야 한다. 교육지원 내용에는 특수교육, 진로 및 직업교육, 특수교육 관련서비스 등 구체적인 내용이 포함되어야 한다.

④ 제1항에 따른 진단 · 평가의 과정에서는 부모 등 보호자의 의견진술의 기회가 충분히 보장되어야 한다.

글상자 13-3

조기 중재에서 최적의 보고서 작성 전략

1. 부가적 설명 제공하기

Joey는 네발기기(손과 무릎으로)를 유지할 수 없고 엎드린 위치에서 누운 위치로 구를 때 폄근 패턴(기본적으로 한 근육집단 사용)을 사용한다.

2. 일반 언어로 검사결과 해석하기

표준화된 운동발달검사 점수에서 J는 현재 3분위 백분율에 해당한다. 이는 또래 아동의 대부분이 높은 수준의 기능을 보이는 데 비해 점수가 낮다. 따라서 조기 중재서비스 대상자에 해당한다.

3. 기능적으로 개념 설명하기

나쁜 예	최적의 예
A는 몸통에서 중등도 정도의 저긴장도를 보인다.	A는 기대되는 것보다 휴식 시 근육 뻣뻣함이 낮다. 이는 중력에 대항하여 독립적이고 효율적으로 자세를 유지하고 움직이는 데 영향을 미친다.

4. 부정적인 내용 피하기

나쁜 예	최적의 예
N은 치료를 거부하고 평가과정에 참여하기를 싫어한다.	N은 또래 아동에 비해 자기-주도적인 놀이에만 참여한다.

5. 결핍-중심 언어 피하기

나쁜 예	최적의 예
M은 배근력이 양호(fair)정도이고 혼자 앉은 위치로 올 수 없다.	M은 앉은 위치에 놓였을 때 앉은 자세를 유지할 수 있다. 앉고 눕는 능력에 도움이 되는 배근육에 대한 근력강화는 물리치료 중재의 초점이 될 것이다.

6. 아동의 유능성 유도하기

나쁜 예	최적의 예
S는 반복적으로 계단을 오르내릴 수 없다.	S는 한 계단을 오를 수 있다. 또래에 맞는 패턴으로 계단을 오르내리는 능력이 절실하다.

7. "그러나" 사용하지 않기

나쁜 예	최적의 예
R은 앉은 위치에서 설 수 있지만, 어머니의 보조 또는 주변 물건 잡기 없이는 불가능하다.	R은 외부 지지가 제공되거나 안정적인 지면일 때 앉은 위치에서 설 수 있다.

도록 규정하고 있다. 따라서 치료사는 %지연 또는 표준이탈 정도를 보고해야 하고 이를 통해 조기 중재의 필요성이 결정된다.

국내의 경우 장애인 등에 대한 특수교육법에 적격성에 대한 조항이 있지만, 구체적 이지 않은 편이다〈글상자 13-2〉.

(3) 가족-중심 계획

가족-중심 계획은 EIP의 핵심 요소이다. 가족과 치료팀원 간의 협력은 서비스가 일방적으로 제공되는 것이 아니라 필요성에 따라 협의하에 제공되기 위해 중요하다. 최상의 치료 기준과 현재 연구에 기초하여, 조기 중재에 관계하는 치료사는 초기에 환자가족과 협의하는 것이 중요하다: 이들의 관심사, 기대, 아동의 강점, 가족의 일상사(Farrell 등, 2009). 만일 치료사가 사정 전에 이러한 정보를 얻을 수 있다면, 표준화된 검사의 결과를 넘어선 아동의 실제 능력에 대한 좀 더 정확한 정보를 알 수 있을 것이다. 또한 서비스에 대한 요구는 소아마다 다를 수 있다. 사정과정 동안 가족과 교류함으로써, 치료사는 안정적이며 효과적으로 아동과 가족에 대한 평가를 수행할 수 있을 것이다.

(4) 조기 중재 평가에 대한 문서작성

조기 중재 평가보고서는 기본적으로 건강전문가가 아닌 일반인(예, 보호자)들이 보는 것이다. 조기 중재 평가보고서 작성에서 최상의 치료(best practice)는 여러 핵심 요소들이 포함되어 있다. 보고서에는 은어를 사용하지 말아야 하며 비전문가들도 쉽게 이해할 수 있도록 작성되어야 한다(〈글상자 13-3〉 참조). 만약 의학적 용어가 필요하다면 가능한한 정의를 내려야 한다. 〈사례 13-1〉은 어린 아동에 대한 조기 중재 평가를 위한 물리치료 평가의 예이다. 이 예에서처럼, 조기 중재평가의 주요 제목은 병과 또는 기관에 따라 약간 차이가 있지만 기본적인 구조는 같다.

〈사례 13-1〉과 〈글상자 13-3〉에서처럼, 조기 중재에서 평가는 아동이 수행할 수 없는 활동 또는 문제에 초점을 둘 뿐만 아니라 아동이 수행할 수 있는 것에도 초점을 둔다(강점 중심 보고서). 보고서에는 아동이 할 수 없는 것을 다루어야 하지만, 역시 아동의 현재 상태를 중심으로 평가를 작성해야 한다.

조기 중재서비스를 받는 아동들을 위해 개별가족서비스계획(individual family service plans, IFSPs)을 제공해야 한다. 이 계획은 서비스를 제공하는 기관과 서비스를 받는 가족 사이에서 조기 중재의 목표를 정하는 일종의 계약서 역할을 한다(McEwen, 2000). 물리치료사는 기본적으로 아동의 대동작운동기술(gross motor skills)에 대한 요약과 이들 기술을 지속적으로 발전시킬 목표를 작성해야 한다. 이러한 목표들은 가족과 협의하에 작성해야 하고 정해진 시간과 측정할 수 있는 활동들로 작성되어야 한다. IDEA는 6개월마다 IFSP 재점검을 의무화하고 있다. IFSP 목표(장기-목표)와 단기-목표는 〈사례 13-2〉에 예로 제시되어 있다.

3. 학교기반 중재

미국의 경우, 일반적으로 비록 조기 중재서비스가 아동의 집에서 제공되지만, 3세 이상의 장애아동은 학교환경에서 서비스를 제공받는다. 물리치료는 IDEA B 부분에 적합한 경우 제공되는데, IDEA 2004에 제시된 13개 핸디캡 중 하나라도 해당되면 특수교육을 지원하기 위해 물리치료서비스를 받게 된다. 물리치료사는 작업치료사, 언어치료사, 교사 등 아동과 관련이 있는 팀원의 일원으로서 역할을 수행하게 된다. 개별교육프로그램(individualized education plane, IEP)에 맞게 팀원들은 평가와 중재를 서로 협의한다. 각 아동은 개별교육프로그램에 따라 물리치료서비스를 받는다. 치료사는 아동의 상태에 대한 평가와 목표를 설정해야 한다.

IEP는 미국의 주별로 다르지만, 대부분의 주는 치료사들이 환자의 현재 학력 상태와 기능적 수행력(present levels of academic achievement and functional performance)을 작성하고 학력 및 기능을 포함한 매년 측정 가능한 목표를 작성하도록 정하고 있다. 교육환경과 관련된 기능적이고 측정 가능한 목표를 설정하는 것이 치료사의 핵심 임무이다.

IDEA는 매년 목표를 재검토하도록 규정하고 있다. 따라서 치료사, 교사, 기타 관계자들은 매년 새로운 목표와 새로운 IEP를 작성해야 한다. 〈사례 13-3〉은 학교환경에서 뇌성마비 아동에 대한 새로운 IEP를 보여주는 것이다.

IEP 이외에, 서비스 제공자는 4달마다 목적 측정방법과 성취 여부를 평가하고 기록해야 한다. IEP의 또 다른 특성은 목적 작성 시 대상 아동을 팀원의 일원으로서 참여시켜야 한다는 것이다.

학교환경에서 기능적 결과에 대한 문서작성은 매우 중요하다. 학교환경에서 물리치료의 평가와 중재의 목적은 학교에서(예, 식당, 학급, 놀이터) 아동의 기능이 더욱 좋아지도록 돕는 것이다. IEP상 목적과 정보 요약 이외에, 치료사는 아동이 교육환경에 더욱 접근할 수 있도록 적절한 장비를 평가하는 것도 필요하다〈사례 13-4〉. 주로 학교환경에서 아동의 기능에 신체적 기능과 대동작운동기술이 어떤 제한을 유발하는지를 기록하는 것이다. 학급 간 이동, 학급 내 이동, 버스타고 내리기, 옷입기와 화장실 이용 같은 자조-관리 기술과 관련된 아동의 능력을 기술해야 한다. 학교기능평가(school function assessment, Coster 등, 1998)는 이러한 제한을 평가하는 표준화된 도구이다.

4. 표준화된 검사 이용

표준화된 검사는 흔히 조기 중재와 학교기반 평가에 사용된다. 〈사례 13-1〉은 표준화된 도구를 이용한 조기 중재평가의 예이다. 이전에 언급하였듯이, 표준화된 검사의 결과는 아동에 대한 서비스 적격성을 결정하기 위한 치료사의 기술적 사정과 함께 사용된다. 이러한 검사결과들은 평가보고서에 기록해야 한다; 그러나 평가보고서는 검사결과와 특정 항목에 대한 아동의 수행력에만 초점을 두어서는 안 된다.

〈표 13-1〉은 어린 아동에게 흔히 사용되는 표준화된 검사의 목록이다. 각 검사는 장점과 단점이 있지만, 이러한 검사들은 특정 목적에 따라 적용되어야 한다. 특정 아동에게 적절한 표준화된 검사들을 치료사는 잘 알고 있어야 한다(Long과 Toscano, 2002).

표 13-1 소아에서 흔히 사용되는 표준화된 검사

검사	목표 집단	적용 나이	목적
Alberta Infant Motor Scale (AIMS) (Piper & Darrah, 1994)	심각한 비정상적 움직임 패턴이 없는 모든 유아	출생~18개월 (또는 걷기까지)	운동지연을 확인(판별)하고 시간경과에 따른 운동발달 평가

Bruininks-Oseretsky Test for Motor Proficiency, 2nd ed. (BOT-2) (Bruininks & Bruininks, 2005)	모든 학령기 아동	4.5세에서 14.5세	운동숙달을 평가하기 위한 표준-기준 판별측정(전형적으로 중등도 운동기술 결핍 아동을 위해 개발됨)
Gross Motor Function Measure (GMFM) (Russell 등, 1989)	뇌성마비 아동; 다운증후군 아동에서도 신뢰도 있음.	6개월에서 16세	뇌성마비 아동의 대동작운동기능의 변화를 평가하기 위해 개발
Peabody Developmental Motor scales-2 (PMDS-2) (Folio & Fewell, 2000)	발달지연이 의심되는 아동	출생에서 5세	아동의 대동작 및 소동작 능력을 평가하기 위해 개발된 표준-기준 판별측정
Pediatric Evaluation of Eisability Inventory (PEDI; PEDI-MCAT) (Haley 등, 1992)	기능수행력에서 지연이 예상되는 아동	6개월에서 7세; PEDI-MCAT는 6개월에서 14세	표준-기준 판별 및 평가 측정; 8개월에서 6세 장애아동의 기능적 능력과 간병 부담 정도를 평가하기 위해 개발됨.
School function Assessment (SFA) (Coster 등, 1998)	장애아동	5세에서 12세	학교환경 내에서 기능적 과제수행력 및 활동수행력을 평가하기 위한 준거-기준 측정
Test of Infant Motor Performance (TIMP) (Campbell 등, 2002)	미숙아	임신 34주에서 4개월	유아에서 장기간 장애를 예측하기 위해 개발된 예측검사

(1) 판별측정

아동에게 맞는 표준화된 검사를 선정하는 것은 치료사에게 매우 중요하다. 판별(discriminative)측정은 특정 속성이 있는 아동과 없는 아동을 구별하기 위한 것이다(McEwen, 2000). 조기 중재인 경우, 이러한 측정은 발달지연이 있는 아동과 없는 아동을 구분하는 데 필요하다. 치료사는 아동에 대한 진단과 발달단계를 평가하기 위해 적절한 검사를 사용해야 하고 이를 통해 적절한 목표를 설정할 수 있어야 한다.

두 가지 형태의 판별적인 표준화된 검사는 운동지연 또는 기능적 기술지연을 결정하는 데 유용하다: 준거-기준(criterion-reference)과 표준-기준(norm-reference). 준거-기준검사는 전형적인 발달 또는 운동능력에 대한 관찰에 근거하여 특정 기준을 이용하는 것이다. 표준-기준검사는 대규모 아동집단을 대상으로 실행된 표준분포에 검사받는 아동의 수행력을 비교하기 위해 사용되는 것이다. 표준-기준검사는 나이에 맞추어 비교해야 한다.

어린 아동에서 대동작능력을 측정하기 위해 일반적으로 사용하는 표준화된 검사는 Peabody developmental motor scales-editon 2(PMDS-2)이다. Peabody는 표준-기준이고 나이에 따른 일반적인 운동기능을 비교할 수 있는 검사항목이 있다.

Pediatric evaluation of disability inventory(PEDI)는 아동의 기능적 능력(발달기술이 아님)과 간병인의 보조를 측정하기 위해 개발된 표준-기준 소아평가도구이다. PEDI는 아동에서 기능적 활동의 제한을 알아보고 중재에 따른 변화를 알아보는 데 유용하다.

(2) 예측측정

어린 아동을 평가할 때, 아동이 너무 어려 능동적 움직임이 없어서 치료사가 운동기술의 지연을 파악할 수 없는 경우가 있다. 이 경우, 치료사는 미래에 장애 또는 지연의 위험이 있는지를 예측하거나 결정하기 위해 노력할 것이다. 이러한 목적으로 개발된 검사들이 예측(predictive)검사들이다. 최근 여러 검사들이 이러한 목적으로, 특히 미숙아들을 위해 개발되었다. 예를 들어, test of infant motor performance(TIMP)는 운동발달에서 지연의 위험이 높은 미숙아를 확인하는 데 예측타당도가 있는 것으로 보고되고 있다(Campbell 등, 2002; Kolobe 등, 2004).

(3) 평가측정

마지막으로, 질병-특이 측정은 특정 장애와 관련된 아동을 평가하는 데 유용하다. 예를 들어, GMFM(gross motor function measure)는 뇌성마비와 다운증후군이 있는 아동에게 타당성이 높은 것으로 보고되고 있다. GMFM은 뇌성마비 아동에서 운동기능의 변화를 알아보기 위해 개발되었다. 또한 GMFCS(gross motor function classification system)은 중재 동안 운동기능의 변화를 5수준으로 구분할 수 있는 도구이다.

(4) 언제 표준화된 검사가 적절하지 않은가?

표준화된 검사는 경우에 따라 적절하지 않을 수 있다. 특정 검사에서 지시에 따를 수 없는 아동 또는 아동의 특정 문제를 측정하기 위해 개발된 검사가 없는 경우가 있다. 이 경우는 임상적 의견에 의존해야 한다. 심한 운동장애가 있는 경우, 특정 검사를 위해 개발된 표준이 타당하지 않을 수도 있다. 따라서 치료사는 아동 문제의 특성과 왜/어떻게 이것이 발달지연을 유발하는지에 대해 설명할 수 있도록 노력해야 한다.

5. 소아환자에 대한 목표작성

(1) 기능적 목표

학교환경인 경우, 치료사는 아동에게 제공되는 특정 서비스와 관련된 IEP 요소를 작성하는 데 참여하게 된다. IEP에서 핵심 요소는 목표이다. 연간목표는 1년 동안 수행해야 할 활동들에 대한 기본 틀이다. McEwen(2000)에 의하면, 연간목표는 "기능적이고, 나이에 맞으며, 아동과 아동의 가족에게 의미가 있고, 아동의 미래와 현재 요구"에 맞아야 한다. IEP에서 목표작성은 학교에서의 기능과 관련이 있도록 작성해야 한다(〈사례 13-3〉 참조). 따라서 상해-중심 목표는 의미가 없다. 목표는 의학용어가 익숙지 않은 학교관계자와 부모가 쉽게 이해할 수 있어야 한다. 치료사는 은어를 피하고 필요한 경우 제한적으로 의학용어를 사용해야 한다.

또한, 아동의 발달과정과 기능의 관련성을 논의하는 것은 중요하다. 조기 중재 서비스 동안, 아동을 위한 기능은 자연스러운 환경에서 사정해야 한다. 여기에는 나이에 맞는 모든 일상적인 사항이 포함된다. 치료사는 아동과 가족을 위해 구체적인 사항을 파악하도록 노력해야 한다; 아동이 가정환경 내에서 평가되고 치료되는 것으로만 단정하면 안 된다. 예를 들어, 자녀가 놀이터에 접근할 수 없다고 어머니가 호소한다고 가정하자. 이때 치료사는 놀이터 환경에서 아동을 평가하고, 특정 놀이기구에 대한 아동의 접근 능력을 평가하며, 참여를 높이려는 목표를 설정해야 한다.

물리치료사에 의해 사용되는 많은 표준화된 검사는 대동작운동과제(gross motor task)와 기능적 수행력(functional performance)에 초점을 두고 있다. 사정은 하위 목표를 위한 근원으로 여겨지기 때문에 이들 검사의 초점을 구분하는 것은 중요하다. 대동작운동과제는 공 조작하기, 점프하기, 한 발 뛰기, 또는 한 발로 서기 같은 과제들이다. 이러한 과제들은 특정 나이에 기대되는 활동이고 치료사들이 중요시 하는 치료중재 영역이다. 예를 들어, 3세 때까지 점프를 하지 못하는 아동은 근력, 균형, 운동계획/협응 측면에서 다뤄야 할 것이다. 이는 아동을 위한 기능적 목표로서 고려된 것이 아니라 치료 동안 중재전략에 초점을 둔 것이다. 기능적인 목표(functional goal)는 아동의 환경 내에서 효율적인 기능 또는 접근을 위해 필요한 활동 또는 특정 요소를 다루어야 한다. 점프를 하지 못하는 3세 아동의 예에서, 만약 점프를 하지 못하고, 계단을 교대로 올라가지 못한다고 가정한다면, 1층에서 2층으로 독립적으로 계단을 교대로(정상적인 움직임 패턴)로 올라가는 것으로 치료의 목표를 기능적으로 명확하게 정하는 것이 필요하다. 독립적으로 점프하는 능력에 초점을 두는 것은 기능적인 목표가 아니다. 즉 이는 계단 오르기 목표를 위해 전이효과를 기대하는 치료중재일 수 있다.

(2) 협의목표 작성

IEP 목표는 아동, 교사, 가족, 그리고 아동의 일상생활과 관련된 사람(보조인, 버스기사, 식당 종업원 등)들을 포함시켜 작성해야 한다. 이를 통해 치료사는 학교환경 내에서 아동에게 적합한 최적의 목표를 설정할 수 있다. 즉 버스 타고 내리기, 음식 먹기, 식당에서 쟁반 나르기 같은 학교 내에서 기대되는 모든 측면을 치료사가 다룰 수 있을 것이다.

(3) 목표작성을 위한 양식: ABCDE

학교환경에서 목표를 잘 설정하기 위해서, ABCDE 양식(9장 참조)을 이용하는 것이 좋다. A(행위자), B(행동), C(상황), D(보조 정도), E(기대시간). 각 IEP는

1년 단위로 IFSP는 6개월 단위로 작성되기 때문에 기대시간은 일정하다. 하지만 단기-목표와 벤치마크가 추가적으로 작성될 수 있다. 교육과 관련하여 목표를 작성해야 하기 때문에 상황(C)은 특히 중요하다. 학교환경 내에서 기능적이어야 하기 때문에, 치료사는 개별 아동과 관련된 교육적 과제를 평가하고 이에 따라 목표를 설정해야 한다. 예를 들어, 도서관에서 서적 반납하기, 교실에서 컴퓨터 이용하기, 과학실습 수업 참여하기 같은 교육과정을 고려하여야 한다.

(4) 측정기준의 이용과 정황 특수성

학교환경에서 목표를 작성할 때는 두 가지 중요한 요소를 고려해야 한다. 첫째, 목표는 특수 정황(context)을 고려해야 하는데, 학교환경에서 진행되고 아동이 참여하는 과제와 관련된 것이어야 한다. 둘째, 목표는 성취 여부가 측정될 수 있어야 한다(McConlogue & Quinn, 2009). 학교기반 물리치료사는 자신이 치료하고 있는 아동의 일상생활을 잘 알아야 한다. 목표는 아동의 요구를 반영해야 하고, 아동의 환경을 고려해야 하며, 일생생활수행력을 높일 수 있어야 하고, 같은 환경 내에 있는 또래 아동의 일상생활과 비교분석하여 작성되어야 한다.

목표분석 틀은 설정된 목표가 IEP에 따라 기능적으로 작성되었는지 치료사가 자신의 목표를 분석하는 데 도움이 된다(McConlogue & Quinn, 2009)〈그림 13-1〉. 이러한 틀은 측정 가능하고 아동의 특수 정황을 고려하여 목표가 작성되었는지를 판단하는 데 유용하다. IEP는 객관적인 측정 기준을 요구하고 있다. 치료사는 기능적 과제를 수행하는 기술의 정도를 평가하기 위한 측정을 해야 한다: 일관성, 효율성, 유연성(6장 참조).

(5) 목표달성척도

목표달성척도(goal attainment scaling, GAS)는 IEP 목표를 설정하고 분석하는 데 유용한 또 다른 도구이다. 목표달성척도는 5점 척도로서, 개별 목표의 성취 여부를 정량화하는 것이다. 특히 다양한 핸디캡이 있는 아동의 목표설정에 유용하다. 이러한 경우, 아동이 모든 일상생활동작에서 의존적이기 때문에 기능적 과제를 정하는 것이 어렵다. 더욱이, 심한 기능제한이 있는 아동을 측정할 수 있는 표준화된 도구가 부족하다. 목표달성척도는 설정된 목표가 과제에 대한 기본적인 요소를 잘 반영했는지, 그리고 목표달성을 위한 아동의 경과를 잘 보여준다. 〈사례 13-5〉는 목표달성척도를 보여주는 예이다.

A. 정황과 관련된 목표분석 목표#(아래 참조)	1	2	3	4	5	6	7	8
정황이 구체적이지 않은 목표								
목표가 상해 개선 측면에서 정의되어 있다. 과제가 구체적이지 않다(예, 가동범위, 근력, 자세정렬).			×					
목표가 발달기술 측면에서 정의되어 있다. 정황이 구체적이지 않다(예, 한발로 균형 잡기).		×						
목표가 개별 과제 측면에서 정의되어 있다. 정황이 구체적이지 않다(기기, 똑바로 앉기).	×							
정황이 구체적인 목표								
목표가 일상기술의 정황 측면에서 정의되어 있다(예, 운동성, 먹기, 옷 입기, 화장실 이용).					×	×	×	
목표가 교육과제의 정황 측면에서 정의되어 있다(예, 교실 활동).				×				
목표가 감시/강화를 하는 다른 관계자에 대해 초점을 두고 있다(교사, 보조사).								×
B. 측정기준과 관련된 목표분석								
독립성(예, 보조 정도, 장비 여부)				×	×	×		
지구력(예, 거리)				×			×	
움직임 패턴(예, 질적 묘사)		×					×	
효율성(예, 시간)				×	×		×	
일관성(예, 시도횟수)							×	×
유연성(예, 환경변화)								×
측정기준이 없음.	×		×					

- 목표1: N은 몸통을 바로 세우고 앉아있을 것이다.
- 목표2: N은 자신 오른발로 목표지점을 향해 정지된 공을 찰 수 있을 것이다.
- 목표3: R은 자신의 지지면의 폭을 넓힘으로서 지지면을 안정화시킬 것이다.
- 목표4: J는 1분 이내에 약간보조와 Lofstrand 목발을 이용하여 책상에서 칠판까지, 약 5m 거리를 걸을 수 있을 것이다.
- 목표5: Z는 5분 이내에 감시를 받으면서 교실에서 식당까지 휠체어를 추진할 수 있을 것이다.
- 목표6: W는 주 5일 동안, 학교생활 동안 보조사의 감시하에서, 개방된 환경(놀이터, 교실, 복도)에서 돌아다닐 수 있을 것이다.

- 목표7: K는 주 5일 중 4일 동안, 3분 이내에, 외부지지 없이 교대로 발을 놓으면서 1층 (14계단)을 올라갈 수 있을 것이다.
- 목표8: 보조사는 주 5일 중 3일 동안, 휠체어에서 교실의자, 변기, 식당 의자로 안전하게 N을 옮길 수 있을 것이다.

그림 13-1 학교 환경에서 물리치료 관련 IEP 목표를 분석하기 위해 개발된 목표분석 과제 형태, 배경 정황, 측정 기준을 고려하여 8가지 목표가 분석되어 있다.

요약

- ▶ 이 장은 소아를 위한 특수 문서작성에 대한 개요이다. 소아를 위한 기능적 측정 측면에서 평가, 정당화 서신, IFSPs, IEP의 예가 제공되어 있다.
- ▶ 모든 문서는 간결하고 기능적 결과 증진에 초점을 두어야 한다.
- ▶ 표준화된 검사는 문서작성에 중요하고 판별, 평가, 예측 목적으로 사용된다.
- ▶ 소아를 위한 목표 작성 시 가능한 한 관련된 팀원과 협력해야 한다. 목표는 기능적이어야 하고, 배경 특수성과 측정기준이 있어야 한다.

사례 13-1

Early Intervention Evaluation
Suzanne JonesDPT Jones Pediatric Therapy (555) 555-5555

Name: Jane Johnson **D.O.B.:** 4/5/08 **Date of Eval.:** 10/15/09

Reason for Referral

(Typically includes reason for referral, location and time of evaluation and information about the child—who was present, behavior, and communication.)

Jane is an 18-month-old girl diagnosed with developmental delay. She has been referred for physical therapy evaluation secondary to concerns regarding her ability to access her environment independently. Her mother has made additional requests for evaluations in speech and occupational therapies.

Communication with the mother occurred prior to evaluation to determine Jane's schedule and to plan the optimal time for evaluation, in addition to discussing Jane's strengths/interests and the overall concerns of her family. Birth history was typical: Jane was born at term with no complications. Jane was evaluated in her home after her nap at 3 PM. Her mother and older brother, age 5, were present.

Behavior/Communication

She readily interacted with the therapist throughout the evaluation. Jane is able to communicate primarily with vocalizations and inflections of her voice. She has a vocabulary of approximately 4-6 words and enjoys identifying her favorite toy: "baby." She was able to respond to 1-step requests: "give me the ball." In addition, she was able to identify her mother and brother by looking at and calling out to them. She was frustrated when not understood or unable to complete a physical task and would begin to cry. She was consoled quickly and was motivated to continue to play.

Activity/Participation

(Typically includes assessment of child's ability to function within his or her natural environment.)

DEVELOPMENTAL POSITIONS/MOBILITY:

Jane is able to sit independently and manipulate (play with) toys on her lap. She will lean on one of her extended arms when reaching outside her base of support (contact with the ground or seating surface) and is able to successfully retrieve what she needs. She is able to keep her balance if challenged to the front or side but has difficulty when challenged to the back. Throughout the evaluation, Jane preferred ring sitting (knees bent with soles of the feet facing each other) on the floor and would quickly attempt to get back into that position. She achieves this by flexing (leaning) her trunk forward and pushing herself back

사례 13-1

Early Intervention Evaluation *– cont'd*
Suzanne JonesDPT Jones Pediatric Therapy (555) 555-5555

Name: Jane Johnson **D.O.B.:** 4/5/08 **Date of Eval.:** 10/15/09

over her pelvis (hips) with her upper extremities (arms).

Jane sleeps in a crib and has begun pulling to stand on the rails when she wakes up in the morning. She enjoys being carried around. Jane is able to creep on hands and knees for 2-3 consecutive cross-pattern advancements and with coaxing from her family. She prefers to scoot across the floor in a ring-sit position, utilizing her legs to pull herself, with her trunk flexed forward and her arms out for balance. She is able to get around quickly and was observed to move throughout the main floor of her home utilizing this pattern. She has difficulty climbing the stair; her mother reports Jane has a fear of falling and she prefers to carry her up and down.

Jane was observed to pull up to stand utilizing the couch for support. She is able to stand with upper extremity support and will hold on with alternating (right or left) upper extremities to reach for a toy but is resistant to standing independently. She enjoys taking 4~5 steps with her push toy and is recently able to take a few steps when an adult holds her hands out to the sides.

ACTIVITIES OF DAILY LIVING:

1. Feeding. Jane utilizes a bottle, which she is able to hold independently when propped into a reclining position. She is able to eat small finger foods and is reported to be a "fussy eater"—eating only certain pureed foods. She enjoys being with her family at mealtime and is starting to attempt to feed herself with a spoon. She utilizes a highchair during mealtime and certain play activities. Her seated posture is an area of concern for the family as she consistently "slumps" to the side and is unable to stay upright despite attempts at supporting her position.

2. Bathing. This is reported as an area of difficulty for the family as she does not enjoy the bath and requires support to maintain safe positioning.

3. Dressing. Jane enjoys removing her socks and attempts to remove her shoes by pulling at the Velcro straps. She is compliant in allowing her mother to dress and undress her.

4. Play. She is involved in an organized playgroup and her mother reports that she has great difficulty keeping up with her peers. She enjoys the songs and will attempt to pop bubbles, roll the ball, and will clap at the end of each class. She is currently the only one in her class who is not walking yet. In the playground, Jane enjoys

사례 13-1

Early Intervention Evaluation*–cont'd*

Suzanne JonesDPT Jones Pediatric Therapy (555) 555-5555

Name: Jane Johnson **D.O.B.:** 4/5/08 **Date of Eval.:** 10/15/09

the infant swing as her primary mode of play. She enjoys playing with her brother and despite the age difference, they are reported to play well together. She enjoys looking at books and will attempt to do simple shape puzzles. Her favorite doll, which is also a small blanket, is generally required as a comforting object.

5. Transitions. Jane is carried throughout the day for all transitions. She utilizes a stroller during family walks/outdoor transportation. Her mother reports that when she is food shopping, she has a difficult time keeping her daughter upright in the seat of the shopping cart and has devised a plan where she props her up in the cart itself, with Jane looking forward, and that this seems to work best for them.

Impairments (Musculoskeletal Assessment)

1. Strength. There is sufficient strength of the upper and lower extremities to support her body weight in stance (standing) and while maintaining a sitting posture over an extended arm. She is able to complete a pull to sit with head lag noted (she has difficulty keeping her head in the center, with her chin tucked during an assisted sit-up; children of her age are expected to complete this activity without a head lag). She is able to roll independently to alternate sides. She is able to lift toys of moderate load (estimated to weigh 10% of her body weight) and is able to bang, throw, and squeeze a variety of toys and balls. There is evidence of emergent strength of the lower extremities as she pulls to stand through half-kneel (one leg with the foot flat, the other on the knee) and is able to take some steps when given support.

2. Range of Motion. There is full range of motion throughout the joints of the upper and lower extremities.

3. Tone. (Tone refers to the resting level of muscle stiffness that allows our bodies to efficiently initiate movements and to support those movements against gravity with ease.) Jane exhibits generalized hypotonia (lower resting level of muscle stiffness than is expected at this age). This is notable for the trunk musculature, primarily the abdominal (stomach) muscles.

4. Balance. Static (stationary) balance is categorized as follows: She is able to maintain her balance in positions where her base of support is wide (body contact to surface support is large). When static balance is tested in positions against gravity (kneeling, standing),

사례 13-1

***Early Intervention Evaluation**–cont'd*
Suzanne JonesDPT Jones Pediatric Therapy (555) 555-5555

Name: Jane Johnson **D.O.B.:** 4/5/08 **Date of Eval.:** 10/15/09

she has greater difficulty and frequent loss of balance. Dynamic balance (with movement) is an area of difficulty for Jane at this time with loss of balance noted when challenged outside her base of support.

5. Alignment/Posture. Jane has difficulty in utilizing a variety of efficient postures to access her environment. While seated in ring-sit, Jane exhibits rounded shoulders, a forward head posture (head not in line with shoulders), and a rounded back. While standing, Jane's legs are in a wide base of support and her feet are significantly pronated (flat), more than what is expected at her age.

Standardized Assessments

(These are tests that measure a child's performance on certain tasks to that of their peers or as specific levels for individual task performance)

The following standardized assessments were used:

1. Alberta Infant Motor Scale. The scores indicate that Jane is currently performing below the 5th percentile. This means that, currently, the majority of her age-related peers are functioning at a higher level.
2. Pediatric Evaluation of Disability Inventory. Scored as follows: Self Care: 40.4, Mobility: 20.3, and Social Function: 50.8. (Reported as Normative Standard Scores for Functional Skills, which allows comparison to peers with the mean (average) score set at 50 and a standard deviation of 10. Children are expected to function within 2 standard deviations of the mean. Therefore, a range of functional skill scores between 30 and 70 is expected.) This indicates that Jane has delays in development compared with her peers and, in particular, exhibits the greatest difficulty in the category of Mobility.

Assessment/Plan of Care

Based on the scores from the standardized assessments, therapist observation/evaluation, and in agreement with the parental concerns, Jane is eligible to receive physical therapy early intervention services. It is recommended that Jane receive physical therapy 2 times per week for 45-minute sessions. Areas of concern for the family, such as bathing, feeding, and outdoor play, will be discussed and addressed.

사례 13-1

***Early Intervention Evaluation**–cont'd*

Suzanne JonesDPT Jones Pediatric Therapy (555) 555-5555

Name: Jane Johnson **D.O.B.:** 4/5/08 **Date of Eval.:** 10/15/09

Goals

Goals for intervention will focus on assisting Jane to achieve her expected motor milestones: independent ambulation; stair climbing and readily accessing her environment. Specifically, within the next 6 months:

1. Jane will be able to transition from sitting on the floor to stand, without utilizing a support surface, as reported by her mother, a minimum of 5 times per day.
2. Jane will walk self-directed throughout the ground floor of her home, without upper extremity support, on a daily basis to access the bathroom, kitchen, or family area as reported by her mother.
3. Jane will ascend or descend the stairs, holding onto the rail, with a step-to-step pattern within 3 minutes and given standby assistance for safety a minimum of 2 times per day, as reported by mother or therapist.

If you have any questions, please don't hesitate to contact me.

Sincerely,

Suzanne Jones, DPT, License #53093484

사례 13-2

Sample IFSP Summary and Goals
Individualized Family Service Plan

Child's Name: Jane Johnson **D.O.B.:** 4/5/08 **EIID#:** 12345
Developmental Area: Motor **Service Provider:** Suzanne Jones, DPT

Child's Present Level of Physical Development, Cognitive Development, Communication Development, Social/Emotional Development, and Adaptive Equipment:

Jane is able to communicate her needs with a variety of vocalizations and 4- to 5-word vocabulary. She is able to respond to requests made of her and is able to recognize and point out her family members. She is motivated to interact with those around her and appears to get frustrated with more difficult tasks such as creeping on all fours, standing, or walking. She likes to hold toys that are within her base of support and has some difficulty with manipulation during fine motor play.
Jane's family reports that she has difficulty staying upright when positioned in a sitting posture, such as during mealtimes, at the playground in the swing, or in the supermarket cart.
This is a great area of concern for her mother during bathtime and mealtime. Jane is not yet walking and prefers to be carried.

Statement of Outcomes Expected for Both Child and Family, Along With Criteria and Timelines to Determine Progress:

1. Jane will be able to maintain sitting postures during mealtime and bathtime so that her mother is able complete both activities without fear and with success by using adaptive equipment as needed, throughout their daily routine within 3 months.
2. Jane will be able to access the playground equipment, including the swing, with minimal assistance or prompts to maintain herself upright, as reported by the mother, within 3 months.
3. Jane will be able to ambulate as her primary means of mobility to access her home environment, the playground, and the organized playgroup environment, as reported by her mother, within 6 months.

Services, Frequency, and Duration Required to Meet the Needs of the Child and Family:

Physical therapy: 45 minutes 3×/week
Occupational therapy: 45 minutes 2×/week
Speech therapy: 45 minutes 3×/week

Natural Environments in Which the Supports and Services Will Be Provided:

Home, playground, organized playgroup, shopping center

사례 13-3

Sample IEP Used in a School Setting

Individualized Education Program: Present Level of Academic Achievement and Functional Performance

School District #1 Name of student: Liam Johnson

Describe the Student's Strengths and Ability to Participate in the Educational Program:

Liam is determined to participate in all class activities and insists on peer interaction throughout the school day. He requires assistance only when he is physically unable to achieve a task, such as during transfers into or out of his wheelchair or when he is required to lift objects such as tcxtbooks. He is extremely motivated and eager to learn. Liam is performing at or above grade level in all subject areas.

Describe the Student's Present Level of Academic Achievement or Functional Performance:

Liam is able to manipulate many aspects of the school environment with independence. He is able to operate his power wheelchair independently in open spaces, requiring only verbal reminders for navigation and safety awareness. Liam describes his greatest frustration as not being able to get the books from his backpack, which is kept on the back of his wheelchair, relying on assistance to retrieve or return specific items required during each class, such as books and laptop. He is able to independently manipulate his laptop and produce work that is required of him. Liam is currently learning to use a posterior rolling walker for indoor mobility, requiring assistance to maintain a direct course and taking self-directed rest periods for distances greater than 150 feet. He would like to use his walker during all classroom transitions and be able to sit at a desk or cafeteria table with independence.

Measurable Annual or Functional Goal to Enable the Student to Be Involved in and Progress in the General Education Curriculum:

1. Liam will use his walker to transition from his classroom to the cafeteria (distance of 200 feet) without rest periods or assistance, within 3 minutes, 5×/week.
2. Liam will retrieve his laptop from the back of his chair, given standby assistance, 2×/day.

Short-Term Objectives or Benchmarks for Achieving Each Goal:

1a. Liam will transfer from wheelchair to walker, performing set-up (swing-away footplates and unbuckling seatbelt and scooting to edge of chair with feet flat on floor) independently, requiring assist at pelvis to shift weight forward over feet to stand up with upper extremity support, 2/2 trials per day.

사례 13-3

Sample IEP Used in a School Setting

Individualized Education Program: Present Level of Academic Achievement and Functional Performance

School District #1 **Name of student:** Liam Johnson

1b. Liam will use his walker to transition from the classroom to the cafeteria (200 feet) given stand-by assist and one rest period (30 seconds or less), within 5 minutes, 5×/week.

2. Liam will scoot to the edge of his chair independently and, using hand rests, rotate toward the back of his chair given assist at the trunk to maintain balance to retrieve his laptop from his backpack within 3 minutes, 3/3 attempts per day.

Procedures for Measuring the Student's Progress Toward Meeting the Annual Goal:

PT, teacher, paraprofessional report, and daily progress chart.

Schedule of Reports of Student's Progress Toward Annual Goal to Be Provided:

Quarterly along with report card.

사례 13-4

Letter of Medical Justification for Equipment

Jump Ahead Physical Therapy Stockton,
Florida Martin Smith, MS, PT (555) 555-5555

Name: Katy McKenna **D.O.B.:** 5/16/03 **Diagnosis:** Cerebral palsy **Date:** 9/15/09

To whom it may concern,

This letter is to request a posterior walker for Katy McKenna. Katy is a 6-year-old girl currently enrolled in a kindergarten class at her local school. She has cerebral palsy, classified as spastic diplegia and categorized on the Gross Motor Function Classification as a Level III. This indicates that she has the potential to be an independent ambulator with an assistive device.

Katy is motivated to participate in activities with her peers. She is currently receiving physical therapy 3 times a week, 45 minutes each session, to assist her to maximize her ability to participate throughout the school day.

Katy's overall strength and endurance are sufficient to allow her the ability to transfer from sit to stand from her classroom chair or adapted stroller with standby assistance only. Her stride length and cadence

사례 13-4

Letter of Medical Justification for Equipment

Jump Ahead Physical Therapy Stockton,
Florida Martin Smith, MS, PT (555) 555-5555

Name: Katy McKenna **D.O.B.:** 5/16/03 **Diagnosis:** Cerebral palsy **Date:** 9/15/09

have improved over the past year and allow her the opportunity to transition from her class to the cafeteria, gym, library, or recess without having to use the adapted stroller. Her gait pattern is typical for a child with her diagnosis: without an assistive device her center of mass is forward (trunk flexed), she is plantegrade (on her toes) with bilateral lower extremities (both legs) in a flexed, internally rotated, and adducted alignment (bent and turned in posture). Currently, she exhibits limited postural control, frequent loss of balance, and is not safe when ambulating without an assistive device. She uses bilateral hinged ankle-foot orthotics to assist with maintaining alignment during activities in stance (standing). She has no significant functional deficits involving the trunk or upper extremities.

Katy has been trained 3 times a week, 20 minutes each session, for the past 3 months utilizing a program-based (belonging to the school) gait trainer to ambulate. She requires frequent assistance to navigate in situations where the gait trainer is too cumbersome to turn or propel without external assistance. A loaner posterior walker was obtained for 1 month for the purpose of trial and training. Katy is able to navigate the posterior walker throughout her classroom with independence. She requires intermittent assistance when navigating in open environments, such as the halls or at recess. Katy is learning to stand up from the ground utilizing her walker and is independently able to transfer from her classroom chair to the posterior walker. She is now able to participate in gym class and is able to perform the classroom job of going to the main office for messages, as well as keeping pace with her peers during classroom transitions.

We are, therefore, requesting approval for the purchase of a posterior walker to address the following goals: independent ambulation utilizing the posterior walker, given distant supervision, to achieve the full independence she needs to participate safely and without external support or assistance during her school activities.

Katy's ability to improve her independence and her ability to function within her school environment require her to use a posterior walker. Goals for physical therapy will include ambulation on different surfaces and in a variety of contexts. If you have any questions, please do not hesitate to contact me.

Sincerely,

Martin Smith, MS, PT

사례 13-5

Use of Goal Attainment Scaling for a Pediatric Client

Goal Attainment Scale for Mitch Hansen: *Mitch will participate during transfers into and out of his wheelchair*

–2 Dependent throughout transfer. X 9/15/09

–1 Lifts head away from headrest for >3 seconds. X 12/22/09

0 Maintains upper trunks erect for >3 seconds when supported at the pelvis/lower trunk. X 3/29/10

+1 Maintains trunk erect when given support at the pelvis for >5 seconds. X 6/10/10

+2 Actively brings trunk forward in order to scoot forward in wheelchair given assist at the pelvis.

연습문제 13-1

조기 중재 보고서에 작성된 아래 문장에서 오류를 확인하고, 일반인도 이해할 수 있도록 다시 작성하시오.

문장	문장 다시 쓰기
❶ 아동이 비협조적이다.	
❷ John은 근력이 불량하다.	
❸ Lucy는 양쪽 넙다리뒤근과 가자미근에 경직이 있다.	
❹ Kelly는 걷지 못하고 현재 휠체어를 사용한다.	
❺ Tommy는 계단을 오를 수 있지만 자신의 어머니가 한 손을 잡아주어야 한다.	
❻ ROM R Knee ✓100°	
❼ Samantha는 과도한 허리뒤굽음을 보이면서 W-앉기를 한다.	
❽ Timmy는 PEDI 검사에서 표준 점수 20으로 매우 불량하다.	

연습문제 13-2

다음의 사항을 참조하여, 이 아동에게 적절한 세 가지 IEP 목표를 작성하시오.

Tim은 척추갈림증을 진단받은 8세 남아이다. 활동/참여: 학교에서 Lofstrand 목발을 이용하여 평지를 걸을 수 있다. 걷는 속도는 또래보다 느리고(평균속도 0.8m/s) 올해, 교실 간 이동하는 동안 책을 관리하는 데 어려움을 보이고 있다. 계단보다 엘리베이터를 이용하기를 선호하고, 장거리 이동 시(예, 교외 활동 시) 휠체어를 이용한다. 상해: 왼쪽 가슴척추에 약간의 C 곡선이 있는 척추옆굽음증; 오른쪽 발목 발등 굽힘 수동관절가동범위 −5°; 근력약화 – 오른쪽 무릎 굽힘 2+/5, 왼쪽 3−/5; 발목 발등 굽힘 오른쪽 2/5, 왼쪽 2+/5; 발목 발바닥 굽힘 오른쪽 0/5, 왼쪽 1/5; 엉덩 폄 양쪽 0/5; L4–S2 피부분절 감각손상.

1 ______________________________

2 ______________________________

3 ______________________________

참고문헌

* Items noted with an asterisk (*) are important resources for further information pertinent to functional outcomes and documentation.

Adams MA, Mannion AF, Dolan P: Personal risk factors for first-time low back pain, *Spine* 23:2497–2505, 1999.

Adams J: The purpose of outcome measurement in rhe-umatology, *Br J Occup Ther* 65(4):172–174, 2002.

*American Physical Therapy Association: *The guide to -physical therapist practice*, ed 2, Alexandria, VA, 2001, American Physical Therapy Association.

American Physical Therapy Association: *Guide for professional conduct*, Alexandria, VA, 2004, American Physical Therapy Association.

American Physical Therapy Association: *ICD-9-CM coding: codes for billing diagnosis*, Alexandria, VA, 2007, American Physical Therapy Association. Available at http://www.apta.org/AM/Template.cfm?Section=Future_National_Meetings&TEMPLATE=/CM/ContentDisplay.cfm&CONTENTID=44092.

*American Physical Therapy Association: *Guidel-ines: physical therapy documentation of patient/client management*, Alexandria, VA, 2008, American Physical Therapy Association. Avail-able at http://www.apta.org/AM/Template.c-fm?Section=Home&TEMPLATE=/CM/Co-ntentDisplay.cfm&CONTENTID=31688.

American Physical Therapy Association House of Delegates: *Designation "PT," "PTA," "SPT," and "SPTA,"* HOD 06-99-23-29 [Program 32], 1999.

American Physical Therapy Association House of Delegates: *Diagnosis by physical therapists*, HOD P06-08-06-07 [Program 32], 2007.

Barber-Westin SD, Noyes FR, McCloskey JW: Rigorous statistical reliability, validity, and responsiveness testing of the Cincinnati knee rating system in 350 subjects with uninjured, injured, or anterior cruciate ligament-reconstructed knees, *Am J Sports Med* 27(4):402–416, 1999.

Berg KO, Wood-Dauphinee SL, Williams JI, Maki B: Measuring balance in the elderly: validation of an instrument, *Can J Public Health* 83(Suppl 2):S7–S11, 1992.

Bergner M, Bobbitt RA, Carter, WB, et al: The sickness impact profile: development and final revision of a health status measure, *Med Care* 19:787–805, 1981.

Bickley LS, Hoekelman RA: *JG Bates' guide to physical examination & history taking*, ed 7, Philadelphia, 1999, Lippincott Williams & Wilkins.

Bohannon RW: Manual muscle testing: does it meet the standards of an adequate screening test? *Clin Rehabil* 19:662–667, 2005.

Booher LD, Hench KM, Worrell TW, et al: Reliability of three single leg hop tests, *J Sports Rehabil* 2:165–170, 1993.

Borg G, Linderholm H: Exercise performance and perceived exertion in patients with coronary insufficiency, arterial hypertension and vasoregulatory asthenia, *Acta Med Scand* 187:17–26, 1970.

Bruininks RH, Bruininks BD: *Bruininks-Oseretsky test of motor proficiency (BOT-2)*, ed 2, Circle Pines, MN, American Guidance Center, 2005.

Campbell SK, Wright BD, Linacre JM: Development of a functional movement scale for infants, *J Appl Meas* 3:190–204, 2002.

Carr JH, Shepherd R: *Neurologic rehabilitation: optimizing motor performance*, Sidney, Australia, 1998, Butterworth Heinemann.

Centers for Medicare & Medicaid Services: *HIPAA 101 for health care providers' offices, HIPAA information series 1:1-4*, 2003. Available at http://www.cms.hhs.gov/EducationMaterials/Downloads/HIPAA101-1.pdf

Centers for Medicare & Medicaid Services: *Therapy personnel qualifications and policies effective January 1, 2008*. Available at http://www.cms.hhs.gov/transmittals/downloads/r88bp.pdf.

Centers for Medicare & Medicaid Services: *Prog-ram integrity manual.* Available at http://www.cms.hhs.gov/manuals/downloads/pim83c03.pdf.

Centers for Medicare & Medicaid Services: *11 Part B billing scenarios for PTs and OTs, 2009*. Available at http://www.cms.hhs.gov/TherapyServices/02_b-illing_scenarios.asp#TopOfPage.

Centers for Medicare & Medicaid Services: *Outp-atient therapy—additional DRA mandated service edits, 2006. Available* at http://www.cms.hhs.gov/transmittals/downloads/R1019CP.pdf.

Centers for Medicare & Medicaid Services: *2007 PQRI reporting experience*. Available at http://www.cms.hhs.gov/PQRI.

Centers for Medicare & Medicaid Services: *Medicare claims processing manual, Medicare benefit policy manual*. Available at http://www.cms.hhs.gov/manuals/iom/List.asp.

Cole AB: *Physical rehabilitation outcomes measures*, Toronto, 1995, Canadian Physiotherapy Association.

Constant CR, Murley AH: A clinical method of functional assessment of the shoulder, *Clin Orthop Relat Res* 214:160–164, 1987.

Coster WJ, Deeney T, Haltiwanter J, et al: *School function assessment*, San Antonio, TX, 1998, The Psychological Corporation.

Csuka M, McCarty DJ: Simple method for measurement of lower extremity muscle strength, *Am J Med* 78:77–81, 1985.

Curtis KA, Black K: Shoulder pain in female wheelchair basketball players, *J Orthop Sports Phys Ther* 29(4):225–231, 1999.

Davies GJ, Wilk A, Ellenbecker TS: Assessment of strength. In Malone TR, McPoil TG, Nitz AJ, editors: Orthopedic and sports physical therapy, ed 2, St Louis, 1996, Mosby.

Davis P: *The American Heritage Dictionary of the English Language*, ed 4, New York, 2000, Houghton Mifflin.

Davis NM: *Medical abbreviations: 30,000 conveniences at the expense of communications and safety*, Huntington Valley, PA, 2009, Neil M Davis Associates.

*Delitto A, Snyder-Mackler L: The diagnostic process: examples in orthopedic physical therapy, *Phys Ther* 75:203–211, 1995.

Dittmar SS, Gresham GE: *Functional assessment and outcome measures for the rehabilitation health professional*, Gaithersburg, MD, 1997, Aspen Publishers.

El-Kareh R, Gandhi TK, Poon EG, et al: Trends in primary care clinician perceptions of a new electronic health record, *J Gen Intern Med* 24:464–468, 2009.

Enderby P, John A, Petheram B: *Therapy outcome measures for rehabilitation professionals*, ed 2, New York, 2006, John Wiley.

Escolar DM, Henricson EK, Mayhew J, et al: Clinical evaluator reliability for quantitative and manual muscle testing measures of strength in children, *Muscle Nerv* 24(6):787–793, 2001.

Fairbank JCT, Couper J, Davies JB, et al: The Oswestry low back pain disability questionnaire, *Physiotherapy* 66:271–273, 1980.

Farrell A, O'Sullivan C, Quinn L: Parent perspectives on early childhood assessment: a focus group inquiry, *Early Childhood Services* 3(1):61–76, 2009.

*Fawcett AJL: *Principles of assessment and outcome measurement for occupational therapists and physiotherapists: theory, skills and application*, Chichester, UK, 2007, John Wiley & Sons.

Fearon H, Levine SM, Lee GR: APTA audio conference presentation, *March* 26, 2009.

Feuerstein M, Berkowitz SM, Huang GD: Predictors of occupational low back disability: implications for secondary prevention, *J Occup Environ Med* 41(12):1024–1031, 1999.

Folio MR, Fewell RR: *Peabody developmental motor scales (PDMS-2)*, ed 2, New York, 2000, Riverside Publishing.

Folstein MF, Robins LN, Helzer JE: The mini-mental state examination, *J Psychiatr Res* 12:189–198, 1975.

Frese E, Brown M, Norton BJ: Clinical reliability of manual muscle testing: middle trapezius and gluteus medius muscles, *Physiotherapy* 67(7):1072–1076, 1987.

Fritz JM, Brennan GP: Preliminary examination of a proposed treatment-based classification system for patients receiving physical therapy interventions for neck pain, *Phys Ther* 87(5):513–524, 2007.

Fugl-Meyer A, Jaasko L, Leyman I, et al: The post-stroke hemiplegic patient: a method for evaluation of physical performance, *Scand J Rehabil Med* 6:13–31, 1975.

Gandek B, Sinclair SJ, Jette AM, et al: Development and initial psychometric evaluation of the participation measure for post-acute care (PM-PAC), *Am J Phys Med Rehabil* 86:57–71, 2007.

Gans BM, Haley SM, Hallenborg SC, et al: Description and inter-observer reliability of the Tufts assessment of motor performance, *Am J Phys Med Rehabil* 67:202–210, 1988.

Gentile AM: Skill acquisition: action, movement, and neuromotor processes. In Shepherd R, Carr J, editors: Movement science: foundations for physical therapy in rehabilitation, ed 2, Gaithersburg, MD, 2000, Aspen Publishers.

George SZ, Delitto A: Clinical examination variables discriminate among treatment-based classification groups: a study of construct validity in patients with acute low back pain, *Phys Ther* 85:306–314, 2005.

Goldstein LB, Bertels C, Davis JN: Interrater reliability of the NIH stroke scale, *Arch Neurol* 46:660–662, 1989.

Gordon J, Quinn L: *Guide to physical therapist practice*: a critical appraisal, *Neurol Report* 23(3):122–128, 1999.

Green SD, Thomas JD: Interdisciplinary collaboration and the electronic medical record, *Pediatr Nurs* 34:225–229, 2008.

Guralnik JM, Simonsick EM, Ferrucci L, et al: A short physical performance battery assessing lower extremity function: association with self-reported disability and prediction of mortality and nursing home admission, *J Gerontol* 49:M85–M94, 1994.

Guccione A: Physical therapy diagnosis and the relationship between impairment and function, *Phys Ther* (71):499–504, 1991.

Guccione AA, Mielenz TJ, DeVellis RF, et al: Development and testing of a self-report instrument to measure actions: outpatient physical therapy improvement in movement assessment log (OPTIMAL), *Phys Ther* 85(6):515–530, 2005.

Guyatt GH, Sullivan MJ, Thompson PJ, et al: The 6-minute walk: a new measure of exercise capacity in patients with chronic heart failure, *Can Med Assoc J* 132:919–923, 1985.

Hakes B, Whittington J: Assessing the impact of an electronic medical record on nurse documentation time, *Comput Inform Nurs* 26:234–241, 2008.

Haley S, Faas R, Coster W, et al: *Pediatric evaluation of disability inventory*, Boston, 1992, New England Medical Center.

Harwood RH, Rogers A, Dickinson E, et al: Measu-ring handicap: the London handicap scale, a new outcome measure for chronic disease, *Qual Health Care* 3:11–16, 1994.

Hunt SM, McKenna SP, McEwen J, et al: A quantitative approach to perceived health status: a validation study, *J Epidemiol Community Health* 34:281–286, 1980.

Incalzi AR, Capparella O, Gemma A, et al: A simple method of recognizing geriatric patients at risk for death and disability, *J Am Geriatr Soc* 40(1):34–38, 1992.

Jebsen RH, Taylor N, Trieschmann RB, et al: An objective and standardized test of hand function, *Arch Phys Med Rehabil* 50:311–319, 1969.

Jelles F, Van Bennekom CA, Lankhorst GJ, et al: Inter- and intra-rater agreement of the rehabilitation activities profile, *J Clin Epidemiol* 48:407–416, 1995.

Jennett B, Teasdale G: Aspects of coma after severe head injury, *Lancet* 23(1):878–881, 1977.

Jette AM: Diagnosis and classification by physical therapists: a special communication, *Phys Ther* 69(11):967–969, 1989.

*Jette AM: Physical disablement concepts for physical therapy research and practice, *Phys Ther* 74(5):380–386, 1994.

Jette AM, Tao W, Haley SM: Blending activity and participation sub-domains of the ICF, *Disabil Rehabil* 29:1742–1750, 2007.

Jette DU, Halbert J, Iverson C, et al: Use of standardized outcome measures in physical therapist practice: perceptions and applications, *Phys Ther* 89(2):125–135, 2009.

Kaiser Family Foundation: *Health care spending in the United States and OECD countries, 2007*. Available at http://www.kff.org/insurance/snapshot/chcm010307oth.cfm.

Keith RA, Granger CV, Hamilton BB, et al: The functional independence measure: a new tool for rehabilitation, *Adv Clin Rehabil* 1:6–18, 1987.

Kettenbach G: *Writing SOAP notes*, ed 3, Philadelphia, 2003, FA Davis.

Kolobe TH, Bulanda M, Susman L: Predicting motor outcome at preschool age for infants tested at 7, 30, 60, and 90 days after term age using the Test of Infant Motor Performance, *Phys Ther* 84(12):1144–1156, 2004.

Kopec JA, Esdaile JM, Abrahamowicz M, et al: The Quebec Back Pain Disability Scale. Measurement properties, *Spine* 20(3):341–352, 1995.

Kuster SP, Ruef C, Bollinger AK, et al: Correlation between case mix index and antibiotic use in hospitals, *J Antimicrob Chemother* 62:837–842, 2008.

Lamb SE, Guralnik JM, Buchner DM, et al: Factors that modify the association between knee pain and mobility limitation in older women: The Women's Health and Aging Study, *Ann Rheum Dis* 59(5):331–337, 2000.

Law M: Appendix 2: outcome measures rating form guidelines. In Law M, Baum C, Dunn W: Measuring occupational performance: supporting best practice in occupational therapy, Thorofare, NJ, 2001, Slack.

Lawton MP, Brody EM: Assessment of older people: self-maintaining and instrumental activities of daily living, *Gerontologist* 9:179–186, 1969.

Lewis C, McNerney T: *Functional Toolbox I*, McLean, VA, 1994, Learn Publications.

Lewis C, McNerney T: *Functional Toolbox II*, McLean, VA, 1997, Learn Publications.

*Lewis K: Do the write thing: document everything!, *PT Magazine* 19(7):30–33, 2002.

Long T, Toscano K: *Handbook of pediatric physical therapy*, ed 2, Philadelphia, 2002, Lippincott Williams & Wilkins.

Mahoney F, Barthel D: Functional evaluation: the Barthel index, *Maryland State Med J* 14:61–65, 1965.

Malone TR, McPoil TG, Nitz AJ, editors: Orthopedic and sports physical therapy, ed 2, St Louis, 1996, Mosby.

Martin S: Language shapes thought, *PT Magazine 7:44–46*, 1999.

Mayerson NH, Milano RA: Goniometric measurement reliability in physical medicine, *Arch Phys Med Rehabil* 65(2):92–94, 1984.

McConlogue A, Quinn L: Analysis of physical therapy goals in a school-based setting: a pilot study, *Phys Occup Ther Pediatr* 29:156–171, 2009.

McEwen I: *Providing physical therapy services under parts B & C of the individuals with disabilities education act (IDEA),* Alexandria, VA, 2000, American Physical Therapy Association.

Nagi S: Some conceptual issues in disability and rehabilitation. In Sussman M, editor: Sociology and rehabilitation, Washington, DC, 1965, American Sociological Association.

Nagi S: Disability concepts revisited: implication for prevention. In Pope A, Tarlov A, editors: Disability in America: toward a national agenda for prevention, Washington, DC, 1991, National Academy Press.

National Advisory Board on Medical Rehabilitation Research: *Report and plan for medical rehabilitation research*, Bethesda, MD, 1991, National Institutes of Health.

National Center for Health Statistics: *International Classifications of Disease, Ninth Revision, Clinical Modification (ICD-9-CM)*, Hyattsville, MD, 2007, US Department of Health and Human Services.

Norton BJ: "Harnessing our collective professional power": diagnosis dialog, *Phys Ther* 87(6):635–638, 2007.

O'Sullivan SB, Schmitz TJ: *Physical rehabilitation*, ed 5, Philadelphia, 2006, FA Davis.

Perenboom RJ, Chorus AM: Measuring participation according to the International Classification of Functioning, Disability and Health (ICF), *Disabil Rehabil* 25:577–587, 2003.

Piper MC, Darrah J: *Motor assessment of the developing infant*, Philadelphia, 1994, Saunders.

Podsiadlo D, Richardson S: The timed "up & go": a test of basic functional mobility for frail elderly persons, *J Am Geriatr Soc* 39:142–148, 1991.

*Randall KE, McEwen IR: Writing patient-centered functional goals, *Phys Ther* 80:1197–1203, 2000.

Reese NB, Bandy WD: *Joint range of motion and muscle length testing*, Philadelphia, 2002, Saunders.

Roland M, Jenner J: A revised Oswestry disability questionnaire. In Hudson-Cook N, Tomes-Nicholson K, Breen A, editors: Back pain: new approaches to rehabilitation and education, Manchester, UK, 1989, Manchester University Press.

Roland M, Morris R: A study of the natural history of back pain. Part I: development of a reliable and sensitive measure of disability in low-back pain, *Spine* 8(2):141–144, 1983.

Russell DJ, Rosenbaum PL, Cadman DT, et al: The gross motor function measure: a means to evaluate the effects of physical therapy, *Dev Med Child Neurol* 31(3):341–352, 1989.

Research and Training Center on Independent Living: *Guidelines for reporting and writing about people with disabilities*, Lawrence, KS, 2008, RTCIL Publications.

Sackett DL, Haynes RB: The architecture of diagnostic research, *BMJ* 324(7336):539–541, 2002.

Scheets PK, Sahrmann SA, Norton BJ: Diagnosis for physical therapy for patients with neuromuscular conditions, *Neurol Report* 23(4):158–169, 1999.

Scheets PK, Sahrmann SA, Norton BJ: Use of movement system diagnoses in the management of patients with neuromuscular conditions: a multiple-patient case report, *Phys Ther* 87:654–669, 2007.

*Scott RW: *Legal aspects of documenting patient care for rehabilitation professionals*, ed 3, Boston, 2006, Jones and Bartlett.

Skalko T: *Medical abbreviations for the health professions*, Ravensdale, WA, 1998, Idyll Harbor.

Stamer MH: *Functional documentation: a process for the physical therapist*, Tucson, AZ, 1995, Therapy Skill Builders.

*Stewart AL, Hays RD, Ware JE Jr: The MOS short-form general health survey: reliability and validity in a patient population, *Med Care, 26:* 724–735, 1988.

*Stewart DL, Abeln SH: *Documenting functional outcomes in physical therapy*, St. Louis, 1993, Mosby.

Stuck AE, Walthert JM, Nikolaus T, et al: Risk factors for functional status decline in community-living elderly people: a systematic literature review, *Soc Sci Med* 48:445–469, 1999.

Tinetti ME: Performance-oriented assessment of mobility problems in elderly patients, *J Am Geriatr Soc* 34:119–126, 1986.

US Department of Health & Human Services: *Summary of the HIPAA privacy rule*, Washington, DC, 2003, Office of Civil Rights.

Van Dillen LR, Roach KE: Reliability and validity of the acute care index of function for patients with neurologic impairment, *Phys Ther* 68(7):1098–1101, 1988.

Van Dillen LR, Sahrmann SA, Norton BJ, et al: Reliability of physical examination items used for classification of patients with low back pain, *Phys Ther* 78(9):979–988, 1998.

van Straten A, de Haan RJ, Limburg M, et al: A stroke-adapted 30-item version of the sickness impact profile to assess quality of life (SA-SIP30), *Stroke* 28:2155–2161, 1997.

Westhoff G, Listing J, Zink A: Loss of physical independence in rheumatoid arthritis: interview data from a representative sample of patients in rheumatologic care, *Arthr Care Res* 13:11–22, 2000.

Whiteneck GG, Charlifue SW, Gerhart KA, et al: Quantifying handicap: a new measure of long-term rehabilitation outcomes, *Arch Phys Med Rehabil* 73:519–526, 1992.

WHOQOL Group: Development of the WHOQOL-BREF quality of life assessment, *Psychol Med* 28:551–558, 1998.

Wolf SL, Catlin PA, Gage K, et al: Establishing the reliability and validity of measurements of walking time using the Emory functional ambulation profile, *Phys Ther* 79:1122–1133, 1999.

Wong DL, Baker CM: Pain in children: comparison of assessment scales, *Okla Nurse* 33:8, 1988.

Wood-Dauphinee SL, Opzoomer MA, Williams JI, et al: Assessment of global function: the reintegration to normal living index, *Arch Phys Med Rehabil* 69:583–590, 1988.

World Confederation of Physical Therapy: *Declaration of principle—informed consent*, London, 2007, World Confederation of Physical Therapy. Available at http://www.wcpt.org/node/29593

World Health Organization: *International classification of functioning, disability, and health*, Geneva, 1980, World Health Organization.

World Health Organization: *International classification of functioning, disability, and health*, Geneva, 2001, World Health Organization.

World Health Organization: *World Health Organization disability assessment schedule II (WHODAS II)*, Geneva, 2001, World Health Organization.

Wu RC, Straus SE: Evidence for handheld electronic medical records in improving care: a systematic review, *BMC Med Inform Decis Mak* 6:26, 2006.

부록 A

미국 물리치료 문서작성 지침

Treatment Note and Progress Note Using Modified SOAP Format

초기 검진/평가

초기 검진/평가의 요소로는 다음과 같은 사항이 있다.

검진(examination): 병력, 계통관찰, 검사와 측정을 통해 자료를 수집하는 것

평가(evaluation): 공식적인 문서작성에 포함되지 않을 수 있는 절차. 검진을 통해 수집한 자료에 대한 사정과 환자/의뢰인 관리와 관련된 문제를 확인하는 것

진단(diagnosis): 물리치료사에 의해 결정되는 상해와 기능제한의 수준. 물리치료사 치료행위 지침에 있는 우선적 치료행위 패턴을 하나 이상 결정하는 것

예후(prognosis): 중재를 통해 얻을 수 있는 있는 예상 호전수준과 목표수준에 도달하기 위해 소요되는 시간을 기록. 예후는 문서작성에서 전형적인 요소는 아니지만, 관리계획의 일부로서 기록 시 포함

관리계획(plane of care): 목표, 중재계획, 빈도와 기간, 퇴원계획에 대해 일반 용어로 작성하는 것

치료실 방문

방문 시 기록을 경과노트 또는 일지라고 부른다. 환자의 상태와 변화, 적용된 중재의 진행에 대한 사항을 포함하여, 물리치료사에 의해 결정된 관리계획의 수행에 대한 문서를 작성하는 것이다. 차후 방문에 대한 계획도 포함될 수 있다.

재검진

이전 검진을 반복하거나 새로운 검진을 추가하여 얻은 자료에 대한 문서작성. 중재를 수정하거나 더 높은 단계로 진행하기 위해 수행된다.

퇴원 또는 종료 요약

목표를 향한 중재 및 경과과정과 퇴원계획을 요약하기 위해 물리치료 중재의 결과에 대한 결론을 작성

초기 검진/평가

검진(병력, 계통관찰, 검사와 측정)

병력

병력에 대한 문서작성에는 다음의 사항이 포함된다.

- 일반적인 인구학적 정보
- 사회력
- 고용/일(직업/학교/여가)
- 성장과 발달
- 거주환경
- 일반적 건강상태(자가-보고, 가족-보고, 간병인-보고)
- 사회/건강 습관(과거와 현재)
- 의학/수술 이력
- 현재 상태/주요 호소
- 약물
- 기타 임상검사

계통관찰

계통관찰에 대한 문서작성에는 다음의 계통으로부터 수집한 자료가 포함된다.

- 심장혈관/호흡
  - 혈압
  - 부종
  - 심장박동수
  - 호흡률
- 피부

  - 유연성(pliability)
  - 흉터 여부
  - 피부색깔
  - 피부통합성
- 근육뼈대
  - 전반적 가동범위(gross range of motion)
  - 전반적 근력
  - 전반적 대칭성
  - 키
  - 몸무게
- 신경근육
  - 전반적 협응움직임(예, 균형, 이동움직임, 옮겨가기)
  - 운동기능(운동조절, 운동학습)

또한 의사소통 능력, 감정, 인지, 언어, 학습 형태가 포함될 수 있다.

- 요구할 수 있는 능력
- 의식
- 기대 감정/행동 반응
- 학습형태
- 지남력(사람, 시간, 장소)

검사와 측정

다음에 대한 검사소견이 기록되어야 한다.

- 유산소능력/지구력
  - 기능적 활동 동안 유산소 능력
  - 표준화된 운동검사 프로토콜 동안 유산소능력
  - 운동 또는 활동 동안 강도 증가에 따른 심장혈관 징후와 증상
  - 운동 또는 활동 동안 강도 증가에 따른 호흡 징후와 증상
- 인체계측 특성
  - 신체구성
  - 신체치수

- 부종
- 각성, 집중력, 인지
  - 각성과 집중력
  - 인지
  - 의사소통
  - 의식
  - 동기부여
  - 지남력
  - 회상(recall)
- 보호 및 적응 장비
  - 기능적 활동 동안 보호 또는 적응 장비
  - 보호 또는 적응 장비를 관리할 수 있는 능력
  - 보호 또는 적응 자비를 이용하여 상해, 기능 제한, 또는 장애 개선
  - 안전성
- 순환(동맥, 정맥, 림프)
  - 심장혈관 징후
  - 심장혈관 증상
  - 위치변화에 대한 생리적 반응
- 뇌신경 및 말초신경 통합성
  - 전기생리적 통합성
  - 뇌신경의 운동 분포
  - 말초신경의 운동 분포
  - 신경학적 유발검사에 대한 반응
  - 청각, 미각, 후각, 시각, 전정을 포함한 자극에 대한 반응
  - 뇌신경의 감각 분포
  - 말초신경의 감각 분포
- 환경, 집, 직장에서의 장벽
  - 현재 및 잠재적 장벽
  - 물리적 공간과 환경
- 인간공학과 신체역학 – 인간공학과 관련된 예:

- 작업 동안 정교함과 협응
- 작업행위 또는 활동 동안 기능적 능력과 수행력
- 작업환경의 안전성
- 특정 작업 환경 또는 활동
- 작업 또는 활동과 관련된 기구와 작업장

신체역학과 관련된 예: 자기-관리, 집 관리, 일, 또는 여가활동 동안 신체역학

• **보행, 이동움직임, 균형**
  - 보조장비, 보조기, 또는 의수족을 이용하거나 없이 기능적 활동 동안 균형
  - 보조장비, 보조기, 또는 의수족을 이용하거나 없는 경우 정적 및 동적 균형
  - 보조장비, 보조기, 또는 의수족을 이용하거나 없이 기능적 활동 동안 보행과 이동움직임
  - 보조장비, 보조기, 또는 의수족을 이용하거나 없는 경우 보행과 이동움직임
  - 보행, 이동움직임, 균형 동안 안전성

• **피부통합성**
  - 관련 피부
    - ▸ 피부외상을 유발하거나 억제하는 활동, 위치, 자세
    - ▸ 피부외상을 유발하거나 억제하는 보조장비
    - ▸ 피부특성
  - 상처
    - ▸ 외상을 유발 또는 억제하거나 상처 또는 흉터를 악화시키는 활동, 위치, 자세
    - ▸ 화상
    - ▸ 상처 특성
    - ▸ 상처흉터조직 특성

• **관절통합성과 운동성**
  - 관절통합성과 운동성
  - 관절 가상(joint play) 움직임
  - 특정 신체 부위

• **운동기능**
  - 정밀, 협응, 민첩

- 전기생리적 통합성
- 손 기능
- 모방, 수정, 움직임 패턴 조절과 수의적인 자세

• 근육수행력
  - 전기생리적 통합성
  - 근력, 파워, 지구력
  - 기능적 활동 동안 근력, 파워, 지구력
  - 근육 장력

• 신경근육발달과 감각통합성
  - 운동기술의 습득과 발달
  - 입 운동발달, 발음
  - 감각운동통합성

• 보조기, 보호기기, 지지장비
  - 보조기, 보호기기, 지지장비를 관리할 수 있는 능력
  - 기능적 활동 동안 장비 사용
  - 장비 사용 동안 안전성

• 통증
  - 특정 신체 부위의 통증

• 자세
  - 자세정렬과 위치(동적 및 정적)

• 의지(prosthetics)
  - 의지관리 능력
  - 기능적 활동 동안 사용
  - 절단 부위 관리능력
  - 의지 사용 동안 안전성

• 관절가동범위(근육길이 포함)
  - 기능적 관절가동범위
  - 능동 및 수동 관절 움직임
  - 근육길이, 물렁조직 유연성

• 반사통합성

  - 깊은 힘줄반사
  - 전기생리적 통합성
  - 자세 반사와 반응(정위, 평형, 보호반사 포함)
  - 원시 반사와 반응
  - 수동적 신장에 대한 저항
  - 표피 반사와 반응
- 자기-관리와 집 관리(일상생활동작 및 수단적 일상생활동작 포함)
  - 집 환경에 접근하는 능력
  - 보조기구를 이용하거나 없이 집 관리 및 자기-관리를 하는 능력
  - 자기-관리 및 집 관리 동안 안전성
- 감각통합성
  - 연합/겉질 감각
  - 표피감각
  - 깊은 감각
  - 전기생리적 통합성
- 환기와 호흡
  - 호흡/가스교환에 대한 폐 징후
  - 환기기능에 대한 폐 징후
  - 폐 증상
- 일, 지역사회, 여가활동의 통합성

평가

평가는 다음과 같은 사항을 이용하여 상해, 기능 제한, 장애를 기록하는 과정이다. 다음과 같은 예를 들 수 있다.

- 문제 목록
- 환자/의뢰인 상태에 영향을 주는 핵심 요인(예, 인지 요인, 동반 질병, 사회지지)에 대한 사정을 작성

진단

물리치료사에 의해 결정되는 진단에 대한 문서작성으로, 상해와 기능제한이 포함될 수 있다. 다음과 같은 예를 들 수 있다.

- 국소염증과 관련된 관절운동성, 운동기능, 근육수행력, 관절가동범위 손상(4E)
- 진행성 중추신경계 손상과 관련된 운동기능과 감각통합성 손상(5E)
- 심장순환펌프 기능이상 또는 기능상실과 관련된 유산소 능력/지구력 손상(6D)

예후

예후에 대한 기록은 일반적으로 관리계획에 포함된다(아래 참조).

관리계획

다음과 같은 관리계획에 대한 기록이 포함된다.

- 기능에서 예상되는 호전 수준을 나타내는 것으로 측정 가능한 전반적인 목표
- 적용된 중재에 대한 기록
- 목표에 도달하기 위해 예상되는 치료 빈도와 기간
- 예상되는 퇴원계획

방문

다음과 같은 요소에 대한 기록이 포함된다.

- 환자/의뢰인 자가-보고(적절한 경우)
- 빈도, 강도, 시간을 포함한 제공된 중재
- 관리계획과 관련하여 환자의 상해, 기능 제한, 장애의 변화
- 부작용을 포함하여 중재에 대한 반응
- 환자/의뢰인 관련 지도를 포함하여 목표 또는 중재 변경의 요인
- 환자/의뢰인 및 관련 사람과의 상담기록
- 중재 목표
- 중재 전개의 변수
- 주의사항

재평가

다음과 같은 요소들이 포함된다.

- 상해, 기능 제한, 또는 장애와 관련된 검진 요소에 대한 업그레이드
- 소견에 대한 해석, 필요한 경우 목표 수정
- 필요한 경우 관리목표 변경

퇴원/종료 요약

다음과 같은 요소들이 포함된다.

- 현재 신체적/기능적 상태
- 목표성취 정도와 성취되지 못한 이유
- 환자/의뢰인에 대한 지속적 관리와 관련된 퇴원/종료 계획
  - 가정프로그램
  - 다른 서비스를 위한 의뢰
  - 추적관리를 위한 권장사항
  - 가족/간병인 훈련
  - 제공된 장비

부록 B

재활용어

Rehabilitation Abbreviations

This list provides abbreviations most commonly used by rehabilitation professionals. It is divided into the categories of general, professional, medical diagnosis, and symbols. In addition, the entire list is organized alphabetically by name.

General

A or Ⓐ	assistance
A	assessment
AAA	abdominal aortic aneurysm
AAFO	articulating ankle foot orthosis
AAROM	active assistive range of motion
Abd or ABD	abduction
ABG	arterial blood gases
abn	abnormal
AC	alternating current
ACA	anterior cerebral artery
ACL	anterior cruciate ligament
AD	assistive device
Add or ADD	adduction
ADL	activities of daily living
ad lib	at discretion
Afib	atrial fibrillation
AFO	ankle foot orthosis
AG	against gravity
AK	above knee
amb	ambulatory, ambulation
ant	anterior
AP	anteroposterior
approx	approximate, approximately
appt	appointment
A&O	alert and oriented
AROM	active range of motion
ASIA	American Spinal Injury Association
ASIS	anterior superior iliac spine
assist	assistant, assistance
ATNR	assymetrical tonic neck reflex
AV	atrioventricular
B or Ⓑ	bilateral
B&B	bowel and bladder
bal	balance
BE	below elbow
b.i.d.	twice a day
bil	bilateral
b.i.w.	biweekly
BK	below knee
BM	bowel movement
BNL	below normal limits
BOS	base of support
BP	blood pressure
bpm	beats per minute
BS	breath sounds
$\bar{c}$	with
CA	cancer, cardiac arrest
CICU	cardiac intensive care unit
CG	contact guarding
cm	centimeter
CNS	central nervous system
c/o	complained of, complains of
cont'd	continued
CO2	carbon dioxide
CPAP	continuous positive airway pressure
CPT	chest physical therapy
CS	close supervision
CSF	cerebrospinal fluid
CT	computed tomography
d	day
D or Ⓓ	dependent

DAI	diffuse axonal injury
DBE	deep breathing exercise
D/C	discharge; discontinue
Dep	dependent
DF	dorsiflexion
DIP	distal interphalangeal (joint)
dist	distance, distant
DME	durable medical equipment
DS	distant supervision
DTR	deep tendon reflex
dx	diagnosis
ECF	extended care facility
ECG	electrocardiogram
EEG	electroencephalogram
EMG	electromyogram
ENT	ear, nose, throat
equip	equipment
ER	emergency room; external rotation
e-stim	electrical stimulation
eval	evaluation
ex	exercise
exam	examination
ext	external; extension
ext rot, ER	external rotation
F	fair (muscle grade)
FES	functional electric stimulation
flex	flexion
freq	frequently, frequency
FT	full time
F/U	follow-up
FWB	full weight bearing
Fx	function, fracture
G	good (muscle grade)
GCS	Glasgow Coma Scale
GE	gravity eliminated
GI	gastrointestinal
G-tube	gastrostomy tube
h	hour
HA	headache
HEP	home exercise program
HHA	home health aide
H/O	history of
HOH	hard of hearing
HR	heart rate
HS	heel strike
HTN	hypertension
hx	history
H2O	water

I or Ind or Ⓘ	independent
I&O	intake and output
ICU	intensive care unit
IM	intramuscular
inf	inferior
int	internal
int rot, IR	internal rotation
IQ	intelligence quotient
IV	intravenous
jt	joint
J-tube	jejunostomy tube
K	potassium
KAFO	knee-ankle-foot orthosis
KCAL	kilocalorie
kg	kilogram(s)
L or Ⓛ	left
L	liter
lat	lateral
lb	pound
LBP	lower back pain
LBQC	large-based quad cane
LE	lower extremity
LLB	long leg brace
LLE	left lower extremity
LLL	left lower lobe
LLQ	left lower quadrant
lig(s)	ligament(s)
LOA	level of assistance
LOB	loss of balance
LOC	loss of consciousness
L/min	liters per minute
LTG	long-term goal(s)
LTC	long-term care
LTM	long-term memory
LUE	left upper extremity
LUL	left upper lobe
LUQ	left upper quadrant
LVH	left ventricular hypertrophy
m	meters
max	maximal, maximum
MCA	middle cerebral artery
MCP	metacarpophalangeal joint
med	medical
MH	moist heat
min	minute(s), minimal
MMT	manual muscle test
mod	moderate
mo	month
MRI	magnetic resonance imaging

MVA	motor vehicle accident
mvt	movement
N	normal (muscle grade)
N/A	not applicable, not available
NBQC	narrow-based quad cane
NC	nasal canula
Neg	negative
NG	nasogastric
NICU	neonatal intensive care unit
NPO	nothing by mouth
N/T	not tested
NWB	non–weight-bearing
OOB	out of bed
OR	operating room
ORIF	open reduction internal fixation
O2	oxygen
p̄	after
P	poor (muscle grade)
PA	posteroanterior
PCA	posterior cerebral artery
PET	positron emission tomography
PF	plantar flexion
PIP	proximal interphalangeal (joint)
PLS	posterior leaf splint
PMH	past medical history
PO	by mouth
post	posterior
post op	postoperative
PRE	progressive resistive exercise(s)
prn	as needed
PROM	passive range of motion
prox	proximal
PRW	platform rolling walker
PSH	past surgical history
PSIS	posterior superior iliac spine
PT	part time
PTA	prior to admission
pt	patient
P&V	percussion and vibration
PWB	partial weight-bearing
q	every
q.d.*	every day, daily
quads	quadriceps

R or Ⓡ	right
re	concerning, regarding
rehab	rehabilitation
rep(s)	repetition(s)
RLE	right lower extremity
RLL	right lower lobe
RLQ	right lower quadrant
RML	right middle lobe
R/O	reports of, rule out, ruled out
ROM	range of motion
RR	respiratory rate
RROM	resisted range of motion
R/T	related to
RUE	right upper extremity
RUL	right upper lobe
RUQ	right upper quadrant
RW	rolling walker
Rx	prescription; treatment; orders
S or Ⓢ	supervision
s̄	without
SAQ	short arc quads
SB	sliding board
SBA	standby assistance
SBQC	small-based quad cane
SBT	sliding board transfers
SCM	sternocleidomastoid muscle
sec	second(s)
sig	significant
SLR	straight-leg raise
SNF	skilled nursing facility
S/O	standing order
SOB	shortness of breath
SOS	step-over-step (stair climbing)
s/p	status post
SPT	stand pivot transfers
staph	Staphylococcus
stat	immediately, at once
STG	short-term goal(s)
STM	short-term memory
STNR	symmetrical tonic neck reflex
str cane	straight cane
strep	Streptococcus
STS	sit to stand; step-to-step (stair climbing)
supp	supported
surg	surgical, surgery
sx	symptoms

* q.i.d. and q.o.d. (every other day) are on the Joint Commissions "do not use" list and should be avoided. Write "daily" instead. (See www.jointcommission.org.)

symm	symmetrical, symmetry
T	trace (muscle grade)
TBA	to be assessed
TBE	to be evaluated
TDWB	touch-down weight bearing
temp	temperature
TENS	transcutaneous electrical nerve stimulation
ther ex	therapeutic exercise
t.i.w.	three times per week
TMJ	temporomandibular joint
TO	toe off
T/O	throughout
TOL	tolerate(s)
trach	tracheostomy
trans	transverse, transferred
trng	training
TTWB	toe-touch weight bearing
Tx	treatment
UE	upper extremity
U/L	unilateral
unsupp	unsupported
URI	upper respiratory infection
US	ultrasound
UTI	urinary tract infection
VAS	visual analog scale
VC	verbal cues, vital capacity, vocal cord
V/O	verbal order
VS	vital signs
Vtach	ventricular tachycardia
WB	weight bearing
WBAT	weight bearing as tolerated
WBQC	wide-based quad cane
W/C	wheelchair
WFL	within functional limits
WNL	within normal limits
WS	weight shift
wk	week(s)
x	times (e.g., 6×d = six times daily); for (e.g., ×5 yr = for 5 years); of (e.g., 3 sets × 10 reps)
$\bar{x}$	except
y/o or y.o.	years old

Professional

ATC	Athletic Trainer Certified
CCC-A	Certificate of Clinical Competence–Audiology
CCC-SLP	Certificate of Clinical Competence–Speech-Language Pathology
CDN	Certified Dietitian
CFY-SLP	Clinical Fellowship Year–Speech-Language Pathology
CNA	Certified Nursing Assistant
CNS	Clinical Nurse Specialist
COTA	Certified Occupational Therapy Assistant
CSW	Certified Social Worker
CTRS	Certified Therapeutic Recreation Specialist
CRTT	Certified Respiratory Therapy Technician
DC	Doctor of Chiropractic
DO	Doctor of Osteopathic Medicine
DPM	Doctor of Podiatric Medicine
DTR	Registered Dietetic Technician
GYN	Gynecologic, gynecology
HHA	Home Health Aide
LPN	Licensed Practical Nurse
MD	Medical Doctor
MSW	Master of Social Work
NP	Nurse Practitioner
OB	Obstetrics
OT	Occupational Therapy
OTOL	Otolaryngology
OTR	Occupational Therapist Registered
OTR/L	Occupational Therapist Registered/Licensed
PED	Pediatrics, pediatrician
PA	Physician's Assistant
PT	Physical Therapist, physical therapy
PTA	Physical Therapist Assistant
RD	Registered Dietitian
RN	Registered Nurse
RRT	Registered Respiratory Therapist

SLP	Speech-Language Pathologist
ST	Speech Therapist
TR	Therapeutic Recreation

MEDICAL DIAGNOSIS

ADD	attention deficit disorder without hyperactivity
ADHD	attention deficit–hyperactivity disorder
AIDS	acquired immunodeficiency syndrome
AKA	above-knee amputation
ALS	amyotrophic lateral sclerosis
ASD	arterioseptal defect
ASHD	arteriosclerotic heart disease
AVM	arteriovenous malformation
BKA	below-knee amputation
CA	carcinoma
CABG	coronary artery bypass graft
CAD	coronary artery disease
CFS	chronic fatigue syndrome
CHF	congestive heart failure
CHI	closed head injury
COPD	chronic obstructive pulmonary disease
CVA	cerebrovascular accident
DVT	deep vein thrombosis
DJD	degenerative joint disease
GBS	Guillain-Barré syndrome
GSW	gunshot wound
HD	Huntington's disease
HIV	human immunodeficiency virus
IDDM	insulin-dependent diabetes mellitus (type 1)
MI	myocardial infarction
MS	multiple sclerosis
NIDDM	non–insulin-dependent diabetes mellitus (type 2)
OA	osteoarthritis
OBS	organic brain syndrome
PD	Parkinson's disease
PSP	progressive supranuclear palsy
PVD	peripheral vascular disease
RA	rheumatoid arthritis
SAH	subarachnoid hemorrhage
SCI	spinal cord injury
TB	tuberculosis
TBI	traumatic brain injury
THI	traumatic head injury
THR	total hip replacement
TIA	transient ischemic attack
TKR	total knee replacement
TSR	total shoulder replacement

SYMBOLS

1°	initial, primary, first degree
2°	secondary, second degree
3°	tertiary, third degree
=	equal
≠	not equal
−	negative, minus, inhibitory
+	positive, plus, facilitory
>	greater than
<	less than
/	extension, extensor
✓	flexion, flexor
♀	female
♂	male
∥	parallel
@	at
Δ	change
↑	increase, up, improve
↓	decrease, down, decline
↔	to and from
#	pound, number

ABBREVIATIONS BY WORD

Word	Abbreviation
abdominal aortic aneurysm	AAA
abduction	Abd or ABD
abnormal	abn
above the knee	AK
above-knee amputation	AKA
acquired immunodeficiency syndrome	AIDS
active assistive range of motion	AAROM
active range of motion	AROM
activities of daily living	ADL
adduction	Add or ADD
after	p̄
against gravity	AG
alert and oriented	A&O
alternating current	AC
ambulatory, ambulation	amb
American Spinal Injury Association	ASIA
amyotrophic lateral sclerosis	ALS
ankle-foot orthosis	AFO
anterior	ant
anterior cerebral artery	ACA
anterior cruciate ligament	ACL
anterior superior iliac spine	ASIS
anteroposterior	AP
appointment	appt
approximate, approximately	approx
arterial blood gases	ABG
atrial septal defect	ASD
arteriosclerotic heart disease	ASHD
arteriovenous malformation	AVM
articulating ankle-foot orthosis	AAFO
as needed	prn
assessment	A
assistance	A or Ⓐ
assistant, assistance	assist
assistive device	AD
asymmetrical tonic neck reflex	ATNR
at	@
at discretion	ad lib
Athletic Trainer Certified	ATC
atrial fibrillation	Afib
atrioventricular	AV
attention deficit disorder without hyperactivity	ADD
attention deficit–hyperactivity disorder	ADHD
balance	bal
base of support	BOS
beats per minute	bpm
below the elbow	BE
below the knee	BK
below-knee amputation	BKA
below normal limits	BNL
bilateral	bil, B, or Ⓑ
biweekly	b.i.w.
blood pressure	BP
bowel and bladder	B&B
bowel movement	BM
breath sounds	BS
by mouth	PO
cancer	CA
carbon dioxide	CO2
carcinoma	CA
cardiac arrest	CA
cardiac intensive care unit	CICU
centimeter	cm
central nervous system	CNS
cerebrovascular accident	CVA
cerebrospinal fluid	CSF
Certificate of Clinical Competence–Audiology	CCC-A
Certificate of Clinical Competence–Speech-Language Pathology	CCC-SLP
Certified Dietitian	CDN
Certified Nursing Assistant	CNA
Certified Occupational Therapy Assistant	COTA
Certified Respiratory Therapy Technician	CRTT
Certified Social Worker	CSW
Certified Therapeutic Recreation Specialist	CTRS
change	Δ
chest physical therapy	CPT
chronic fatigue syndrome	CFS
chronic obstructive pulmonary disease	COPD
Clinical Fellowship Year–Speech-Language Pathology	CFY-SLP
Clinical Nurse Specialist	CNS
close supervision	CS
closed head injury	CHI
complained of, complains of	c/o
computed tomography	CT

congestive heart failure	CHF
contact guarding	CG
continued	cont'd
continuous positive airway pressure	CPAP
coronary artery bypass graft	CABG
coronary artery disease	CAD
day	d
decrease, down, decline	↓
deep breathing exercise	DBE
deep tendon reflex	DTR
deep vein thrombosis	DVT
degenerative joint disease	DJD
dependent	D, dep
diagnosis	dx
diffuse axonal injury	DAI
discharge	D/C
discontinue	D/C
distal interphalangeal (joint)	DIP
distance, distant	dist
distant supervision	DS
Doctor of Chiropractic	DC
Doctor of Osteopathic Medicine	DO
Doctor of Podiatric Medicine	DPO
dorsiflexion	DF
durable medical equipment	DME
ear, nose, throat	ENT
electrical stimulation	e-stim
electrocardiogram	ECG
electroencephalogram	EEG
electromyogram	EMG
emergency room	ER
equal	=
equipment	equip
evaluation	eval
every	q
examination	exam
except	$\bar{x}$
exercise	ex
extended care facility	ECF
extension	ext, /
extensor	/
external	ext
external rotation	ext rot, ER
facilitory	+
fair (muscle grade)	F
female	♀
first degree	1°
flexion, flex	✓

flexor	✓
follow-up	F/U
for (e.g., ×5 yr = for 5 years)	×
fracture	Fx
frequently, frequency	freq
full time	FT
full weight bearing	FWB
function	Fx
functional electric stimulation	FES
gastrointestinal	GI
gastrostomy tube	G-tube
Glasgow Coma Scale	GCS
good (muscle grade)	G
gravity eliminated	GE
greater than	>
Guillain-Barré syndrome	GBS
gunshot wound	GSW
gynecology	GYN
hard of hearing	HOH
headache	HA
heart rate	HR
heel strike	HS
history	hx
history of	H/O
home exercise program	HEP
home health aide	HHA
hour	h
human immunodeficiency virus	HIV
Huntington's disease	HD
hypertension	HTN
immediately, at once	stat
increase, up, improve	↑
independent	I or Ind or Ⓘ
inferior	inf
inhibitory	-
initial	1°
insulin-dependent diabetes mellitus (type 1)	IDDM
intake and output	I&O
intelligence quotient	IQ
intensive care unit	ICU
internal	int
internal rotation	int rot, IR
intramuscular	IM
intravenous	IV
improve	≠
jejunostomy tube	J tube
joint	jt
kilocalorie	kcal

Term	Abbreviation
kilogram(s)	kg
knee-ankle-foot orthosis	KAFO
large-based quad cane	LBQC
lateral	lat
left	L or Ⓛ
left lower extremity	LLE
left lower lobe	LLL
left lower quadrant	LLQ
left upper extremity	LUE
left upper lobe	LUL
left upper quadrant	LUQ
left ventricular hypertrophy	LVH
level of assistance	LOA
less than	<
Licensed Practical Nurse	LPN
ligament(s)	lig(s)
liters	L
liters per minute	L/min
long leg brace	LLB
long-term goal(s)	LTG
long-term care	LTC
long-term memory	LTM
loss of balance	LOB
loss of consciousness	LOC
lower back pain	LBP
lower extremity	LE
magnetic resonance imaging	MRI
male	♂
manual muscle test	MMT
Master of Social Work	MSW
maximal, maximum	max
medical	med
medical doctor	MD
metacarpophalangeal joint	MCP
meters	m
middle cerebral artery	MCA
minus	-
minute(s), minimal	min
moderate	mod
moist heat	MH
month	mo
motor vehicle accident	MVA
movement	mvt
multiple sclerosis	MS
myocardial infarction	MI
narrow-based quad cane	NBQC
nasal canula	NC
nasogastric	NG
negative	-, neg
neonatal intensive care unit	NICU
non–insulin-dependent diabetes mellitus (type 2)	NIDDM
non–weight-bearing	NWB
normal (muscle grade)	N
not applicable, not available	N/A
not equal	≠
not tested	N/T
nothing by mouth	NPO
number	#
Nurse Practitioner	NP
obstetrics	OB
Occupational Therapy	OT
Occupational Therapist Registered	OTR
Occupational Therapist Registered/Licensed	OTR/L
of (e.g., 3 sets × 10 reps)	×
open reduction internal fixation	ORIF
operating room	OR
orders	Rx
organic brain syndrome	OBS
osteoarthritis	OA
otolaryngology	OTOL
out of bed	OOB
oxygen	O2
parallel	∥
Parkinson's disease	PD
part time	PT
partial weight bearing	PWB
passive range of motion	PROM
past medical history	PMH
past surgical history	PSH
patient	pt
pediatrics	PED
percussion and vibration	P&V
peripheral vascular disease	PVD
Physician's Assistant	PA
Physical Therapist, physical therapy	PT
Physical Therapist Assistant	PTA
plantar flexion	PF
platform rolling walker	PRW
poor (muscle grade)	P
positive, plus	+
posterior	post
posteroanterior	PA
posterior cerebral artery	PCA
positron emission tomography	PET

posterior leaf splint	PLS
posterior superior iliac spine	PSIS
postoperative	post op
potassium	K
pound	lb, #
prescription	Rx
primary	1°
prior to admission	PTA
progressive resistive exercise(s)	PRE
progressive supranuclear palsy	PSP
proximal	prox
proximal interphalangeal (joint)	PIP
quadriceps	quads
range of motion	ROM
regarding, concerning	re
Registered Dietitian	RD
Registered Nurse	RN
Registered Respiratory Therapist	RRT
Registered Dietetic Technician	DTR
rehabilitation	rehab
related to	R/T
repetition(s)	rep(s)
reports of	R/O
resisted range of motion	RROM
respiratory rate	RR
rheumatoid arthritis	RA
right	R or Ⓡ
right lower extremity	RLE
right lower lobe	RLL
right lower quadrant	RLQ
right middle lobe	RML
right upper extremity	RUE
right upper lobe	RUL
right upper quadrant	RUQ
rolling walker	RW
rule out, ruled out	R/O
second(s)	sec
secondary, second degree	2°
short arc quads	SAQ
shortness of breath	SOB
short-term goal(s)	STG
short-term memory	STM
significant	sig
sit to stand	STS
skilled nursing facility	SNF
sliding board	SB
sliding board transfers	SBT
small-based quad cane	SBQC

Speech-Language Pathologist	SLP
Speech Therapist	ST
spinal cord injury	SCI
standby assistance	SBA
stand pivot transfers	SPT
standing order	S/O
Staphylococcus	staph
status post	s/p
step-over-step (stair climbing)	SOS
step-to-step (stair climbing)	STS
sternocleidomastoid muscle	SCM
straight cane	str cane
straight-leg raise	SLR
Streptococcus	strep
subarachnoid hemorrhage	SAH
supervision	S or Ⓢ
supported	supp
surgical, surgery	surg
symmetrical, symmetry	symm
symmetrical tonic neck relfex	STNR
symptoms	sx
temperature	temp
temporomandibular joint	TMJ
tertiary	3°
therapeutic exercise	ther ex
therapeutic recreation	TR
third degree	3°
three times per week	t.i.w.
throughout	T/O
times (e.g., 6×d = six times daily)	×
to and from	↔
to be assessed	TBA
to be evaluated	TBE
toe off	TO
toe-touch weight bearing	TTWB
total hip replacement	THR
total knee replacement	TKR
total shoulder replacement	TSR
touch-down weight bearing	TDWB
trace (muscle grade)	T
tracheostomy	trach
training	trng
transcutaneous electrical nerve stimulation	TENS
transient ischemic attack	TIA
transverse, transferred	trans
traumatic brain injury	TBI
traumatic head injury	THI

treatment	Tx, Rx	vocal cord	VC
tuberculosis	TB	water	H_2O
twice a day	b.i.d.	week(s)	wk
ultrasound	US	weight bearing	WB
unilateral	U/L	weight bearing as tolerated	WBAT
unsupported	unsupp	weight shift	WS
upper extremity	UE	wheelchair	W/C
upper respiratory infection	URI	wide-based quad cane	WBQC
urinary tract infection	UTI	with	$\bar{c}$
ventricular tachycardia	Vtach	within functional limits	WFL
verbal cues	VC	within normal limits	WNL
verbal order	V/O	without	$\bar{s}$
visual analog scale	VAS	years old	y/o or y.o.
vital capacity	VC		
vital signs	VS		

부록 C

연습문제 해답

Answers to Exercises

연습문제 1-1

ICF 모형에 따라 각 문장을 분류하시오 : 건강상태(HC), 신체구조/기능의 상해(I), 활동제한(A), 참여제한(P).

❶ 환자는 0°에서 120°까지 어깨를 벌린다.	I
❷ 환자는 실내 평지에서 50발자국 걷는다.	A
❸ 오른쪽 앞십자인대의 부분 찢김	HC
❹ 환자는 이전 직업인 영업을 수행할 수 없다.	P
❺ 도수근력검사 시 오른쪽 무릎 굽힘근의 근력은 3/5이다.	I
❻ 환자는 하의를 입는 데 약간의 도움이 필요하다.	A
❼ 오른쪽 하지의 정강가로절단	HC
❽ 한 계단을 오른 후 심장박동수가 80회/분에서 140회/분으로 증가한다.	I 또는 A
❾ 환자는 1998년에 다발경화증을 진단받았다.	HC
❿ 환자는 그릇에 있는 수프를 독립적으로 먹을 수 있다.	A
⓫ 왼손의 가쪽 집기 근력이 15파운드이다.	I
⓬ 환자는 미끄럼판을 이용하여 휠체어에서 침대로 독립적으로 옮겨간다.	A
⓭ 환자는 왼쪽 무릎의 수동적 관절가동범위가 온전하다.	I
⓮ 아동은 원하는 장난감을 갖기 위해 거실에서 6발자국 정도를 기어갈 수 있다.	A
⓯ 환자는 어깨 높이에 있는 컵을 잡기 위해 팔을 뻗고 잡을 수 있다.	A
⓰ 환자는 2분 동안 부엌 싱크대에서 서 있을 수 있다.	A
⓱ 환자는 무릎을 펴고 다리를 들어 올릴 수 없다.	I
⓲ 환자는 어깨 높이 이상으로 팔을 올릴 때마다 통증이 있다(등급 5/10).	I

⑲ 환자는 집안일과 일상적 자기관리를 위해 하루 4시간 동안 타인의 도움을 받는다.	P
⑳ 환자는 스토브를 이용하여 요리를 할 수 없고 모든 요리를 준비하기 위해 중등도의 도움이 필요하다.	A
㉑ 환자는 바닥에서 휠체어로 1분 이내에 옮겨갈 수 있다.	A
㉒ 환자는 2011년 교통사고로 T8 척수손상을 진단받았다.	HC
㉓ 환자는 건물에 설치된 적절한 경사로를 이용하여 대부분의 건물에 들어갈 수 있다.	P
㉔ 오른쪽 어깨 돌림근의 부분적 찢김	HC
㉕ 환자는 4시간 교대근무 동안 업무 변경방법을 통해 버스운전사로 근무한다.	P

연습문제 2-1 약어 해석

아래의 각 문장을 읽고, 약어를 해석하여 완전한 문장으로 표현하시오. 약어는 부록 B 부분을 참조하시오.

예시 Pt. is I in all ADLs

답 patient is independent in all activities of daily living.

❶ MMT 3/5 R quads

도수근력검사 시 오른쪽 넙다리근 근력이 3/5이다.

❷ Pt. can stand s̄ A for 30 sec s̄ LOB

환자는 균형상실 없이 30초 동안 보조 없이 설 수 있다.

❸ Pt. can transfer bed → w/c c̄ mod A using SB

환자는 미끄럼판을 이용하여 중등도 보조하에 침상에서 휠체어로 옮겨가기를 한다.

❹ Pt. instructed in performing R SAQ, 3 sets × 10 reps

환자는 10회 반복 3세트로 작은 범위 내에서 오른쪽 넙다리근에 대한 운동을 교육받았다.

❺ PROM R ankle DF 5°

오른쪽 발목발등쪽 수동 관절가동범위 5°

❻ Received Rx from MD for WBAT on L LE

의사로부터 참을 수 있는 범위 내에서 왼쪽 하지의 체중지지를 처방받았다.

7. Pt. instructed to perform HEP b.i.d., 10 reps each ex
   환자는 하루에 2번, 매 운동 시 10회 반복하는 가정운동프로그램을 지시받았다.

8. Pt. admitted to ER 10/12/09 with GCS of 4
   환자는 10/12/09년에 Glasgew 혼수척도 4점으로 응급실로 입원하였다.

9. Medical dx: R hip fracture c ORIF
   의학적 진단: 개방 정복 내부 고정이 있는 오른쪽 엉덩골절

10. AROM B LEs WNL
    정상 범위 내의 양쪽 하지 능동 관절가동범위

11. Pt. instructed in use of TENS unit, on prn basis
    필요한 경우 환자는 피부통과전기자극기 사용을 지시받았다.

12. CPT × 20min; P & V RLL
    20분 동안 가슴물리치료; 오른쪽 아래엽에 진동과 타진

13. Pt. was d/c'd from NICU on 3/3/09
    환자는 3/3/09년에 신생아집중관리실에서 퇴원하였다.

14. PMH: IDDM × 5 yr; HBP × 10 yr
    과거병력: 5년 동안 인슐린 의존성 당뇨, 10년 동안 고혈압

15. MRI revealed mod L MCA CVA
    자기공명이미지에서 중등도 왼쪽 중대뇌동맥 혈관 사고

연습문제 2-2 약어 사용과 간결한 문서작성

아래의 각 문장을 간결한 문장으로 다시 작성하되, 약어를 이용하여 작성하시오. 약어는 부록 B 부분을 참조한다.

예시 Patient can walk a distance of 50 feet in the hospital corridors.

답 Pt. walk 50 ft in hospital corridors.

1. Patient underwent a procedure called a coronary artery bypass graft on 3/17/08.
   Pt. underwent CABG 3/17/08; or pt. s/p CABG 3/17/08.

2. Therapist will coordinate practice of activities of daily living training with occupational therapist and with nursing staff.
   PT to coordinate ADL trng c̄ OT and RN staff.

❸ The patient's heart rate changed from 90 to 120 beats per minute after 3 minutes of walking at a comfortable speed.

Pt.'s HR Δ'd from 90 → 120 bpm p̄ 3 min of amb. at comfortable speed.

❹ The patient's obstetric/gynecologic doctor reported that this patient has been experiencing low back pain throughout her pregnancy.

Pt.'s OB/GYN reported pt. had LBP t/o pregnancy.

❺ Patient's daughter reports that the patient has had a recent decrease in her functional abilities and has a history of falls.

Pt.'s daughter reports pt. has had recent ↓ in fx abilities and h/o falls.

❻ The patent's breath sounds were decreased bilaterally. The patient was instructed in performing deep breathing exercise twice per day.

BS ↓ B. Pt. instructed in DBE b.i.d.

❼ Patient's wife the reports that the patient has had a history of chronic low back pain for the past 15 years.

Pt.'s wife reports pt. has h/o chronic LBP ×15 yr.

❽ The patient's long-term goal is to be able to walk using only a straight cane.

Pt.'s LTG is to walk using only str. cane. Or, Pt.'s LTG is to amb. using only str. cane.

❾ Deep tendon reflex of right biceps was recorded as a 2+.

DTR R biceps 2+.

❿ Patient can ascend and descend one flight of stairs independently, using one hand on railing.

Pt. can ↑↓ 1 flight of stairs①, 1 hand on railing.

⓫ Prescription received for physical therapy to include therapeutic exercise and gait training.

Rx received for PT: ther ex and gait trng.

⓬ Resident is 82 years old and has a primary medical diagnosis of congestive heart failure.

82 y.o. c̄ 1° med dx of CHF.

⓭ Electrocardiogram revealed ventricular tachycardia.

ECG revealed v-tach.

⓮ Patient suffered a cerebrovascular accident, with resultant hemiplegia of the right upper and lower extremity.

Pt. s/p CVA c̄ hemiplegia R UE &LE.

⓯ The home health aide was instructed in assisting patient to perform active-assistive range of motion exercise, which straight leg raises and hip abducion in supine.

HHA instructed to assist pt. in AAROM exer: SLR and hip abd in supine.

연습문제 2-3 사람-우선 언어

치료사는 의사소통을 위해 환자를 장애로 분류하는 것을 피해야 하고 사람-우선 언어를 사용해야 한다. 아래의 각 문장이 적절하다면, 빈칸에 OK를 표시하고, 만약 부적절하다면 좀 더 객관적이고 긍정적인 문장으로 수정하시오(Martin, 1999).

❶ A quadriplegic will required help with transfers.

A person with quadriplegia will often require help with transfers.
사지마비(qadriplegia)는 개인의 장애 또는 신체적 기능에 한정되어 분류하는 것이다. 사마마비 또는 하지마비 같은 용어는 사람을 지칭하는 용어로 사용되어서는 안 된다.

❷ The patient was afflicted with multiple sclerosis when she was in her 20s.

The patient was diagnosed with multiple sclerosis when she was in her 20s.
afflicted with, suffers from, 또는 victim 같은 표현은 개인의 건강상태에 대해 감정적으로 표현한 것이다.

❸ Many PTs are involved in foot clinics for diabetics.

Many PTs are involved in foot clinics for people with diabetes.
1번 참조

❹ Have you finished the documentation for that shoulder in room 316?

Have you finished the documentation for Mrs. Jones, who had a shoulder injury?
사람을 신체의 일부로 표기하지 말아야 한다. 사람 우선 용어를 사용해야 한다.

❺ The patient complained of pain in the right upper extremity.

the patient reported pain in the right upper extremity.
complain이란 단어는 환자가 자신의 증상에 대해 과하게 대응하는 것으로 여겨질 수 있다.

❻ A care plane for patient with total knee replacement involves a strong element of patient education.

OK
좋은문장

❼ Although this computer program was designed for the disabled, able–bodied users will also find it helpful.

Although this computer program was designed for users with disabilities, user without disabilities will also find it helpful.
disabled란 용어는 사람을 장애가 있는 집단으로 규정한다. 장애가 아닌 사람에 초점을 두어야 한다.

---

❽ Because of a spinal cord injury, the patients was confined to a wheelchair.

Because of spinal cord injury, the patient used to a wheelchair for mobility.
휠체어로 능동적이고 활동적으로 살아가는 사람을 confined 단어로 제한하는 것은 좋지 않다.

---

❾ Nine of 10 patients receiving physical therapy expressed interest in a group exercise session.

OK
좋은문장

---

❿ The patient is behaving like a child.

The patient stated he was not doing his home exercise because they were not helping "at all".
경멸적이고 부정적인 표현이다. 행위에 대한 해석보다 행위를 기록해야 한다.

⓫ Which therapist is treating the brain–injured patient in room 216?

Which therapist is treating Mr. Smith in room 216, who has a brain injury?
사람 우선 용어를 사용해야 한다.

⓬ The stroke victim can often return to work.

A person who has had a stroke can often return to work.
환자는 희생자(victim)가 아니다.

⓭ The patient refused to modify her footwear choice even after the therapist told her not to wear 2–inch heels.

After a discussion of heel height, the patient reported that she believed ti san't necessary to modify her heel height choice.
거부(refuse)란 단어는 너무 강하다.

⓮ I'll put my 10:00 on the machine while my 10:15 gets a hot pack.

Mr. Johnson will first go on the bike for 10 minutes; then I will sent up Ms. Glaser with moist heat.
사람은 이름이 있으므로 이름을 표기해야 하고 사람으로 환자를 표현해야 한다.

⓯ The patient suffers from Parkinson's disease.

The patient has a diagnosis of Parkinson's disease.
2번 참조

연습문제 3-1

초기 평가의 6 영역 중 어디에 속하는지 각 문장을 분류하시오: R = 의뢰이유, Ac = 활동, I = 상해, As = 사정, G = 목표, PC = 관리계획

1. 아동은 8주 이내에 체육관에서 세발자전거를 이용하여 10m를 탈 수 있을 것이다. — G
2. 오른쪽 무릎 굽힘 관절가동범위 95° — I
3. 혈압 150/90, 심장박동수 96 — I
4. 환자는 2년 동안 거의 매달 2회 발생하는 발작이 있다. — R
5. 심장박동수를 자기가 감시하면서 걷는 가정프로그램에 대해 환자에게 교육할 것이다. — PC
6. 환자는 비서로 근무하였지만, 현재 손목 통증으로 시간제 근무를 하고 있다. — R
7. 환자는 25초 동안 난간을 이용하여 10계단을 오를 수 있다. — Ac
8. 환자는 폐렴으로 날숨이 힘들고, 기침이 비효율적이고 일상생활동작 동안 지구력이 떨어진다. — As
9. 환자는 주 7일 근무하는 23세 프로댄서이다. — R
10. 환자는 2주 이내에 칫솔질, 세수를 위해 5분 동안 세면대에 설 수 있을 것이다. — G
11. 중재에는 치료적 운동이 포함될 것이다: 넙다리근육을 강화하기 위해 선 자세에서 쪼그린 자세로 점진적으로 진행 — PC
12. 오른쪽 어깨굽힘근력 3+/5 — I
13. 환자의 비효율적인 발 들기와 엉덩근력 약화로 실내에서 이동이 느리고 불안전하다. — As
14. 환자는 바닥에서 허리 높이까지 5kg의 상자를 들 수 있다. — Ac
15. 치료사는 옷 입기와 목욕하기를 위해 환자의 작업치료사와 간호사들과 훈련에 대해 상의할 것이다. — PC

연습문제 4-1

다음의 문장들은 소아재활센터에서 작성된 초기 평가보고서이다. 병력 부분에 대한 사항으로 만약 이에 해당하지 않은 경우 N/A(적절하지 않음)로 표기하시오. 각 문장을 읽고 해당하는 영역으로 표기하시오: PI = 환자 정보, CC = 현재 상태, PMH = 과거 병력, MED = 약물, OTHER = 기타.

❶ 첼시는 4년 전에 넘어져서 오른쪽 위팔뼈 골절이 생겨 석고붕대를 하였다; 치유는 되었지만 후유증이 있었다.	PMH
❷ 첼시는 양쪽 넙다리근의 근력이 3/5이다.	N/A
❸ 첼시의 진단명은 근력약화와 근육긴장증(근육수축 후 이완이 지연)이 동반하는 근육퇴행위축의 한 형태인 근육긴장성 퇴행위축이다.	CC
❹ 그녀는 현재 약물을 복용하고 있지 않다.	MED
❺ 첼시는 수학과 미술수업을 좋아한다.	N/A
❻ 첼시 가족은 근육긴장성 퇴행위축의 병력이 있고, 어머니와 첼시는 증상과 문제에 대해 잘 알고 있다.	OTHER
❼ 첼시가 3학년 때 처음으로 근육긴장성 퇴행위축의 증상이 나타났다.	CC
❽ 첼시는 평가와 교육계획에 대한 도움을 얻기 위해 지역에 있는 개업 물리치료사에게 의뢰되었다.	CC
❾ 첼시는 수술이나 입원 경험이 없다.	PMH
❿ 첼시는 계단을 오르내릴 수 있다.	N/A
⓫ 첼시는 12세이고 중학교에 다닌다.	PI
⓬ 첼시의 일차적인 관심은 복도를 다닐 때 피곤해지는 것이다.	CC

연습문제 4-2

다음의 문장들은 초기 평가 중 현재 상태에 대한 기록들이다. 먼저 각 문장에서 잘못된 부분을 핵심 요소(DP = 질병과정, L = 위치, TC = 시간경과)에 맞추어 확인하고 문제가 있는 부분을 다시 작성하시오.

문장	잘못된 것	다시 작성
❶ 환자는 어제 심장수술을 했다.	DP–수술 형태가 기록되지 않음. 또한 어제보다는 날짜를 기록하는 것이 좋다.	환자는 7/2/07년에 심장우회술을 받았다.
❷ 환자는 5/10/09년에 통증이 시작되었다고 말한다.	L – 위치가 없음; 건강상태에 대해 의미 있는 정보를 주지 못함.	환자는 욕실에서 넘어진 후 5/10/09부터 왼쪽 엉덩이로 방사되는 허리 중앙 통증이 시작하였다고 말한다.
❸ 환자는 오른쪽에 뇌졸중이 있다.	L–뇌졸중의 위치가 없음. TC–발병시기가 없음.	환자는 12/5/08년에 오른쪽 중간대뇌동맥에 뇌졸중이 발생한 상태이다.
❹ 절단 환자이다.	L–위치가 없음. TC–날짜가 없고 사람을 분류하는 용어가 사용됨(사람–우선 용어 사용).	환자는 18세 남자이고 5/12/08년에 오른쪽 가로절단을 한 상태이다.
❺ 환자는 노화와 관련된 전형적인 문제가 있다.	DP–환자가 경험하는 특정 문제에 대해 기술이 없음. TC–문제가 얼마나 오래되었는지?	환자는 2개월 전부터 단기 기억에 문제가 있지만 장기 기억은 문제가 없다.
❻ 환자는 피로를 호소한다.	DP–피로의 형태가 없음. TC–시간경과가 없음.	환자는 3주 전부터 전신적인 피로를 보이고, 활동이나 휴식으로 변화가 없는 상태이다.
❼ 환자는 다리가 부러졌다.	DP L TC	환자는 스키사고 후 1/23/11년에 오른쪽 넙다리뼈가 골절되었다.
❽ 환자는 11/07/00년에 암을 진단받았다.	L	환자는 8/2/05년에 2기 대장암을 진단받았다.

연습문제 4-3

다음의 문장들은 초기 평가 중 과거병력 또는 약물에 대한 기록들이다. 각 문장이 충분히 자세히 작성되었는지를 확인하고 필요한 경우 다시 작성하시오.

과거병력

❶ 환자는 심장문제 병력이 있다.

환자는 10/11/04년에 안정적 가슴조임증이 있는 심장동맥질병이 있다.

❷ 환자는 여러 번 수술한 이력이 있다.

환자는 6/24/05년에 엉덩관절대치술과 10/10/10년에 맹장수술을 하였다.

❸ 환자는 당뇨가 있다.

10년 동안 인슐린 비의존성 당뇨가 있다.

약물

❶ 환자는 여러 가지 의학적 상태 때문에 다양한 약물을 복용하고 있다.

환자는 현재 불수의적 움직임을 줄이기 위해 2.0mg의 haldol; 우울증을 위해 20mg의 paxil를 복용하고 있다.

❷ 환자는 항경련제를 복용하고 있다.

환자는 현재 상지경련을 줄이기 위해 하루 3회 20mg의 baclofen을 복용하고 있다.

연습문제 5-1

의뢰이유(참여와 사회이력)를 기록한 다음의 문장에서 오류를 파악하고 다시 문장을 작성하시오.

문장	문장 다시 쓰기
❶ 환자는 휠체어에만 갇혀있다.	환자는 실내와 실외 이동을 위해 젤 쿠션이 있는 방석과 가벼운 휠체어를 사용한다.
❷ 직장으로 복귀하기에는 동기부여가 불량하다.	환자는 직장으로 복귀하는 것에 흥미가 없다고 말한다.
❸ 하역작업에 종사한다.	환자는 1일 8시간 25kg의 박스를 드는 작업에 종사한다.
❹ 의뢰인은 스포츠를 좋아한다.	의뢰인은 겨울 동안 한 달 1~2회 스키를 즐긴다.
❺ 환자는 건물장벽 때문에 직장에 복귀할 수 없다.	환자는 회사건물 입구에 8계단이 있어 휠체어로 들어가는 데 제한이 있다고 말한다.
❻ 손상 전에 환자는 매우 활동적이었다.	환자는 주 3일 15마일을 자전거를 타고 주 2회 1시간 동안 테니스를 칠 만큼 매우 활동적이다.
❼ 환자는 외모가 좋지 않다.	환자는 상대적으로 비활동적인 생활습관이 있고 과거 5년 동안 규칙적인 운동을 하지 않았다고 말한다.
❽ 환자는 아파트에 혼자 산다.	환자는 엘리베이터가 있는 4층 아파트에 살고 있고 입구에는 계단이 없다.
❾ 환자는 나쁜 건강습관이 있다.	환자는 10년 동안 1일 담배 1갑을 피운다.
❿ 환자는 적응장비를 사용한다.	환자는 손잡이가 있는 샤워기와 샤워의자를 사용한다.

연습문제 5-2

이 연습문제는 환자의 참여와 사회 이력에 대한 정보를 얻기 위해 환자 면담기술을 연습하기 위한 것이다. 학생들은 집단 또는 짝을 이룬다. 부록 C에는 사례 A와 B가 있다. 학생(환자 역할) 한 명은 사례 A를 읽고, 다른 학생(치료사 역할)은 참여와 사회 이력에 대한 정보를 얻기 위해 질문을 한다. 환자 역할의 학생은 치료사 역할의 학생 질문에 신중하게 대답한다. 이후 사례 B에서는 서로의 역할을 바꾼다. 빈칸에 참여(P)인지 사회이력(SH)인지를 기록한다. 관련이 없는 경우 NP로 기록한다.

❶ 환자는 2층에 있는 아파트에서 딸과 산다. 엘리베이터가 있지만 가끔 작동하지 않는다. S

❷ 환자는 좌석이 높은 변기, 손잡이 및 샤워용 의자를 사용한다. S

❸ 환자는 매일 밤 자동차 경주를 시청한다. NP

❹ 환자는 걷기와 서기에서 제한이 있어 현재 일을 하지 않는다. P

❺ 수술 전, 환자는 친구방문 또는 쇼핑을 위해 2~3회 외출을 즐겼다. S

❻ 환자는 1,000발자국 이상의 거리를 실외에서 독립적으로 걸을 수 있을 것이다. NP

❼ 수술 전 환자는 하루 종일 걷고 서 있어야 하는 소매상 점원으로 주 3일 근무하였다. P

❽ 환자는 10년 전부터 인슐린의존성 당뇨(IDDM)와 5년 전부터 고혈압(HTN)이 있었다. NP

❾ 환자는 상대적으로 좌식생활을 주로 하였고 규칙적인 운동을 하지 않았다고 말한다. P

❿ 환자는 현관에 계단이 5개 있는 1층 집에 거주한다. S

연습문제 5-3

이 연습문제는 환자의 참여와 사회 이력에 대한 정보를 얻기 위해 환자 면담기술을 연습하기 위한 것이다. 학생들은 집단 또는 짝을 이룬다. 부록 C에는 사례 A와 B가 있다. 학생(환자 역할) 한명은 사례 A를 읽고 다른 학생(치료사 역할)은 참여와 사회 이력에 대한 정보를 얻기 위해 질문을 한다. 환자 역할의 학생은 치료사 역할의 학생 질문에 신중하게 대답한다. 이후 사례 B에서는 서로의 역할을 바꾼다. 빈칸에 맞는 정보를 다시 기입하시오.

사례 A

상황 : 외래환자

이름 : Terry O′Connor **생년월일(D.O.B.) :** 3/23/43 **평가날자 :** 7/2/09

의뢰사유

현재 상태 : 발병일 5/10/09년, 오른쪽 엉덩 주머니염. 오른쪽 허벅지에 약 2개월 전부터 점진적인 통증이 있는 66세의 여성으로, 점차 쑤시는 통증(throbbing pain)이 지속적으로 생김. 통증이 오른쪽 엉덩에서 무릎까지 방사. 환자는 무엇 때문인지(발병 사건) 모름.

사회 이력

환자는 입구에 5계단이 있는 2층집에 남편과 함께 살고 침실은 2층에 있다.

참여

환자는 비서일을 하다가 은퇴하였다. 지방 병원에서 주 1회 자원봉사를 하고 통증 때문에 최근에는 참여하지 않고 있다. 환자는 이전에 자신이 하였던 집안일과 세탁을 남편이 도와주고 있다고 말한다. 밤에 1~2회 수면문제가 발생하는데, 특히 오른쪽으로 돌 때 나타나고, 통증 때문에 수면을 취하기 힘들다.

환자는 요리와 골프를 즐긴다. 의사는 통증이 줄어들 때까지 골프를 중지하라고 권장하였다. 환자는 주 1회 친구와 카드게임을 즐긴다. 지금도 할 수 있지만 매 10분마다 자세를 변경해야 한다. 주 2~3회 친구 또는 남편과 외식을 하지만 활동의 질은 떨어진다.

사례 B

상황: 입원환자

이름: Tommy Jones **생년월일(D.O.B.):** 5/12/89 **평가날자:** 7/2/09

의뢰이유

현재 상태 : 6/15/09년 교통사고로 인한 C7불완전 SCI. 환자는 사고 이후 치료를 받아온 급성관리병원에서 아침에 전원하였다. 의료기록상 앉은 위치에서 일어날 때 기립성 저혈압이 1회, 자율반사기능이상 2회 발생하였다. 환자는 6/16/99년 앞쪽 무척추융합술을 받았다.

사회 이력

병원입원 전, 환자는 부모와 함께 살았으며 대학생이었다. 그의 부모는 매우 자신을 지지하고 있으며, 필요한 경우 환자 관리를 위해 어머니가 집에 머물 수 있다.

참여

환자는 공학전공 대학생이다. 그는 학교까지 운전을 하였고 강의실에 들어가기 위해 15분 동안 걸었다. 주 1일 밤에 점원으로 아르바이트를 하였다. 손상 전, 집에서 세탁하기, 방 청소, 잔디 깎기를 하였다. 환자는 달리기, 자전거타기, 등산을 즐겼다. 학교와 집안에서 매우 바쁘게 활동하였다. 대중식당과 친구 집에서 저녁 먹기를 즐겼다. 손상 전 건강상태는 좋았다.

연습문제 6-1

활동에 대한 문서작성에서 오류를 파악하시오. 빈칸에 더 적절한 문장으로 다시 작성하시오.

토론	문장 다시 쓰기
❶ 50발자국 걷는다.	환자는 병원 복도에서 지팡이를 이용하여 최대 50발자국을 걸을 수 있다; 피로 때문에 제한이 있음(심장박동수 78에서 115까지 증가).
❷ 가끔 보조를 통해 숟가락으로 먹을 수 있다.	흘리는 것을 방지하기 위해 전체 시간의 25%에서 보조하에 숟가락으로 먹을 수 있다.
❸ 환자는 장거리 이동을 위해 휠체어를 이용하는 것이 제한적이다.	환자는 실외에서 혼자 휠체어로 500m를 전진할 수 있다.
❹ 몇 개의 계단을 오를 수 있다.	환자는 난간을 이용하여 발을 교대로 하여 10계단을 오르내릴 수 있다.
❺ 볼을 던지지만 받을 수 없다.	8인치 공을 2m까지 4번 시도하여 3회 던질 수 있다; 3m 거리에서 던지는 볼을 4회 시도하여 0회 잡을 수 있다.
❻ 평탄하지 않은 지면을 걷는다.	환자는 피로 없이(Borg RPE=12) 잔디 위에서 100m를 걸을 수 있다.
❼ 환자는 걷기 위한 동기부여가 없다.	환자는 이동하려 노력하지 않는다. 환자는 의학적으로 안정되었다는 의사와 치료사의 충고에도 불구하고 아직 걸을 준비가 안 되었다고 말한다.
❽ 상의를 입는 것이 어렵다.	환자는 셔츠의 팔을 끼우는 데 약간의 도움이 필요하고 단추를 끼울 수 있다.
❾ 느리게 걷는다.	환자는 실내에서 평균 60m/s 속도로 걸을 수 있다.
❿ 환자는 운전을 하지 못한다.	환자는 목과 팔의 통증 때문에 한 번에 20분 이상 운전을 하지 못한다.
⓫ 서 있는 동안 통증을 호소한다.	환자는 최대 15분간 서 있을 수 있다. 이후 환자는 점차 허리통증이 증가하여 20분간 앉아 있어야 한다고 말한다.
⓬ 보조하에 옮겨가기를 한다.	침상에서 휠체어로 최대 보조하에 옮겨갈 수 있다.
⓭ 환자는 다양한 크기의 상자를 들 수 있다.	환자는 바닥에서 허리 높이까지 10파운드의 박스를 들 수 있다.

⑭ 환자는 낮은 의자에서 일어날 수 있다.	40cm 높이 의자에서 보조하에 앉은 위치에서 설 수 있다.
⑮ 환자는 직장에서 장시간 앉아있기가 힘들다.	환자는 허리 통증 때문에 한 번에 20분 이상 앉아 있을 수 없다.

연습문제 6-2

다음의 문장들은 병원상황에서 초기 평가보고서에 쓰인 내용이다. 만약 활동영역에 해당하지 않은 경우 N/A(적절하지 않음)로 표기하고 활동영역에 포함되는 경우 〈글상자 6-2〉에 있는 세부항목처럼(예, 옮겨가기, 이동하기) 빈칸에 표기하시오.

❶ 환자는 감독하에 병원 복도에서 100발자국을 걷는다. 심장박동수는 120회까지 올라간다.	이동
❷ 환자는 하루 중 2/3를 앉아 있으면서 호흡곤란 없이 5분 이내에 면도와 양치질 같은 아침 활동들을 매일 수행한다.	자기-관리
❸ 환자는 22초에 난간을 이용하여 한 발씩 10계단을 오르내린다.	계단 오르기
❹ 양쪽 무릎 폄근 근력이 4/5이다.	N/A
❺ 환자는 20년 전부터 인슐린 비의존성 당뇨가 있다.	N/A
❻ 환자는 감독하에 침상에서 휠체어로 옮겨가기를 수행한다.	옮겨가기
❼ 20분까지 병실에서 약간 보조하에 서 있을 수 있다; 피로로 제한이 있음(심장박동수 102회).	서는 능력
❽ 오른쪽 무릎관절 수동관절가동범위가 110°.	N/A
❾ 환자는 보조하에 6인치와 8인치 턱을 오르내린다.	직장/학교에서 돌아다니기
❿ 환자는 수술 전에 일상생활동작을 수행했다.	N/A
⓫ 상의를 독립적으로 입을 수 있다; 앉은 위치에서 하의를 입고 신발과 양말을 신는 데 중등 정도의 보조가 필요하다.	옷 입기
⓬ 보조하에 누운 위치에서 침상 가장자리로 앉을 수 있다.	옮겨가기
⓭ 환자는 2파운드 이상의 그릇 나르기 또는 스토브 요리가 필요하지 않은 간단한 요리준비를 할 수 있다.	음식준비하기

연습문제 6-3

다음의 직업을 위해 활동영역에 기록할 기능적 동작들을 작성하시오. 단, 환자의 개인적 삶의 역할에 합당한 활동이어야 한다.

❶ 버스기사

앉기, 운전대 돌리기, 문 조작하기, 기어 옮기기, 계단 오르내리기, 걷기(약 25m), 고개 돌리기(주변상황 확인)

❷ 가정주부

요리하기, 설거지하기, 세탁하기, 가계부 정리, 쇼핑하기

❸ 대학생

앉기, 책 읽고 넘기기, 교실에서 교실로 이동하기, 계단 오르내리기

❹ 행정보조

타자치기, 문서정리, 컴퓨터기술, 앉기, 걷기

❺ 프로야구선수

공 던지기 및 받기, 달리기, 점프하기, 앞뒤 및 옆으로 걷기, 공치기

연습문제 7-1

다음의 문장은 평가보고서에서 상해 부분을 기록한 것이다. 빈칸에 적절한 상해 범주를 기입하시오. 〈글상자 7-1〉을 참조하시오.

문장	상해 범주
❶ 오른쪽 팔꿈치관절 수동적 굽힘 0~60°	관절가동범위
❷ 걸음걸이의 차이를 보이면서 걷고, 오른쪽 다리의 체중지지 시간이 증가	보행, 이동움직임, 균형
❸ 양쪽 무릎 밑의 감각이 온전함, 10/10 반응	감각통합성
❹ 간이 정신상태검사 점수 19/30 (인지사정)	각성, 집중력, 인지
❺ 양쪽 상지 능동관절가동범위 – 제한 없음.	관절가동범위
❻ 오른쪽 얼굴신경 온전함.	뇌신경 및 말초신경 통합성
❼ 왼쪽 무릎 둘레: 10″; 오른쪽 무릎 둘레: 9.25″	인체계측학적 특성
❽ 10분 앉아있는 동안 허리 통증 정도 5/10, 쑤시고/두근거리는 통증으로 표현	통증
❾ 양쪽 하지와 몸통 피부 정상	피부통합성
❿ Berg 균형척도 점수=31/56, 낙상 고위험을 의미	보행, 이동움직임, 균형
⓫ 통증성(antalgic) 보행을 보임.	보행, 이동움직임, 균형
⓬ 양쪽 무릎힘줄반사 2+	반사통합성
⓭ 청진 시 양쪽 폐 영역 정상	유산소 능력/지구력, 환기와 호흡/가스교환
⓮ 앉은 위치에서 유발폐활량 측정 최대 부피=1,750mL	유산소 능력/지구력, 환기와 호흡/가스교환
⓯ 환자는 머리가 전방으로 이동되고 허리가 편평함.	자세
⓰ 환자는 정신이 온전하고 지남력이 있음(사람과 장소).	각성, 집중력, 인지
⓱ 1.0m/s로 5분 걷는 동안 심장박동수가 110회까지 상승	유산소 능력/지구력
⓲ 왼쪽 발목 고유감각이 손상, 2/8 반응	감각통합성
⓳ 오른쪽 악력이 15kg	근육수행력
⓴ 눈 움직임, 부드러운 추적, 시야가 정상 (뇌신경 2, 3, 4, 6번)	뇌신경 및 말초신경 통합성

연습문제 7-2

상해에 대한 문장에서 오류를 확인하고 빈칸에 적절한 표현으로 다시 기록하시오. 이 장 끝에 있는 사례를 참조한다.

문장	문장 다시 쓰기
❶ 감각손상이 있다.	오른쪽 발등에 감각 손상이 있음. 5회 검사 시 2회 맞힘.
❷ 관절가동범위가 중등 정도 제한이 있다.	오른쪽 무릎굽힘 0~80°
❸ 환자는 몹시 괴로운 통증을 호소한다.	환자는 왼쪽 어깨관절(쑤시는 통증)에 3일 전부터 통증이 발생하였다고 말한다. 강도는 아침에 4/10, 점심 8/10이다. 눕은 위치에 있을 때 통증이 완화된다(2/10).
❹ 환자는 왼쪽 다리에 부종이 있다.	왼쪽 말목에 2+ 우묵부종; 복사뼈 주변 둘레 왼쪽 26cm, 오른쪽 22cm.
❺ 계단을 올라갈 때 환자는 심장박동수가 상당히 올라간다.	환자는 24계단을 오를 때 심장박동수가 80에서 120회로 올라간다.
❻ 환자의 반사는 항진되어 있다.	무릎힘줄반사는 왼쪽 2+; 오른쪽 3+
❼ 환자는 무슨 일이 있는지 알지 못한다.	환자는 정신상태가 온전하며 지남력(사람, 시간, 장소)이 있다.
❽ 환자는 비정상적인 보행 형태를 보인다.	환자는 Trenbelenburg 보행을 보인다; 이는 중간볼근의 약화를 의미한다.
❾ 환자는 지구력이 불량하다.	환자는 100m 이동 시 심장박동수가 140회까지 올라가고 호흡곤란(Berg RPE 11/15)이 있다고 말한다.
❿ 환자는 왼쪽 무릎 통증이 있는 채로 걷는다.	환자는 2개월 전부터 왼쪽 무릎에 통증이 시작했다고 말한다. 왼쪽 무릎의 안쪽에서 날카로운 통증이 발생. 휴식 시 3/10, 5분 걷기 시 7/10의 통증을 보임.

연습문제 8-1

다음의 각 사례는 치료사가 작성한 노트이다. 지침을 참조하여, (1) 요약진술, (2) 진단, (3) 물리치료 적용 가능성을 포함한 사정을 다시 작성하시오. 임상적으로 정확한 사정을 위해 다른 진단분류를 진술할 수도 있다. 필요하다면 이 장의 사례부분을 참조하여 작성하시오.

사례정보	사정
사례 1 외래환자 59세 남성, 뼈관절염으로 3주전 엉덩관절대치술을 받은 상태; 통증이나 부종은 거의 없음; 절개 부분은 잘 치유됨. 참여 영업대표, 차로 이동, 수술 후 일을 할 수 없음. 활동제한 차로 옮겨 타는 데 보조가 필요함, 보행기를 이용하여 한 번에 30미터 정도를 느리게 걸음, 계단이용 시 보조가 필요함. 상해 오른쪽 엉덩 굽힘근, 벌림근, 폄근의 약화; 수술 전 통증성 보행으로 인한 습관적인 보행이상. 오른쪽 엉덩 굽힘과 벌림 제한.	환자는 59세 남성이고, 오른쪽 뼈관절염으로 3주 전 엉덩관절대치술을 받은 상태이다. 절개 부분은 잘 치유되고 있고 통증이나 부종은 거의 없는 상태이다. 엉덩근육 약화, 가동범위 제한, 수술 이전의 보행이상으로 보행 거리와 속도가 떨어져 있었다. 근력약화로 보조 없이 차로 옮겨가기를 하는 것이 불가능하였다. 보행과 차로 옮겨가기 제한으로 영업대표로 직장복귀를 할 수 없었다. 환자는 근력, 가동범위, 보행능력, 직장복귀를 촉진하기 우해 물리치료 중재를 원하고 있다.
사례 2 외래환자 43세 여성, 3년 전 다발경화증 진단, 최근 악화되었다가 회복 참여 회사 서기로 근무; 통근을 위해 버스와 기차 이용; 지팡이 사용을 거부; 통근 시 낙상 두려움이 있고 시간이 오래 걸림. 활동제한 계단 오르내리기 시 도움 필요; 느리게 걸음; 분비는 장소에서 걸음이 더욱 어려움. 상해 약간의 근력약화; 서기균형이 쉽게 무너짐	환자는 43세 여성이고, 3년 전 다발경화증을 진단받았다. 현재 환자는 심한 서기균형손상을 보이고 이로 인해 보행속도가 느리고 복잡한 장소와 계단을 다닐 수가 없다. 이러한 문제는 환자가 안전하고 효율적으로 근무하는 것을 어렵게 만든다. 환자는 균형과 이동의 어려움을 해결하고 근무를 지속하기 위해 물리치료 중재를 받기 원한다.
사례 3 입원환자 48세 여성이 심한 배 통증, 구토와 설사를 동반한 식욕 감소를 호소하면서 급성기 병원에 입원. 과거 병력으로 말기 간 질병; 4년 전 간 이식, 말기 콩팥 질병으로 주 2회 혈액투석; 고혈압과 4달 동안 엉치압박궤양 발생 활동제한 휠체어로 이동. 이동과 옮겨가기를 위해 중등 이상의 보조 필요	환자는 48세 여성이고 말기 간 질환을 진단받았다. 환자는 심한 배 통증, 구토와 설사를 동반한 식욕 감소 때문에 급성기 병원에 입원하였다. 환자는 현재 의학적 상태 때문에 상지와 하지 근력약화를 보이고, 이로 인해 모든 형태의 운동성과 옮겨가기에서 의존적이어서 상당히 움직임에 제한이 있다. 운동성의 제한은 결국 엉치압박궤양을 포함한 합병증을 유발할 것이다.

상해 머리 부분을 6° 올리고 있는 누운 자세. 하지 근력 2+/5, 상지근력 3-/5. 상처 3.7×3.4cm, 2-3cm 침식; 85%의 노란 가피; 15% 육아조직	환자는 근력약화와 상태악화를 개선하고, 압박궤양 부위의 치유를 촉진하고, 운동성과 옮겨가기 동안 간병인의 부담을 최소화하기 위해 물리치료 중재를 원하고 있다.
사례 4 외래환자 39세 여성, 목 삠 진단. 6주 전에 증상 발현 **참여** 공인회계사, 증상으로 8~10시간의 업무를 볼 수 없음. 대부분의 시간은 컴퓨터와 전화하기로 보냄 **활동제한** 밤잠을 위해 가끔 진통제 복용. 통증으로 통화를 할 수 없음. 통증 때문에 2시간 이상 컴퓨터 작업을 할 수 없음 **상해** 목 척추앞굽음증 감소과 가슴 척추뒤굽음증 증가된 상태로 앉은 자세. 목 척추에서 오른쪽 굽힘과 회전이 제한. C5와 C6에서 왼쪽으로 굽혀지고 돌아간 상태. 근력약화 – 양쪽 아래 등세모근 3/5, 양쪽 중간 등세모근/마름모근 4/5, 목 폄근 3+/5. 휴식 시 통증 3/10, 2시간 근무 후 6/10. 두근거리는 통증과 가끔 쑤시는 통증을 호소	환자는 39세 여성이고, 목 삠 진단을 받고 있다; 6주 전에 증상 발현. 환자는 불량한 목과 가슴 정렬을 보이고, 목과 가슴 영역에서 가동범위와 근력이 중등도 정도 떨어져 있으며, 목 후관절 기능이상, 통증 증가로 컴퓨터와 전화받기 업무를 지속하는 데 제한을 받고 있다. 이러한 문제들은 환자의 업무수행력과 지구력을 제한한다. 환자는 자세 기능이상, 근력약화, 가동범위 제한, 후관절 기능이상을 개선하기 위해 물리치료 중재를 원하고 있다. 자세 교육, 적절한 신체역학, 인간공학적 사정, 통증관리에 대해 처치할 것이다.
사례 5 입원재활, 화상센터 23세 여대생, 오른쪽 앞쪽 허벅지, 앞쪽 하퇴, 발등에 전층 화상, 전체 표피면적의 11%. 5일 전 화상 가피제거와 피부이식을 위한 수술을 한 상태 **참여** 매주 테니스를 즐김. 대학원생; 2명의 룸메이트와 함께 아파트 거주, 1층에서 생활 **활동제한** 19.5초 내에 6미터를 독립적으로 이동, 한발씩 걸음; Tinetti 보행사정 7/12. 지지 없이 독립적으로 서기; 독립적으로 안전하게 옮겨가기 **상해** 전체 표피면적의 11%, 오른쪽 앞쪽 허벅지, 앞쪽 하퇴, 발등에 전층 화상; 치유/수술 후 흉터 가능성. 휴식 시 오른쪽 하퇴 통증 4/10, 움직임 시 6/10. 오른쪽 무릎 폄/굽힘 0~90°; 오른쪽 발목뒤굽힘 5°, 발바닥굽힘 20°. 오른쪽 하지에서 부종 보임	환자는 23세 여대생이고, 오른쪽 앞쪽 허벅지, 앞쪽 하퇴, 발등에 전체 표피면적의 11% 전층 화상으로, 5일 전 화상 가피제거와 피부이식을 위한 수술을 한 상태이다. 환자는 이로 인해 오른쪽 하지에서 상당한 통증과 가동범위 제한뿐만 아니라 부종을 보이고 있다. 이러한 상해는 보행속도와 균형을 나쁜 영향을 주고, 집에서 기능적 독립성과 수술 이전의 활발한 생활양식을 제한할 것이다. 환자는 수술 이전 상태의 생활양식과 독립성을 회복하고, 균형과 보행 결함을 줄이고, 이식 부위 치유 촉진, 부종 및 가동범위 제한을 치료하기 위해 물리치료 중재를 원하고 있다.

연습문제 9-1

각각의 목표가 어떤 목표(참여, 활동, 또는 상해)인지 확인하시오. 오른쪽에 작성된 목표에서 빠진 요소들을 작성하시오(A = 행위자; B = 행위; C = 상태; D = 정도; E = 기대시간). 그리고 빈칸에 빠진 부분을 추가하여 다시 목표를 작성하시오.

❶ 2주 이내에 독립적인 옮겨가기 환자는(A) 2주 이내에(E) 침상에서 휠체어로(C) 옮겨가는 모든 시간(D) 동안 독립적(D)으로 옮겨가기(B)를 수행할 수 있을 것이다.	형태: 활동 빠진 요소: A, B, C
❷ 환자는 3주 이내에 일상생활동작에서 기능적이 될 것이다. 환자는(A) 3주 이내에(E) 모든 일상생활동작(C)을 독립적으로(D) 수행할(B) 수 있을 것이다.	형태: 참여 빠진 요소: B, C, D
❸ 3개월 이내에 직장으로 복귀 환자는(A) 3개월 이내에(E) 유치원 교사(C)로서 직장에 복귀(B)할 것이고 요구되는 모든 활동(C)에 참여(B)할 수 있을 것이다.	형태: 참여 빠진 요소: A, C, D
❹ 양쪽 넙다리근력 5/5까지 증가 양쪽 넙다리근 근력은(C) 3주 이내에(E) 5/5(D)로 증가(B)할 것이다. 주의: 상해목표인 경우 행위자를 지정하지 않음.	형태: 상해 빠진 요소: B, E
❺ 환자는 1분 이내에 한 계단을 오르내릴 수 있을 것이다. 환자(A)는 3주 이내에(E) 독립적으로(D) 1분 이내에(D) 난간을 이용하면서(C) 7인치의 12계단(C)을 오르내릴 수(B) 있을 것이다.	형태: 활동 빠진 요소: C, E
❻ 환자는 오른쪽 엉덩관절 가동범위가 증가할 것이다. 오른쪽 엉덩굽힘의 능동 관절가동범위(C)는 2주 이내에(E) 110°까지(D) 증가할(B) 것이다.	형태: 상해 빠진 요소: C, D, E
❼ 환자는 학교로 복귀할 것이다. 환자(A)는 1달 이내에(E) 2개의 수업(D)을 듣는 대학(C)으로 돌아갈 수(B) 있을 것이다.	형태: 활동 참여 빠진 요소: C, D, E
❽ 환자는 자신의 방에서 치료실까지 갈 수 있을 것이다. 환자(A)는 2주 이내에(E) 자신의 방에서 치료실까지(C) 휠체어로 추진(B)하는 데 3분 미만이(D) 소요될 것이다.	형태: 활동 빠진 요소: B, D, E

연습문제 9-2

활동 목표에 대한 다음의 문장에서 오류를 확인하고 빈칸에 적절하게 다시 작성하시오.

문장	문장 다시 쓰기
❶ 환자는 통증이 줄어들 것이다.	환자는 2주 이내에 주 5일 중 4일 동안 4/10 미만의 통증이 있으면서 500m 이상을 걸을 수 있을 것이다.
❷ 환자는 3주 이내에 보행기에서 지팡이로 점진적으로 나아질 것이다.	환자는 3주 이내에 지팡이를 이용하여 병원 복도에서 0.80m/s 이상으로 100m를 걸을 수 있을 것이다.
❸ 2회 치료 이내에 엉덩관절에 대한 주의사항을 환자에게 교육한다.	환자는 치료사가 물었을 때 전체 엉덩치환술의 주의사항에 대한 지식을 말로 표현할 것이다.
❹ 환자는 4주 이내에 정상적인 보행 형태를 보이면서 걸을 수 있을 것이다.	환자는 3주 이내에 신체적 유도하에 병원 복도에서 보조장비를 이용하여 50m를 걸을 수 있을 것이다.
❺ 2주 이내에 모든 일상생활동작 독립적	환자는 2주 이내에 독립적으로 휠체어에서 변기로 옮겨가기를 하는 데 1분 미만의 시간이 소요될 것이다.
❻ 환자는 3주 이내에 계단 오르내리기를 할 수 있을 것이다.	환자는 5일 이내에 30초 동안 발을 교대로 움직이면서 8인치의 12계단을 오르내릴 수 있을 것이다.
❼ 환자는 팔 뻗기 시 통증이 없을 것이다.	환자는 1주일 이내에 통증 없이(0/10), 세척기에서 선반으로 접시를 옮길 수 있을 것이다.
❽ 환자는 5분 동안 앉아 있을 수 있을 것이다.	환자는 통증 없이 30분간 사무용 의자에 앉아 있을 것이다.
❾ 환자는 서기 균형이 좋아질 것이다.	환자는 양손의 지지를 하면서 5분 동안 식탁에서 독립적으로 설 수 있을 것이다.
❿ 환자는 2주 이내에 앉은 위치에서 서기와 선 위치에서 앉기가 가능할 것이다.	환자는 2주 이내에 5회 시도 시 4회 약간 보조를 받으면서 앉기에서 설 수 있을 것이다.

연습문제 10-1

각 문장에서 관리계획의 요소를 확인하시오: 협의/소통(CC), 환자관련 지도(PI), 중재(I), 또는 관련 없음(NP).

❶ 환자는 오른쪽 손목과 팔꿈치에 대한 자가-스트레칭을 지도받을 것이다.	PI
❷ 과거병력은 고혈압이다.	NP
❸ 발목-발 보조기를 위한 평가를 위해 보조기사에게 의뢰	CC
❹ 욕실에서 균형과 협응에 대한 기능적 훈련	I
❺ 서기와 보행능력 향상을 위한 쪼그려 앉기, 발판 오르내리기, 장애물 통과하기 같은 오른쪽 하지의 근력강화 운동	I
❻ 환자는 6인치 높이의 장애물을 피해 걸을 수 있을 것이다.	NP
❼ 휠체어 사용을 포함하여 장거리 이동에 대해 환자와 토의	CC
❽ 오른쪽 엉덩벌림근의 근력을 4/5까지 올릴 것이다.	NP
❾ 안정성, 속도, 이동거리를 향상시키기 위해 옮겨가기와 실내외 보행 동안 적절한 보조 장비 사용	I
❿ 뇌졸중 환자의 상지 기능을 높이기 위해 비디오 모델 전략을 사용할 것이다.	PI
⓫ 지구력과 속도를 높이기 위해 가정 걷기 프로그램에 대해 교육할 것이다; 4주 동안 처음에 10분에서 점진적으로 20분까지 늘림	PI
⓬ 상지 물렁조직 마사지에 대해 환자의 아내에게 교육	PI

연습문제 10-2

관리계획 문서에서 오류를 확인하고 이를 다시 작성하시오.

문장	문장 다시 쓰기
❶ 걷기 연습	왼쪽 공간 무시와 시야결손을 보상하기 위한 전략을 안전하게 교육하기 위해 침실에서 욕실/거실/부엌으로 걷는 훈련
❷ 온습포 적용	목척추의 유연성과 이완을 촉진하기 위해 목척추에 습열 적용
❸ 환자는 욕실에서 3미터를 걸을 수 있을 것이다.	발목 처짐을 개선하기 위해 신체접촉을 통해 욕실까지 짧은 거리 보행 훈련
❹ 환자는 근력강화운동을 받을 것이다.	환자는 왼쪽 넙다리근 등척성 운동을 포함하여 근력강화를 위한 가정프로그램을 교육받을 것이다.
❺ 모든 간호사와 협의 관리	환자의 오른쪽 사지 이용을 촉진하기 위해, 간호팀과 옮겨가기와 침상움직임에 대해 논의
❻ 업무환경 사정	직장복귀 전에 환경개선을 제시하기 위해 2주 이내에 직장환경 평가
❼ 환자는 오른쪽 넙다리뒤근 근력이 향상될 것이다.	오른쪽 넙다리뒤근을 위해 점진적 근력강화
❽ 균형훈련	전반적인 앉기 능력을 개선하기 위해 선행적(proactive) 및 반응적(reactive) 균형을 포함한 앉기 균형 훈련
❾ 환자는 오른쪽 무릎에서 10cm 위 그리고 약간 안쪽에 있는 넙다리근에 1MHz, 1.0W/cm^{2}로 초음파를 적용받을 것이다; 초음파 머리는 천천히 원을 그리면서 10분간 적용될 것이다.	환자는 운동성과 조직치유를 촉진하기 위해 오른쪽 넙다리근에 초음파를 적용받을 것이다.
❿ 필요 시 환자는 진통제를 복용할 것이다.	적절한 운동내성을 위해 물리치료 1~2시간 전에 투약된 약물에 대해 의사 또는 간호사와 협의할 것이다.
⓫ 집 평가	환자의 가정환경과 접근성을 평가하기 위해 퇴원 전에 가정 평가를 실시할 것이다.
⓬ 오른쪽 발목 부종 감소	부종과 통증을 줄이기 위해 오른쪽 발목에 얼음 적용

⑬ 환자 관리를 위한 가족 교육	휠체어에서 차로 안전하게 옮겨가기를 실시하는 방법에 대해 환자 가족에게 교육
⑭ 압력-제거 기술 연습	피부파괴를 방지하기 위해 휠체어에 앉아 있을 동안 효과적인 압력제거 방법을 교육
⑮ 앞쪽 정강근에 전기자극	근육 재교육을 위해 앞정강근에 전지가극

연습문제 11-1

각각의 치료 노트와 경과노트에서 주관적(S) 및 객관적(O) 정보를 확인하고 빈칸에 적절한 문장으로 다시 기술하시오.

문장	S 또는 O	다시 작성하기
❶ 환자는 자신의 보행기를 이용하는 것을 싫어한다고 말한다.	S	보행기를 이용하여 물건을 나르기가 힘들기 때문에 환자는 보행기보다 지팡이 사용을 선호한다고 말한다.
❷ 환자는 어색한 걸음을 보인다.	O	체중지지 시 오른쪽 발목의 통증 때문에 환자는 오른쪽 다리의 입각기를 줄이면서 보조장비를 이용하여 실내에서 걷는다.
❸ 무릎의 수동 관절가동범위는 점점 좋아지고 있다.	O	수동적 오른쪽 무릎 굽힘 범위 0~95°
❹ 환자는 매우 혼돈되어 있다.	O	환자는 정신이 명료하고 사람에 대한 지남력이 있다. 간이 정신상태 점수: 26/30
❺ 환자는 자신의 아들에 관심이 있다고 말한다.	S	환자는 자신이 집에 돌아갔을 때 아들이 자신을 돌보는 능력이 있는지에 관심이 있다. 아들은 직장에 다니고 2명의 자녀가 있다.
❻ 환자는 5분 걷기 후 피로를 호소한다.	S	환자는 실외에서 5분 이동 시 피로(Borg RPE 14)를 느낀다고 말한다.
❼ 환자는 왼쪽 어깨의 통증을 호소한다.	S	환자는 팔꿈치까지 방사되는 왼쪽 어깨 통증(6/10)이 있다고 말한다. 누워 있을 때를 제외하고 항상 쑤시는 통증이 있다.
❽ 환자는 무릎 운동을 10회 반복 수행하였다.	O	환자는 넙다리근의 등척성운동을 10회 반복수행하였다.

연습문제 11-2

다음의 각 문장은 SAOP 노트의 일부로서 작성된 것이다. 〈그림 11-1〉을 이용하여, SOAP 양식에 근거하여 각 문장을 분류하시오: G = 목표; S = 주관적; O = 객관적; A = 사정; P = 계획.

문장	G, S, O, 또는 P
❶ 다리 펴고 들기를 양쪽에서 10회 반복 수행하였다.	O
❷ 환자는 어제 자신의 딸과 함께 우편물을 찾기 위해 걸었고 어떤 어지러움도 느끼지 않았다고 하였다.	S
❸ 다음 치료에는 10분 동안 고정식 자전거 타기가 추가될 것이다.	P
❹ 환자는 30초 이내에 호흡곤란 없이 침상에서 욕실까지 5미터를 걸었다.	O
❺ 환자는 지난번 치료 이후 통증을 느꼈다고 말한다.	S
❻ 환자는 점진적인 하지 근력강화 운동을 통해 목표를 달성하고 있다.	A
❼ 오른쪽 발목에서 우묵부종이 나타남.	O
❽ 환자는 낮 동안 책상에 앉아 있을 때 오른쪽 다리를 올린 위치에 유지하도록 지시를 받았다.	O
❾ 환자는 2주 이내에 5회 시도 시 4회 침상에서 휠체어로 독립적으로 옮겨가기를 할 수 있을 것이다.	G
❿ 환자는 직장으로 복귀하기가 두렵다고 말한다.	S
⓫ 환자는 치료가 없는 날 매일 걷기 프로그램을 지속할 것이고, 다음 주까지 매일 20분까지 점진적으로 걷는 시간을 늘릴 것이다.	P
⓬ 환자는 1주일 이내에 1분 동안 도움 없이 설 수 있을 것이다.	G
⓭ 환자는 걷는 동안 허리 통증이 5/10, 책상에서 일하는 동안 통증이 8/10이라고 말하였다.	S
⓮ 환자의 낙상 두려움이 분비는 장소 또는 실외에서 걷는 능력 향상을 제한하고 있다.	A
⓯ 환자는 다음 주에 직장으로 복귀할 계획이라고 말한다.	S

연습문제 13-1

조기 중재 보고서에 작성된 아래 문장에서 오류를 확인하고, 일반인도 이해할 수 있도록 다시 작성하시오.

문장	문장 다시 쓰기
❶ 아동이 비협조적이다.	아동은 평가 시 한 발 뛰기와 퍼즐 맞추기를 포함한 여러 과제를 시도하는 것을 거부하였다.
❷ John은 근력이 불량하다.	John은 양쪽 엉덩근육의 약화가 있는 것으로 보인다: 쪼그리기 시 무릎이 10° 굽혀지며, Gower 징후가 보인다.
❸ Lucy는 양쪽 넙다리뒤근과 가자미근에 경직이 있다.	Lucy는 양쪽 넙다리뒤근(다리 뒤쪽에 있는 근육)과 가자미근(장딴지에 있는 근육)에 경직(근육긴장도와 반사가 항진되어 불수의적 움직임과 뻣뻣함을 유발)이 있다.
❹ Kelly는 걷지 못하고 현재 휠체어를 사용한다.	Kelly는 짧게 설 수 있지만(30초 정도) 아직 한 발자국을 뗄 수 없다. 집에서 이동수단으로 휠체어를 사용하고 독립적으로 조작할 수 있다. 실외에서는 보호자가 휠체어를 밀어주고 Kelly 역시 휠체어를 추진한다.
❺ Tommy는 계단을 오를 수 있지만 자신의 어머니가 한 손을 잡아주어야 한다.	Tommy는 한 손으로 어머니를 잡으면서 계단을 오를 수 있다.
❻ ROM R Knee ✓ 100°	Amelia는 오른쪽 무릎관절의 가동범위 제한(100°; 일반적으로 160°)이 있다.
❼ Samantha는 과도한 허리뒤굽음을 보이면서 W-앉기를 한다.	Samantha는 바닥에서 놀 때 W-앉기(무릎을 구부리고 발이 자신의 엉덩이 바깥으로 나온 채 엉덩이로 앉기)를 선호한다. 이 위치에서, 정상적인 가슴척추뒤굽음증이 증가하여 등이 활처럼 과도하게 휘어진다.
❽ Timmy는 PEDI 검사에서 표준 점수 20으로 매우 불량하다.	Timmy는 장애목록에 대한 소아평가(PEDI)에서 20점을 받았다. 이 검사의 평균점수는 50이고 표준편차가 10으로, Timmy는 평균에서 3표준편차 아래에 포함된다.

부록 D

Sample Forms

Following are examples of forms that can be used in PT documentation.

Documentation Review Sample Checklist

APTA
American Physical Therapy Association
The Science of Healing. The Art of Caring.

REVIEW FOR MEDICAL RECORDS DOCUMENTATION
Physical Therapy

Note: This is meant to be a sample documentation review checklist only. Please check payer, state law, and specific accreditation organization (i.e., Joint Commission, CARF, etc) requirements for compliance.

Therapist reviewed: Privileged and Confidential

PT Initial Visit Elements for Documentation Date:	N/A	Yes	No
Examination:			
1. Date/time 2. Legibility			
3. Referral mechanism by which physical therapy services are initiated			
4. History – medical history, social history, current condition(s)/chief complaint(s), onset, previous functional status and activity level, medications, allergies			
5. Patient/client's rating of health status, current complaints			
6. Systems Review – Cardiovascular/pulmonary, Integumentary, Musculoskeletal, Neuromuscular, communication ability, affect, cognition, language, and learning style			
7. Tests and Measures – Identifies the specific tests and measures and documents associated findings or outcomes, includes standardized tests and measures, e.g., OPTIMAL, Oswestry, etc.			
Evaluation:			
1. Synthesis of the data and findings gathered from the examination: A problem list, a statement of assessment of key factors (e.g., cognitive factors, co-morbidities, social support, additional services) influencing the patient/client status.			
Diagnosis:			
1. Documentation of a diagnosis - include impairment and functional limitations which may be practice patterns according to the Guide to Physical Therapists Practice, ICD9-CM, or other descriptions.			
Prognosis:			
1. Documentation of the predicted functional outcome and duration to achieve the desired functional outcome			
Plan of Care:			
1. Goals stated in measurable terms that indicate the predicted level of improvement in function			
2. Statement of interventions to be used; whether a PTA will provide some interventions			
3. Proposed duration and frequency of service required to reach the goals (number of visits per week, number of weeks, etc)			
4. Anticipated discharge plans			
Authentication:			
1. Signature, title, and license number (if required by state law)			

FORM A Develop a documentation review checklist. (Courtesy American Physical Therapy Association, Alexandria, Va.)

PT Daily Visit Note Elements for Documentation Date:	N/A	Yes	No
1. Date			
2. Cancellations and no-shows			
3. Patient/client self-report (as appropriate) and subjective response to previous treatment			
4. Identification of specific interventions provided, including frequency, intensity, and duration as appropriate			
5. Changes in patient/client impairment, activity, and participation status as they relate to the plan of care.			
6. Response to interventions, including adverse reactions, if any.			
7. Factors that modify frequency or intensity of intervention and progression toward anticipated goals, including patient/client adherence to patient/client-related instructions.			
8. Communication/consultation with providers/patient/client/family/ significant other. Patient/caregiver education.			
9. Documentation to plan for ongoing provision of services for the next visit(s), which is suggested to include, but not be limited to: The interventions with objectives Progression parameters Precautions, if indicated			
10. Continuation of or modifications in plan of care			
11. Signature, title, and license number (if required by state law)			

PT Progress Report Elements for Documentation ** Date:	N/A	Yes	No
1. Labeled as a Progress Report/Note or Summary of Progress 2. Date			
3. Cancellations and no-shows			
4. Treatment information regarding the current status of the patient/client			
5. Update of the baseline information provided at the initial evaluation and any needed reevaluation(s)			
6. Documentation of the extent of progress (or lack thereof) between the patient/client's current functioning/disability and that of the previous progress report or at the initial evaluation			
7. Factors that modify frequency or intensity of intervention and progression toward anticipated goals, including patient/client adherence to patient/client-related instructions.			
8. Communication/consultation with providers/patient/client/family/significant other. Patient/caregiver education.			
9. Documentation of any modifications in the plan of care (i.e., goals, interventions, prognosis)			
10. Signature, title, and license number (if required by state law)			

** The physical therapist may be required by state law or by a payer, such as Medicare, to write a progress report. The daily note is not sufficient for this purpose unless it includes the elements listed above.

FORM A – cont'd

PT Re-examination Elements for Documentation Date:	N/A	Yes	No
1. Date			
2. Documentation of selected components of examination to update patients/client's impairment, function, and/or disability status.			
3. Interpretation of findings and, when indicated, revision of goals.			
4. Changes from previous objective findings			
5. Interpretation of results			
6. When indicated, modification of plan of care, as directly correlated with goals as documented.			
7. Signature, title, and license number (if required by state law)			

PT Discharge/Discontinuation/Final Visit Elements for Documentation Date: Note: discharge summary must be written by the PT and may be combined with the final visit note if seen by the PT on final visit	N/A	Yes	No
1. Date			
2. Criteria for termination of services			
3. Current physical/functional status.			
4. Degree of goals and outcomes achieved and reasons for goals and outcomes not being achieved.			
5. Discharge/discontinuation plan that includes written and verbal communication related to the patient/client's continuing care.			
6. Signature, title, and license number (if required by state law)			

PTA Visit Note Elements for Documentation Date:	N/A	Yes	No
1. Date			
2. Cancellations and no-shows			
3. Patient/client self-report (as appropriate) and subjective response to previous treatment			
4. Identification of specific interventions provided, including frequency, intensity, and duration as appropriate and as established by the PT in the plan of care.			
5. Changes in patient/client impairment, activity, and participation status as they relate to the interventions provided.			
6. Subjective response to interventions, including adverse reactions, if any			
7. Continuation of intervention(s) as established by the PT or change of intervention(s) as authorized by PT. Consultation with PT or other healthcare provider is documented.			
8. Signature, title, and license number (if required by state law)			

FORM A – cont'd

Strength & Range of Motion						
Extremities & Trunk:			Strength		ROM	
			Left	Right	Left	Right
Neck	Flexion					
	Extension					
	Rotation					
Shoulder	Flexion	0-180°				
	Extension	0-45°				
	Abduction	0-180°				
	Int Rot	0-70°				
	Ext Rot	0-90°				
Elbow	Flexion	0-145°				
	Extension	0°				
Wrist	Flexion	0-80°				
	Extension	0-70°				
	Fingers					
Trunk	Flexion					
	Extension					
Hip	Flexion	0-125°				
	Extension	0-10°				
	Abduction	0-45°				
	Adduction	0-10°				
	Int Rot	0-45°				
	Ext Rot	0-45°				
Knee	Flexion	0-140°				
	Extension	0°				
Ankle	Dorsiflex	0-20°				
	Plantarflex	0-45°				
	Inversion	0-40°				
	Eversion	0-20°				

FORM B A sample form used for an examination of strength and range of motion. Norm values from Randall et al. (1993).

BODY DIAGRAM

Name:______________________________ Date:______________

Directions: On the body diagram below, please mark the areas of your symptoms as they are at this moment of your evaluation.

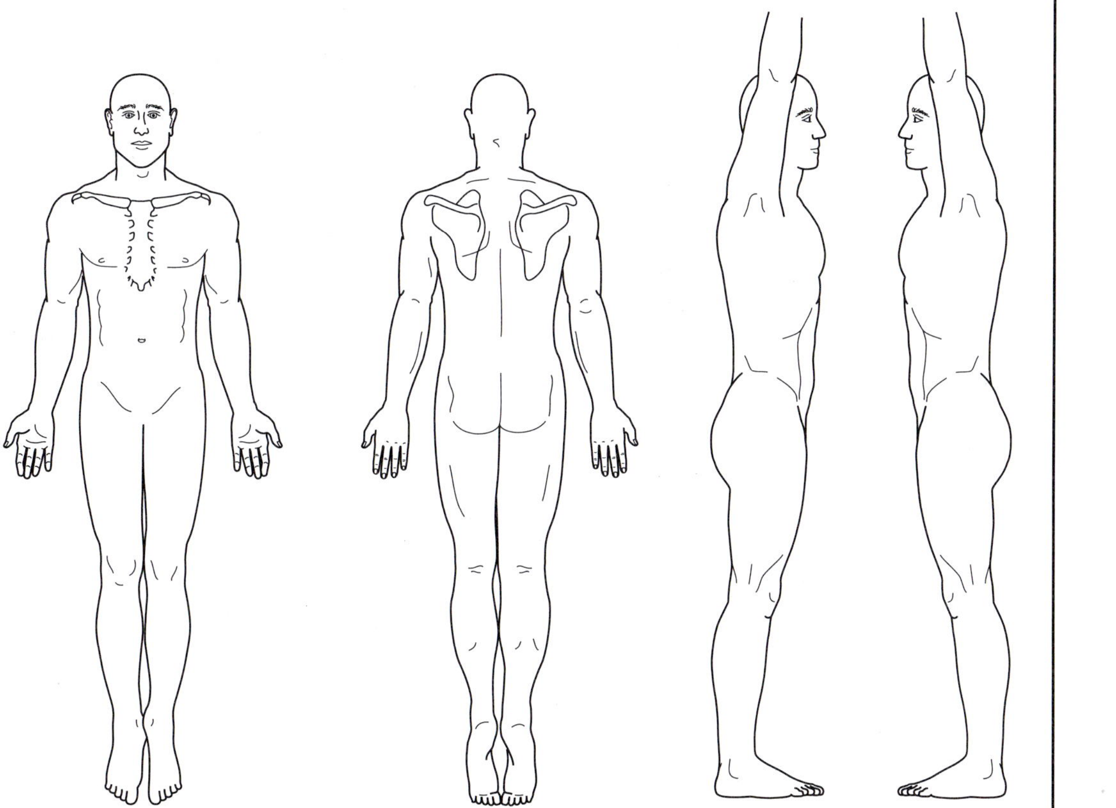

Front: Right, Left — Back: Left, Right — Side: Right — Side: Left

No Pain |————————————————| **Pain as bad as it could be**

On the line above, please mark an (x) on the line to indicate your level of pain.

FORM C A sample pain documentation form. The line at the bottom is a visual analog scale. The form is completed by the patient and should be included as part of the medical record.

Wong-Baker FACES Pain Rating Scale

All patients may experience some pain from cancer or cancer treatment. Only the patient knows how much pain he/she has. Patients need to be able to communicate their pain to members of the health care team as well as to family members.

Communicating the Pain

Using a pain rating scale, like the one below, is helpful for young patients to communicate how much pain they are feeling.

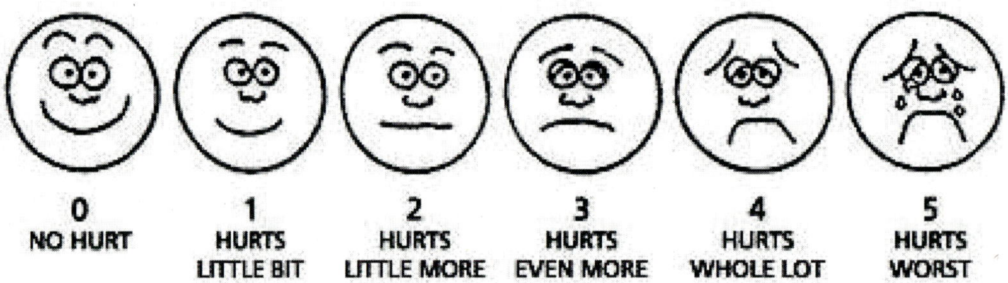
0
NO HURT
1
HURTS
LITTLE BIT
2
HURTS
LITTLE MORE
3
HURTS
EVEN MORE
4
HURTS
WHOLE LOT
5
HURTS
WORST

Wong-Baker FACES Pain Rating Scale

Instructions

Explain to the child that each face is for a person who feels happy because he has no pain (hurt) or sad because he has some or a lot of pain.

Face 0 is very happy because he doesn't hurt at all.
Face 1 hurts just a little bit.
Face 2 hurts a little more.
Face 3 hurts even more.
Face 4 hurts a whole lot more.
Face 5 hurts as much as you can imagine, although you do not have to be crying to feel this bad.

Ask the child to choose the face that best describes how he/she is feeling

From Wong, DL, Hockenberry-Eaton M, Wilson D, Winkelstein ML, Schwartz P: *Wong's Essentials of Pediatric Nursing*, ed. 6, St. Louis, 2001, p.1301. Copyrighted by Mosby, Inc. Reprinted by permission.

FORM D The FACES scale to document pain in younger clients. (From Wong, DL, Hockenberry-Eaton M, Wilson D, et al. Wong's essentials of pediatric nursing, ed. 6, St Louis, 2001, Mosby, p 1301.)

PHYSICAL THERAPY HOMECARE INITIAL EVALUATION

Name:______________________ D.O.B.:__________ Date of Evaluation visit:__________

Address:__________________________________ Phone:______________

Primary MD:________________________________ Phone:______________

Admitting Diagnosis/date of onset:____________________________________

Past Medical History:____

____

Home living situation:____

Prior functional status:____

Employment/Recreation/Social Activities:_______________________________

____

HOME SAFETY ASSESSMENT:

	Safe	Unsafe	Comments/Action taken
1. Kitchen			
2. Bathroom			
3. Living room			
4. Bedroom			
5. Hallways			
6. Stairs in the home			
7. Stairs outside the home			
8. Equiment in the home Specify:__________ __________			
9. Other Specify:__________ __________			

SITTING/STANDING ABILITY *(indicate time & physical limitations, environmental modification and amount of assistance)*

	STATIC	REACTIVE	PROACTIVE
Sitting	Independent	Able to maintain	Able to reach in all directions
	Needs assist	Unable to maintain	Reaching limited
Comments	__________ __________	__________ __________	__________ __________
Standing	Independent	Able to maintain	Able to reach in all directions
	Needs assist	Unable to maintain	Reaching limited
Comments	__________ __________	__________ __________	__________ __________

Standardized tests: ☐ Berg Balance Scale_______ ☐ Activities of Balance Confidence_______ o Other:__________

FORM E A sample evaluation form used in a home care setting. This form standardizes data collected by therapists while allowing opportunity for narrative descriptions of a patient's functional abilities and impairments.

DAILY LIVING SKILLS

Activity	Assist Code	Comments (strategy, speed, endurance)	Activity	Assist Code	Comments (strategy, speed, endurance)
Bed mobility			Assumes standing position		
Assumes sitting from supine position in bed			Negotiates thresholds		
Lying down in bed from sitting position			Negotiates stairs		
Transfers bed to wheelchair			Bathing		
Transfers to tub			Dressing		
Transfers to toilet			Grooming		
Management of wheelchair			Feeding		
Wheelchair mobility			Housework		
Negotiates doorways			Meal prep		

AMBULATION

Device(s) used:________________________________

Weight Bearing Status:________________

Assistance needed (see assist code):________

Distance:________________ time:________________ # steps:________________

Gait:________________________________

____

FORM E – cont'd

IMPAIRMENTS

Passive Range of Motion

Upper:____

Lower:____

Trunk & Neck:____________________________________

*Strength/AROM:*____________________________________

____

Posture: Sitting____________________________________

Standing____________________________________

Skin Integrity____________________________________

Sensation Normal Abnormal ____________________________

*Pain:*____

*Neurological Findings:*________________________________

Babinski: Positive Negative Reflexes:____________________

Clonus: Present Absent Muscle tone:____________________

Cardiopulmonary/Vital signs: HR________ BP________ RR________ Comments:________________

Cognitive/mental status:________________________________

Other: (include other systems review or pertinent impairments):____________________

____

Patient education/home instructions____________________________

____

Patient goals:______________________________________

Patient attitude:____________________________________

Short Range Goals (indicate time frame for each):________________________

____

____

Long Range Goals (indicate time frame for each):________________________

____

____

Plan of care:______________________________________

____

____

Recommendations:____________________________________

____

____________________	____________________
Therapist's name	Therapist's signature

FORM E – cont'd

INPATIENT REHABILITATION FACILITY – PATIENT ASSESSMENT INSTRUMENT

Identification Information*

1. Facility Information
   A. Facility Name ________________

   B. Facility Medicare Provider Number ________________
2. Patient Medicare Number ________________
3. Patient Medicaid Number ________________
4. Patient First Name ________________

5A. Patient Last Name ________________

5B. Patient Identification Number ________________

6. Birth Date ____/____/____ MM / DD / YYYY
7. Social Security Number ________________
8. Gender (*1 - Male; 2 - Female*) ______
9. Race/Ethnicity (*Check all that apply*)
   - *American Indian or Alaska Native* A. ______
   - *Asian* B. ______
   - *Black or African American* C. ______
   - *Hispanic or Latino* D. ______
   - *Native Hawaiian or Other Pacific Islander* E. ______
   - *White* F. ______
10. Marital Status ______
    (*1 - Never Married; 2 - Married; 3 - Widowed; 4 - Separated; 5 - Divorced*)
11. Zip Code of Patient's Pre-Hospital Residence ______

Admission Information*

12. Admission Date ____/____/____ MM / DD / YYYY
13. Assessment Reference Date ____/____/____ MM / DD / YYYY
14. Admission Class ______
    (*1 - Initial Rehab; 2 - Evaluation; 3 - Readmission; 4 - Unplanned Discharge; 5 - Continuing Rehabilitation*)
15. Admit From ______
    (*01 - Home; 02 - Board & Care; 03 - Transitional Living; 04 - Intermediate Care; 05 - Skilled Nursing Facility; 06 - Acute Unit of Own Facility; 07 - Acute Unit of Another Facility; 08 - Chronic Hospital; 09 - Rehabilitation Facility; 10 - Other; 12 - Alternate Level of Care Unit; 13 – Subacute Setting; 14 - Assisted Living Residence*)
16. Pre-Hospital Living Setting ______
    (*Use codes from item 15 above*)
17. Pre-Hospital Living With ______
    (*Code only if item 16 is 01 - Home; Code using 1 - Alone; 2 - Family/Relatives; 3 - Friends; 4 - Attendant; 5 - Other*)
18. Pre-Hospital Vocational Category ______
    (*1 - Employed; 2 - Sheltered; 3 - Student; 4 - Homemaker; 5 - Not Working; 6 - Retired for Age; 7 - Retired for Disability*)
19. Pre-Hospital Vocational Effort ______
    (*Code only if item 18 is coded 1 - 4; Code using 1 - Full-time; 2 - Part-time; 3 - Adjusted Workload*)

Payer Information*

20. Payment Source
    A. Primary Source ______

    B. Secondary Source ______

    (*01 - Blue Cross; 02 - Medicare non-MCO; 03 - Medicaid non-MCO; 04 - Commercial Insurance; 05 - MCO HMO; 06 - Workers' Compensation; 07 - Crippled Children's Services; 08 – Developmental Disabilities Services; 09 - State Vocational Rehabilitation; 10 - Private Pay; 11 - Employee Courtesy; 12 - Unreimbursed; 13 - CHAMPUS; 14 - Other; 15 - None; 16 – No-Fault Auto Insurance; 51 – Medicare MCO; 52 - Medicaid MCO*)

Medical Information*

21. Impairment Group ______ Admission ______ Discharge
    Condition requiring admission to rehabilitation; code according to Appendix A, attached.
22. Etiologic Diagnosis ______
    (*Use an ICD-9-CM code to indicate the etiologic problem that led to the condition for which the patient is receiving rehabilitation*)
23. Date of Onset of Impairment ____/____/____ MM / DD / YYYY
24. Comorbid Conditions; Use ICD-9-CM codes to enter up to ten medical conditions

    A. ______ B. ______
    C. ______ D. ______
    E. ______ F. ______
    G. ______ H. ______
    I. ______ J. ______

Medical Needs

25. Is patient comatose at admission? ______ 0 - No, 1 - Yes
26. Is patient delirious at admission? ______ 0 - No, 1 - Yes
27. Swallowing Status ______ Admission ______ Discharge

    3 - *Regular Food: solids and liquids swallowed safely without supervision or modified food consistency*
    2 - *Modified Food Consistency/ Supervision: subject requires modified food consistency and/or needs supervision for safety*
    1 - *Tube /Parenteral Feeding: tube / parenteral feeding used wholly or partially as a means of sustenance*
28. Clinical signs of dehydration ______ Admission ______ Discharge

    (Code 0 – No; 1 – Yes) e.g., *evidence of oliguria, dry skin, orthostatic hypotension, somnolence, agitation*

FORM F The Inpatient Rehabilitation Facility–Patient Assessment Instrument (IRF-PAI). Information on the IRF-PAI is collected for all Medicare Part A fee-for-service patients who receive services under Part A from an inpatient rehabilitation facility. (Courtesy Department of Health and Human Services, Centers for Medicare & Medicaid Services.)

INPATIENT REHABILITATION FACILITY – PATIENT ASSESSMENT INSTRUMENT

Function Modifiers*

Complete the following specific functional items prior to scoring the FIM™ Instrument:

	ADMISSION	DISCHARGE
29. Bladder Level of Assistance (Score using FIM Levels 1 - 7)	☐	☐
30. Bladder Frequency of Accidents (Score as below)	☐	☐

7 - No accidents
6 - No accidents; uses device such as a catheter
5 - One accident in the past 7 days
4 - Two accidents in the past 7 days
3 - Three accidents in the past 7 days
2 - Four accidents in the past 7 days
1 - Five or more accidents in the past 7 days

Enter in Item 39G (Bladder) the lower (more dependent) score from Items 29 and 30 above.

	ADMISSION	DISCHARGE
31. Bowel Level of Assistance (Score using FIM Levels 1 - 7)	☐	☐
32. Bowel Frequency of Accidents (Score as below)	☐	☐

7 - No accidents
6 - No accidents; uses device such as an ostomy
5 - One accident in the past 7 days
4 - Two accidents in the past 7 days
3 - Three accidents in the past 7 days
2 - Four accidents in the past 7 days
1 - Five or more accidents in the past 7 days

Enter in Item 39H (Bowel) the lower (more dependent) score of Items 31 and 32 above.

	ADMISSION	DISCHARGE
33. Tub Transfer	☐	☐
34. Shower Transfer	☐	☐

(Score Items 33 and 34 using FIM Levels 1 - 7; use 0 if activity does not occur) *See training manual for scoring of Item 39K (Tub/Shower Transfer)*

	ADMISSION	DISCHARGE
35. Distance Walked	☐	☐
36. Distance Traveled in Wheelchair	☐	☐

(Code items 35 and 36 using: 3 - 150 feet; 2 - 50 to 149 feet; 1 - Less than 50 feet; 0 – activity does not occur)

	ADMISSION	DISCHARGE
37. Walk	☐	☐
38. Wheelchair	☐	☐

(Score Items 37 and 38 using FIM Levels 1 - 7; 0 if activity does not occur) See training manual for scoring of Item 39L (Walk/Wheelchair)

*The FIM data set, measurement scale and impairment codes incorporated or referenced herein are the property of U B Foundation Activities, Inc. ©1993, 2001 U B Foundation Activities, Inc. The FIM mark is owned by UBFA, Inc.

39. FIM™ Instrument*

	ADMISSION	DISCHARGE	GOAL
SELF-CARE			
A. Eating	☐	☐	☐
B. Grooming	☐	☐	☐
C. Bathing	☐	☐	☐
D. Dressing - Upper	☐	☐	☐
E. Dressing - Lower	☐	☐	☐
F. Toileting	☐	☐	☐
SPHINCTER CONTROL			
G. Bladder	☐	☐	☐
H. Bowel	☐	☐	☐
TRANSFERS			
I. Bed, Chair, Whlchair	☐	☐	☐
J. Toilet	☐	☐	☐
K. Tub, Shower	☐	☐	☐
LOCOMOTION (W - Walk, C - wheelChair, B - Both)			
L. Walk/Wheelchair	☐ ☐	☐ ☐	☐
M. Stairs	☐	☐	☐
COMMUNICATION (A - Auditory, V - Visual, B - Both)			
N. Comprehension	☐ ☐	☐ ☐	☐
O. Expression (V - Vocal, N - Nonvocal, B - Both)	☐ ☐	☐ ☐	☐
SOCIAL COGNITION			
P. Social Interaction	☐	☐	☐
Q. Problem Solving	☐	☐	☐
R. Memory	☐	☐	☐

FIM LEVELS

No Helper
7 Complete Independence (Timely, Safely)
6 Modified Independence (Device)

Helper - Modified Dependence
5 Supervision (Subject = 100%)
4 Minimal Assistance (Subject = 75% or more)
3 Moderate Assistance (Subject = 50% or more)

Helper - Complete Dependence
2 Maximal Assistance (Subject = 25% or more)
1 Total Assistance (Subject less than 25%)

0 Activity does not occur; Use this code only at admission

FORM F – cont'd

INPATIENT REHABILITATION FACILITY – PATIENT ASSESSMENT INSTRUMENT

Discharge Information*

40. Discharge Date ______/______/______ MM / DD / YYYY

41. Patient discharged against medical advice? ______ (0 - No, 1 -Yes)

42. Program Interruption(s) ______ (0 - No; 1 - Yes)

43. Program Interruption Dates
(Code only if Item 42 is 1 - Yes)

A. 1st Interruption Date [ ] MM / DD / YYYY
B. 1st Return Date [ ] MM / DD / YYYY

C. 2nd Interruption Date [ ] MM / DD / YYYY
D. 2nd Return Date [ ] MM / DD / YYYY

E. 3rd Interruption Date [ ] MM / DD / YYYY
F. 3rd Return Date [ ] MM / DD / YYYY

44A. Discharge to Living Setting ______
(01 - Home; 02 - Board and Care; 03 - Transitional Living; 04 - Intermediate Care; 05 - Skilled Nursing Facility; 06 - Acute Unit of Own Facility; 07 - Acute Unit of Another Facility; 08 - Chronic Hospital; 09 - Rehabilitation Facility; 10 - Other; 11 - Died; 12 - Alternate Level of Care Unit; 13 - Subacute Setting; 14 - Assisted Living Residence)

44B. Was patient discharged with Home Health Services? ______ (0 - No; 1 - Yes)
(Code only if Item 44A is 01 - Home, 02 - Board and Care, 03 - Transitional Living, or 14 - Assisted Living Residence)

45. Discharge to Living With ______
(Code only if Item 44A is 01 - Home; Code using 1 - Alone; 2 - Family / Relatives; 3 - Friends; 4 - Attendant; 5 - Other

46. Diagnosis for Interruption or Death ______
(Code using ICD-9-CM code)

47. Complications during rehabilitation stay
(Use ICD-9-CM codes to specify up to six conditions that began with this rehabilitation stay)

A. ______ B. ______
C. ______ D. ______
E. ______ F. ______

Quality Indicators

RESPIRATORY STATUS
(Score items 48 to 50 as 0 - No; 1 - Yes)

	Admission	Discharge
48. Shortness of breath with exertion	______	______
49. Shortness of breath at rest	______	______
50. Weak cough and difficulty clearing airway secretions	______	______

* The FIM data set, measurement scale and impairment codes incorporated or referenced herein are the property of U B Foundation Activities, Inc. ©1993, 2001 U B Foundation Activities, Inc. The FIM mark is owned by UBFA, Inc.

Quality Indicators

PAIN

51. Rate the highest level of pain reported by the patient within the assessment period:
Admission: ______ Discharge: ______

(Score using the scale below; report whole numbers only)

0 1 2 3 4 5 6 7 8 9 10
No Pain (0) — *Moderate Pain* (5) — *Worst Possible Pain* (10)

Pressure Ulcers

52A. Highest current pressure ulcer stage
Admission ______ Discharge ______

(0 - No pressure ulcer; 1 - Any area of persistent skin redness (Stage 1); 2 - Partial loss of skin layers (Stage 2); 3 - Deep craters in the skin (Stage 3); 4 - Breaks in skin exposing muscle or bone (Stage 4); 5 - Not stageable (necrotic eschar predominant; no prior staging available)

52B. Number of current pressure ulcers
Admission ______ Discharge ______

PUSH Tool v. 3.0 ©

SELECT THE CURRENT LARGEST PRESSURE ULCER TO CODE THE FOLLOWING. Calculate three components (C through E) and code total score in F.

52C. Length multiplied by width (open wound surface area)
Admission ______ Discharge ______

(Score as 0 - 0 cm^2; 1 - < 0.3 cm^2; 2 - 0.3 to 0.6 cm^2; 3 - 0.7 to 1.0 cm^2 ; 4 - 1.1 to 2.0 cm^2; 5 - 2.1 to 3.0 cm^2; 6 - 3.1 to 4.0 cm^2; 7 - 4.1 to 8.0 cm^2; 8 - 8.1 to 12.0 cm^2; 9 - 12.1 to 24.0 cm^2; 10 - > 24 cm^2)

52D. Exudate amount
Admission ______ Discharge ______
0 - None; 1 - Light; 2 - Moderate; 3 - Heavy

52E. Tissue type
Admission ______ Discharge ______
0 - Closed/resurfaced: The wound is completely covered with epithelium (new skin); 1 - Epithelial tissue: For superficial ulcers, new pink or shiny tissue (skin) that grows in from the edges or as islands on the ulcer surface. 2 - Granulation tissue: Pink or beefy red tissue with a shiny, moist, granular appearance. 3- Slough: Yellow or white tissue that adheres to the ulcer bed in strings or thick clumps or is mucinous. 4 - Necrotic tissue (eschar): Black, brown, or tan tissue that adheres firmly to the wound bed or ulcer edges.

52F. TOTAL PUSH SCORE (Sum of above three items – C, D and E)
Admission ______ Discharge ______

SAFETY

	Admission	Discharge
53. Balance problem *(0 - No; 1 - Yes)* *e.g., dizziness, vertigo, or light-headedness*	______	______
54. Total number of falls during the rehabilitation stay		______

FORM F – cont'd

찾아보기

ㄱ

ㄷ

ㅁ

ㅂ

ㅅ

ㅇ

A

B

C

D

E

F

G

H

I

L, M, N

P

R

S

T

역자소개

김원호

- 연세대학교 대학원 재활학과 졸업 (이학석사)
- 가톨릭대학교 대학원 보건학과 졸업 (보건학박사)
- 현 울산과학대학교 물리치료과 교수
- 한국전문물리치료학회 교육이사
- 한국신경재활학회 연수부회장